抗病毒中成药的研究与应用

田景振　崔清华　主编

U0193969

山东科学技术出版社

图书在版编目（CIP）数据

抗病毒中成药的研究与应用/田景振，崔清华主编.
—济南：山东科学技术出版社，2019.3（2021.1重印）
ISBN 978-7-5331-9794-0

Ⅰ．①抗… Ⅱ．①田… ②崔… Ⅲ．①抗病毒药
（中药）–中成药–研究 Ⅳ．① R286

中国版本图书馆 CIP 数据核字 (2019) 第 039977 号

抗病毒中成药的研究与应用

KANGBINGDU ZHONGCHENGYAO DE

YANJIU YU YINGYONG

责任编辑：冯　悦

装帧设计：孙非羽

———————————————————————

主管单位：山东出版传媒股份有限公司

出 版 者：山东科学技术出版社

　　　　　地址：济南市市中区英雄山路 189 号

　　　　　邮编：250002　电话：（0531）82098088

　　　　　网址：www.lkj.com.cn

　　　　　电子邮件：sdkj@sdpress.com.cn

发 行 者：山东科学技术出版社

　　　　　地址：济南市市中区英雄山路 189 号

　　　　　邮编：250002　电话：（0531）82098071

印 刷 者：北京时尚印佳彩色印刷有限公司

　　　　　地址：北京市丰台区杨树庄103号乙

　　　　　邮编：100070　电话：（010）68812775

———————————————————————

规格：大 32 开（880mm×1230mm）

印张：10.25　字数：238 千

版次：2021 年 1 月第 1 版 第 2 次印刷

定价：58.00 元

主　编　田景振　崔清华

副主编　侯　林　巩丽丽　容　蓉

编　者（按姓氏笔画排序）

马建超　王　刚　王　琳

刘富裕　许金珂　孙盼盼

谷民举　张成华　张晓平

张颖颖　陈　智　郑　丹

侯雪雯

前　言

　　病毒是引起感染性疾病的主要元凶，危害性极大、影响面甚广。在科学高速发展的今天，病毒仍是发达国家和许多发展中国家面临的最大困惑之一。新的病毒不断滋生，导致了各类传染性疾病流行，从而带动了抗病毒药物的快速发展。与西方医学相比，中医药的整体观念和辨证施治在治疗病毒性疾病方面表现出很多优势，如临床疗效可靠、不良反应少、不易产生耐药性等。中医药的研究对象是被病毒感染的患者，研究的是人感染某种病毒后机体表现出的一系列症状，以及机体、病毒、药物三者之间的相互作用、相互关系；相较于西医西药直接抗病毒的作用机制，中医更重视调动宿主自身的免疫机制以防范病毒性疾病的发生与发展。因此，中医药抗病毒研究涉及的领域更广、更复杂。中医药抗病毒是指药物进入体内所产生的有利于治疗病毒性疾病的全部药效作用，包括直接抑杀病毒、免疫调节、炎性控制等，可以称为广义抗病毒。由此可见中医药抗病毒研究对临床新药的研究开发意义更大。

　　本人从事中药抗病毒研究多年，曾在2013年主持全国首个省级中医药抗病毒协同创新中心的工作，该中心目前运营良好。主持及参与中医药抗病毒领域多个国家重大新药创制专项、国家自然科学基金、山东省高等学校计划研究项目等课题。在多年系统研究的基础上，首次提出了"证毒协辨"理论。该理论是在"证病结合"治疗病毒性疾病的总体思路指导下，在临床和基础研究的基础上产生的。"证毒协辨"理论可高度概括为中医药治疗病毒性疾病应当遵循"证毒协辨，证病双应，药药协同，复方创新"的原则，具体表现为：治疗病毒性疾病组方遣药应当辨证候与辨病毒相结合；方与证相应、药与病毒相应；药物与药物之间，要发挥好药效协同作用；最终目的是创立与时代科技水平相适应的新的复方和中成药。

基于上述理论基础，我们利用数据库技术对大量的抗病毒中成药及经典名方进行了进一步归纳整理，共收录了针对流感病毒、呼吸道合胞病毒、乙肝、HIV等十几种常见病毒和病毒性疾病的中成药及经典名方，分为中成药与经方两大类，目录按方药首字母顺序排序。

本书目标读者群体为临床医师、药学研究人员，以及对中医理论和抗病毒领域有兴趣的初学者。

不当之处，敬请指正！

田景振

目 录

板蓝根颗粒

该药除北京同仁堂科技发展股份有限公司制药厂生产外，还有江西泽众制药股份有限公司、广西百琪药业有限公司、江西济民可信药业有限公司、新疆奇康哈博维药股份有限公司、哈尔滨合佳制药有限公司、太极集团四川绵阳制药有限公司等多家制药公司生产。

【药品名称】板蓝根颗粒。

【剂型】颗粒剂。

【主要成分】板蓝根。辅料为糊精、蔗糖。

【性状】本品为浅棕黄色至棕褐色的颗粒，味甜微苦。

【适应证/功能主治】清热解毒，凉血利咽。用于肺胃热盛所致的咽喉肿痛、口咽干燥，急性扁桃体炎见上述症候者。

【规格型号】5 g×10袋。

【用法用量】口服。一次1～2袋，一日3～4次。

【不良反应】尚不明确。

【禁忌】尚不明确。

【注意事项】①忌烟酒、辛辣、鱼腥食物；②不宜在服药期间同时服用滋补性中药；③糖尿病患者及有高血压、心脏病、肝病、肾病等慢性病严重者应在医师指导下服用；④儿童、孕妇、哺乳期妇女、年老体弱、脾虚便溏者应在医师指导下服用；⑤扁桃体有化脓，或发热体温超过38.5℃的患者应去医院就诊；⑥服药3天症状无缓解，应去医院就诊；⑦对本品过敏者禁用，过敏体质者慎用；⑧本品性状发生改变时禁止使用；⑨儿童必须在成人监护下使用；⑩请将本品放在儿童不能接触的地方；⑪ 如正在使用其他药品，使用本品前请咨询医师或药师。

【药理作用】陈庆等[1]在板蓝根药理作用与临床应用的药理学试验中发现：板蓝根具有抗菌、抗病毒，抑制内毒素，保护免疫系统，抗癌，抑制单胺氧化酶，致突变等功用。

【贮藏】密封。

【包装】10 袋 / 盒。

【有效期】36 个月。

【批准文号】国药准字 Z13000009290。

【生产企业】北京同仁堂科技发展股份有限公司制药厂。

除板蓝根颗粒外，还有板蓝根口服液等多种剂型。

【抗病毒研究】

板蓝根颗粒作为抗流感常用药，其对流感病毒的作用主要表现在：

1. 抗流感病毒

1.1　抗甲型流感病毒

杨海霞等[2]在板蓝根提取液抗流感病毒作用的研究中，用鸡胚培养法观察板蓝根提取液灭活甲型流感病毒鼠肺适应株。以病毒滴鼻感染小鼠，建立病毒感染小鼠的模型，观察肺指数和病毒致小鼠死亡率，无菌条件下进行脾 T、B 淋巴细胞增殖实验。实验结果：①鸡胚实验显示，板蓝根提取液能明显灭活病毒；②动物实验表明，经过板蓝根提取液治疗的小鼠死亡率明显降低，肺脏病变减轻，免疫细胞增多。由此得出结论：板蓝根提取液具有一定的抗甲型流感病毒鼠肺适应株和增强机体免疫力的作用。

孙惠惠等[3]在板蓝根颗粒抗甲型流感病毒的研究中，用A/California/7/2009（CA7）病毒滴鼻感染BALB/C小鼠观察14天，观察板蓝根对甲型H1N1流感病毒感染小鼠的保护作用，计算小鼠存活率、存活天数以及延长生命率。感染的小鼠于第5天每组处死一半，取肺组织，观察板蓝根对甲型H1N1流感病毒感染小鼠肺组织的保护作用。结果显示：板蓝根可明显延长甲型H1N1流感病毒感染小鼠的存活天数并提高存活率。病理结果显示板蓝根对甲型H1N1流感病毒感染的小鼠肺组织有一定程度的保护作用，与模型组比较差异显著（$P < 0.05$）。因此得出结论：板蓝根颗粒对甲型H1N1流感病毒感染的小鼠有较好的保护作用。板蓝根颗粒对甲型H1N1流感病毒有一定的抑制作用。

陈凯等[4]在板蓝根抗病毒与抗内毒素等药效作用及其化学基础研究中发现，板蓝根可明显延长甲型H1N1流感病毒感染小鼠的存活天数并提高存活率，且对受感染的小鼠肺组织有一定程度的保护作用。有研究认为板蓝根的抗流感病毒有效部位为被强酸型阳离子树脂吸附部分，并初步确定为结合氨基酸。板蓝根水提醇物沉淀后上清液氯仿萃取部位具有同途径预防作用，而正丁醇部位具有异途径预防作用，初步推断板蓝根中的低极性成分如生物碱类和中等极性成分如有机酸类是发挥抗病毒作用的物质基础。板蓝根水提物、醇提物、总生物碱具有较强抗流感病毒作用，且作用强度相近；靛玉红无抗流感病毒作用，喹唑二酮略有抗流感病毒作用，表告依春及总生物碱提取物有明显的抗流感病毒作用且二者作用强度相当。该实验的研究结果表明板蓝根中总生物碱是发挥抗病毒作用的主要有效部位之一，其中又以表告依春为主要有效成分。这个结论和 2010 年版《中国药典》中将（R，S）-表告依春作为板蓝根的质量控制指标是相吻合的。也有研究表明板蓝根酸性提取物具有较强的直接抑制流感病毒的作用。板蓝根多糖能促进小鼠非特异性免疫和体液免疫功能，并参与调节细胞免疫功能，提高小鼠抗流感病毒感染的能力。日本学者 Yamada 认为板蓝根抗病毒成分为糖蛋白和多糖，且分离出单一相对分子量的抗病毒多糖，板蓝根多糖除有直接抗病毒作用外，还可促进抗流感病毒 IgG 抗体的生成，可作为抗病毒疫苗的佐剂。在板蓝根的抗病毒机制方面，有研究发现经板蓝根保护过的细胞能有效阻止 H1N1 型流感病毒对细胞的吸附，因此推测板蓝根有效成分能结合到细胞膜上，抑制流感病毒对细胞的结合而起到保护细胞的作用，达到抗病毒的目的。流感病毒核蛋白，是病毒基因组复制转录所必需的结构，在病毒感染与致病方面具有重要意义，板蓝根凝集素可抑制甲型流感病毒核蛋白基因的表达，从而在分子生物学层面上解释板蓝根抗病毒的作用机制。

吴彦霖等[5]在鸡胚尿囊膜法评价板蓝根提取液抗 H1N1 流感病毒活性作用中，为探讨板蓝根药材、板蓝根颗粒提取液及板蓝根活性组分对流感病毒活性的影响，应用鸡胚尿囊膜法评价了板蓝根药材及板蓝根颗粒提取液对流感病毒的预防、治疗和病毒中和作用，评价了板蓝根活性组分对流感病毒的中和作用。研究结果表明，板蓝根药材、板蓝根颗粒提取液及板蓝根活性组分对流感病毒活性具有良好的抑制作用；板蓝根药材提取液对流感病毒具有预防和中和的作用，板蓝根颗粒提取液和板蓝根活性组分具有中和流感病毒的作用。

程淼等[6]在板蓝根对流感病毒肺适应株（FM_1）所致肺炎小鼠病理损伤修复作用的研究中，动态观察板蓝根对流感病毒感染所致小鼠炎性因子的变化及对气管、肺组织病理损伤的影响。方法：建立 FM_1 感染的肺炎小鼠模型，在 FM_1 株感染 1、3、5、7 天，采用免疫组化方法观察空白对照组、模型组和板蓝根组小鼠肺组织中 TNF-α、IL-6 和 IFN-γ 抗原分布，并在光学显微镜和气管扫描电镜下观察各组动物肺组织病变情况。结果：FM_1 感染后第 3、5 天小鼠肺组织中 TNF-α、IL-6 和 IFN-γ 明显增加（$P < 0.01$，$P < 0.05$），用板蓝根干预后第 3、5 天小鼠肺组织中 TNF-α、IL-6 较模型组有所降低（$P < 0.05$），而 IFN-γ 较模型组有所升高（$P < 0.05$）。光镜下和气管扫描电镜观察板蓝根组在感染后气管、肺组织病变程度，较模型组明显减轻。由此得出结论：板蓝根能够显著改善 FM_1 株感染所致炎性反应，并可修复气管、肺组织的病理损伤。

1.2 抗禽流感病毒

李征途等[7]在板蓝根水提物体外抑制人 H7N9 禽流感病毒的药效研究中，评价板蓝根水提物体外抑制人 H7N9 禽流感病毒的药效。利用改良的方法提取纯化板蓝根水提物。在鸡胚尿囊腔中扩增人 H7N9 禽流感病毒，以药物毒性试验检测药物的毒性，在狗肾细胞上种植人流感病毒 PR8 株（A/PR/8/34，H1N1）和人 H7N9 禽流感病毒（A/Anhui/01/2013 和 A/Shanghai/01/2013），采用细胞病变抑制法（CPE 法）在治疗作用策略下研究板蓝根水提物在体外抑制人 H7N9 禽流感病毒的药效。结果：板蓝根水提物体外的半数有毒浓度（TC_{50}）$> 5\,000\,\mu g/mL$；板蓝根水提物在体外对人流感病毒 PR8

株（A/PR/8/34，H1N1）的 IC_{50} 为 2 500 μg/mL，选择指数（SI）>
2；对人禽流感病毒 H7N9（A/Anhui/01/2013）的 IC_{50} 为
5 000 μg/mL，SI > 1；对 H7N9（A/Shanghai/01/2013）的 IC_{50} 为
2 500 μg/mL，SI > 2。板蓝根水提物在体外能抑制人 H7N9 禽流
感病毒，且对 H7N9（A/Shanghai/01/2013）毒株的抑制效果更佳。
结论：板蓝根水提物在体外能有效抑制人 H7N9 禽流感病毒，
药效和作用于人流感病毒的药效相当。

2. 抗单纯疱疹病毒

2.1 抗单纯疱疹病毒 1 型

有人研究板蓝根及其不同化学部位抑制单纯疱疹病毒 1 型
（HSV-1）等典型呼吸道病毒对 Hep-2 细胞感染的作用。结果
表明：板蓝根各部位在不同质量浓度时 [（0.25 ～ 32）g/L]，
均出现典型的 HSV-1 感染所致 CPE，其程度随药液浓度增加有
所降低，病毒抑制率皆与药物浓度呈正相关，显示板蓝根具有
直接灭活 HSV-1 的作用。

何立巍等[8]在板蓝根乙酸乙酯部位体外抗病毒活性研究
中，对板蓝根的乙酸乙酯部位各化学组分进行体外抗单纯疱
疹病毒 1 型的活性研究。方法：利用溶剂法和色谱法从板蓝根
中提取分离出 20 个乙酸乙酯组分，利用四甲基偶氮唑盐比色
（MTT）法检测这 20 个组分体外对 HSV-1 病毒的抑制作用，
以细胞存活率、治疗指数（TI）和细胞保护率为评价指标，比
较各化学组分的体外抗病毒的效果。结果：板蓝根乙酸乙酯 8
个组分均有明显的抗 HSV-1 病毒作用，对病毒的抑制率均远大
于 50%。结论：板蓝根乙酸乙酯部位中存在直接抗病毒较强的
活性成分，对其结构进行深入研究，将有助于阐明板蓝根抗病

毒药效的物质基础。

董伟等[9]在板蓝根活性部位抗单纯疱疹病毒1型分子机制的研究中，探讨了板蓝根活性部位体外抗单纯疱疹病毒1型的分子机制。实验方法为：利用MTT法检测药物对单纯疱疹病毒感染后Vero细胞活性程度的影响。实时定量RT-PCR的方法研究药物对单纯疱疹病毒1型胸腺嘧啶核苷激酶和DNA多聚酶的影响。结果为：板蓝根提取部位在病毒感染早期抑制了单纯疱疹病毒的胸腺嘧啶核苷激酶和DNA多聚酶的复制。因此得出结论：板蓝根活性部位在单纯疱疹病毒感染细胞的早期阶段可以降低病毒即刻早期基因——胸腺嘧啶核苷激酶和DNA多聚酶的mRNA，发挥抗病毒作用。

2.2 抗单纯疱疹病毒2型

何立巍等[10]在板蓝根抗病毒有效部位的化学成分及其活性研究中，以板蓝根为主要成分的抗病毒胶囊血清具有抑制单纯疱疹病毒2型333株致兔肾细胞病变的作用。将单纯疱疹病毒2型（HSV-2）吸附于Vero-6细胞和BGM细胞，并分别加入不同浓度板蓝根针剂。培养后前者用间接免疫荧光检测病毒抗原，荧光反应阴性，后者置显微镜下观察细胞病变，发现细胞生长正常。撤药后继续培养并按抗原法检测，结果均为阴性，说明该药物有杀病毒作用。

左娅等[11]在板蓝根多糖抗单纯疱疹病毒2型的实验研究中，证明了板蓝根多糖抗HSV-2的作用。方法：用MTT法和小鼠阴道HSV-2感染模型分别进行体外和体内抗HSV-2实验。结果：MTT法测得的板蓝根多糖LC_{50}为3.97 mg/mL，EC_{50}为0.05 mg/mL，治疗指数TI为79.4;与无环鸟苷相比，抑制 HSV-2 的作用无显著差异。小鼠阴道 HSV-2 感染模型研究表明：板蓝根多糖治疗组（1 mg/d、0.5 mg/d）均明显降低了小鼠的发病率、死亡率，可延长其平均存活天数。小鼠外周血 CD4[+]、CD8[+] 细胞略有升高，但 CD4[+]/CD8[+] 比值维持在正常水平。因此得出结论：板蓝根多糖具有良好的抗 HSV-2 感染的作用，可能通过调节机体免疫功能提高小鼠抗 HSV-2 感染的能力。

3. 抗呼吸道合胞病毒

侯宪邦等[12]研究板蓝根含药血清对呼吸道合胞病毒（RSV）感染 RAW264.7 细胞中干扰素 -β（IFN-β）、Toll 样受体 3（TLR3）、TBK1、干扰素调节因子 3（IRF3）表达的影响，阐释其可能的抗 RSV 机制，为临床使用提供实验依据。方法：本实验分为 6 组，分别为空白组，RSV 感染细胞模型组，板蓝根含药血清低、中、高体积分数组（板蓝根含药血清分别为 40%、50%、60%），利巴韦林含药血清组（利巴韦林含药血清 70%）。除空白组外，其余各组接种 RSV 造成病毒感染模型，采用板蓝根含药血清或利巴韦林含药血清进行干预，12 h 后收集细胞及其上清液，酶联免疫吸附测定（ELISA）法检测细胞上清液中 IFN-β 含量；实时荧光定量聚合酶链式反应（RT-PCR）检测 RAW264.7 细胞中 TLR3、TBK1、IRF3 和 IFN-β mRNA 的表达；蛋白质免疫印迹（Westernblot）法检测 TLR3、TBK1、IRF3 和 p-IRF3 蛋白的表达。结果：RSV 感染 RAW264.7 细胞 12 h 后，与空白组比较，模型组 TLR3、TBK1 和 IFN-β mRNA 的表达显著升高，IFN-β、TLR3、TBK1 和 p-IRF3 蛋白的表达也显著升高（$P < 0.01$），IRF3 mRNA 和蛋白均无明显变化；与模型组比较，板蓝根含药血清的中、高体积分数组能够显

著下调 RSV 诱导的 TLR3、TBK1 和 IFN-β mRNA 的高表达（$P < 0.05$，$P < 0.01$），同时明显下调 RSV 诱导的 TLR3、TBK1 和 p-IRF3 蛋白的高表达（$P < 0.05$，$P < 0.01$），板蓝根含药血清各体积分数组的下调作用低于利巴韦林含药血清组，二者对 IRF3 mRNA 和蛋白均无明显调控作用。结论：RSV 能够诱导 TLR3 信号转导通路的激活从而促进 IFN-β 的表达，而板蓝根含药血清通过下调 TLR3 信号通路关键信号分子 TLR3、TBK1、p-IRF3 使 IFN-β 适度表达。因此，板蓝根抗呼吸道合胞病毒的机制可能是通过其下调 RSV 感染 RAW264.7 细胞诱导的 TLR3 信号通路关键信号分子 TLR3 和 TBK1 的表达，从而下调 IRF3 的磷酸化，最终适度降低病毒感染后 IFN-β 的过量表达，使 IFN-β 的表达维持在一个平衡点，既能起到有效的抗病毒作用，又能避免炎症和组织损伤。

张李唯等[13]研究板蓝根活性提取物体外抗呼吸道合胞病毒（RSV）的作用。方法：MTT 法检测人喉癌上皮细胞（Hep-2）中板蓝根活性提取物对 RSV 的抑制作用。荧光定量 RT-PCR 检测药物对 RSV 非结构蛋白 NS1 和 L 蛋白 RNA 合成的影响。MTT 结果显示药物治疗组和预防组在 $0.25 \sim 1$ mg/mL 浓度时均表现出抑制 RSV 的作用，其中 0.5 mg/mL 药物对 RSV 的抑制率为 52.2%，药物没有显示出直接杀伤和抑制 RSV 的效应。荧光定量 RT-PCR 检测表明药物作用 1 h，RSV 的 NS1 和 L 蛋白的 RNA 水平均显著低于病毒组（$P < 0.05$）。结论：RSV 感染 Hep-2 过程中，板蓝根活性提取物具有预防和早期抗病毒复制的效应，但未显示出直接杀伤 RSV 的功能。

4. 抗乙型肝炎病毒

何立巍等[10]在板蓝根抗病毒有效部位的化学成分及其活性研究中,证明板蓝根有抗HBV作用。在以乙型肝炎病毒(HBV)DNA转染细胞2.2、15细胞培养上清液中HBsAg、HBeAg滴度作为天然药物抗HBV效果的评价指标的实验中发现,板蓝根、苦味叶下株和4种中药混合物均有抗HBV作用,以4种中药的混合物抗HBV的作用较强。采用酶联免疫吸附测定(ELISA)法及放射免疫测定(RIA)法,对50种治疗肝炎的中草药与制剂进行考察,发现板蓝根及板蓝根注射液对乙型肝炎表面抗原(HBsAg)、乙型肝炎病毒抗体(HBeAg)、乙型肝炎病毒核心抗原(HBcAg)及HBV-DNA有显著的抑制作用。临床上曾采用南通蛇药加柴胡、板蓝根等10味中药治疗HBV感染150例,HBsAg、HBeAg临床阴转率分别为89.3%、68.3%。临床上也有用板蓝根穴位注射治疗HBsAg携带者效果显著的报告。

陈凯等[4]在板蓝根抗病毒与抗内毒素等清热解毒药效作用及其化学基础研究进展中,采用酶联免疫吸附测定法及放射免疫测定法检测发现板蓝根提取物及板蓝根注射液对乙型肝炎表面抗原(HBsAg)、乙型肝炎病毒e抗原(HBeAg)、乙型肝炎病毒核心抗原(HBcAg)及HBV-DNA有显著的抑制作用,其程度与三氮唑核苷(25 g/L)、聚肌胞(0.5 g/L)相似。

5. 抗柯萨奇病毒

何立巍等[10]在板蓝根抗病毒有效部位的化学成分及其活性研究中,发现板蓝根注射液对于柯萨奇B_3病毒(CVB$_3$)感染心肌细胞所致的病毒性心肌炎模型,具有一定的抗CVB$_3$病毒及心肌细胞的保护作用;板蓝根煎剂具有抑制Hela细胞病变的作用，在细胞水平上有明显的抗柯萨奇 B_4 病毒（CVB_4）的作用。

张宸豪等[14]探讨了板蓝根对柯萨奇 B_4 病毒（CVB_4）的抑制作用。实验方法：采用组织细胞培养法，观察人宫颈癌传代细胞（Hela 细胞）病变效应及通过抑制病毒复制指数反映抗病毒的效果。实验结果：板蓝根具有抑制 Hela 肠细胞病变的作用，抑制 CVB_4 复制指数为 2.75。结论：板蓝根在细胞水平具有明显的抗 CVB_4 的作用。

6. 抗肾综合征出血热病毒（HFRSV）

何立巍等[10]在板蓝根抗病毒有效部位的化学成分及其活性研究中，将 HFRSV 吸附于 $Vero-E_6$ 细胞，加入不同浓度的板蓝根针剂做抗病毒实验，结果显示板蓝根对 HFRSV 有杀灭作用而非抑制作用，且 1 ∶ 100 浓度的板蓝根有效。

7. 抗人巨细胞病毒（HCMV）

何立巍等[10]在板蓝根抗病毒有效部位的化学成分及其活性研究中，以 MTT 法检测，考察板蓝根煎剂对 HCMV 的抗病毒效应，结果表明煎剂在 1 ∶ 200 稀释度时即有显著的抗病毒效应；并提出其抗病毒机制可能与其所含尿苷、尿嘧啶、次黄嘌呤等成分有关，这些物质干扰病毒 DNA、RNA 的复制，从而抑制病毒增殖，起到保护细胞免受病毒损害的作用。

陈凯等[4]在板蓝根抗病毒与抗内毒素等清热解毒药效作用及其化学基础研究进展中，发现板蓝根煎剂（$\varphi=50\%$）对 HCMV 有抗毒效应，其在 1 ∶ 200 稀释度时即有显著的抗毒效应。

8. 抗流行性腮腺炎病毒

陈凯等[4]在板蓝根抗病毒与抗内毒素等清热解毒药效作用及其化学基础研究中发现，板蓝根不同提取部位对转染流行性腮腺炎病毒的 Hela 细胞系细胞都具有一定的保护作用，其活性比较为乙酸乙酯部位＞正丁醇部位＞氯仿部位＞水提部位＞石油醚部位。

【抗病毒作用机制】

杨建昕等[15]在板蓝根抗病毒活性成分研究进展中，发现板蓝根不仅能够直接杀灭病毒，还能扶助正气、调节机体免疫功能，即板蓝根通过扶正祛邪、标本兼顾来发挥抗病毒作用。目前研究显示，其具体抗病毒机制主要有：①通过干扰病毒自身核酸的合成发挥直接抗病毒作用；②有效成分作用于细胞膜表面，与病毒产生竞争性吸附，阻断病毒进入细胞的途径；③通过阻碍病毒在细胞内的生物合成发挥抗病毒疗效；④板蓝根中有机酸类具有较强的抗内毒素活性，能清除氧自由基，并有效抑制炎性因子的合成与释放，起到间接抗病毒的作用；⑤促进抗体生成，提高机体防御功能。

【临床研究】

1. 治疗单纯疱疹病毒角膜炎

秦志显等[16]用板蓝根和地塞米松治疗实质层单纯疱疹病毒角膜炎，共观察 20 例患者。其中，男性 16 例，女性 4 例；年龄为 15 岁以下儿童 1 例，最大年龄 62 岁 1 例，其余为 20 ~ 45 岁；右眼 12 例，左眼 8 例；病程 5 天 ~ 2 个月。11 例在外院曾用激素治疗，病灶均为盘状，实质层水肿及浸润，角膜表面溃疡。继发性虹膜炎 4 例，前房积脓 1 例。治疗前视力 < 4.0 者 10 例，4.0 ~ 4.7 者 8 例，4.8 ~ 5.0 者 2 例。治疗方法为：①板蓝根注射液与生理盐水以 1∶3 的比例配成滴眼液，与 0.1% 地塞米松滴眼液交替滴眼，每半小时 1 次。睡前用 0.1% 地塞米

松眼膏涂患眼。②1%丁卡因结膜麻醉后，注射板蓝根0.5 mL和地塞米松0.5 mg于穹隆结膜下，隔日1次，重者每日1次，连续注射1周后视病情递减用药量。③阿托品散瞳及口服消炎痛与维生素C。治疗结果为：本组20例中治愈16例（80%），显效3例（15%），无效1例（5%），总有效率95%。疗程3～25天，平均5.5天。治疗后视力＜4.0者1例，4.0～4.7者5例，4.8～5.0者14例。得出结论：一般认为实质层单纯疱疹病毒角膜炎的发病机理是病毒引起角膜内皮和实质性损害或角膜对病毒抗原的超敏反应。因此在治疗上要从消除病原和调节免疫两方面考虑。板蓝根能清热解毒，具有抗病原微生物作用，对病毒及各种病菌均有抑制作用，其中有效成分可能有干扰病毒DNA合成作用。据文献报道，板蓝根多糖具有增强免疫功能的作用。本组在治疗过程中未见眼部及全身不良反应，说明本疗法安全可靠，价低效佳，值得推广应用。

2. 治疗带状疱疹

李玉龙等[17]在板蓝根、病毒唑注射液外擦治疗带状疱疹研究中，将72例患者随机分为2组。板蓝根、病毒唑注射液治疗组42例：男26例，女16例；年龄17～62岁，平均42.3岁；病程1～18天，平均3.5天；头面部3例，四肢6例，躯干部33例；肺心病4例，流行性脑脊髓膜炎2例，矽肺（Ⅱ期）2例，其余均无严重器质性疾病。对照组30例：男18例，女12例；年龄18～65岁，平均40.6岁；病程1～15天，平均3.2天；头面部2例，四肢4例，躯干部24例；肺心病2例，矽肺（Ⅱ期）1例，其余均无严重器质性疾病。两组年龄、性别、病程及皮损范围无明显差异，具有可比性。治疗方法：治疗组先用棉签蘸上板蓝根药液直接涂擦在疱疹表面，每日 10 次，约 30 min 后，再用棉签蘸上病毒唑药液涂擦在疱疹表面。二者交替应用，用药量据皮损面积大小而定，每次以涂遍疱疹为准，连用 1 周。对照组用甲氰咪胍片 0.4 g，每日 3 次，口服；聚肌胞 2 mg，肌注，每日 1 次，连用 1 周。两组均于 1 周后观察疗效。实验结果为：治疗组痊愈（疱疹干涸结痂，疼痛消失）28 例，显效（疱疹枯萎 70%以上，疼痛缓解）12 例，无效 2 例，痊愈率 66.7%，总有效率 95.3%；对照组痊愈 12 例，显效 10 例，无效 8 例，痊愈率 40%，总有效率 73.3%。两组痊愈率和总有效率均有显著差异（$P < 0.05$）。因此得出结论：病毒唑为广谱抗病毒药，对 DNA、RNA 病毒都有抑制作用。主要抑制 IMP，阻碍病毒核酸的合成。板蓝根注射液系中成药制剂，具有清热解毒、凉血消斑的功效，并有抗菌和抗病毒的作用。板蓝根注射液涂擦后皮损处有一种清凉感，可使疼痛、瘙痒得到明显缓解，同时其抗菌作用可减少继发感染。两药联合交替应用，起到协同抗病毒作用。

3. 治疗疱疹性口炎

陈铁楼等[18]在板蓝根治疗疱疹性口炎的临床疗效观察中，选取口腔门诊患者 218 例，男 10 例，女 118 例，年龄为 5 个月到 16 岁，平均年龄 4.25 岁，2 ~ 6 岁者占 82%。根据就诊顺序随机分成三组。治疗 1 组 72 例，男女各 36 例，给患者服用板蓝根冲剂（每包含板蓝根 5 g），每次 1 包，每日两次；治疗 2 组 74 例，男 38 例，女 36 例，给患者肌注板蓝根注射液，每次 2 mL（含板蓝根 1 g），每日两次；对照组 72 例，男 34 例，女 38 例，给患者服用吗啉胍片剂，每次 1 片（含吗啉胍 0.1 g），每日两次。实验结果显示：治疗 2 组痊愈率最高（89.20%），治疗 1 组次之（86.11%），但均高于对照组（72.32%）。各组有效率均高于 85%，经 X^2 检验，治疗 1 组与对照组比较 $P < 0.05$，治疗 2 组与对照组比较 $P < 0.01$，治疗 1 组与治疗 2 组间无显著性差异（$P > 0.05$）。由此得出结论：疱疹性口炎（HS）是一种由单纯疱疹病毒 1 型（HSV-1）感染引起的口腔黏膜病。HSV-1 侵犯机体时，炎细胞增多。当吞噬细胞增多时，产生内源性致热源，释放于血液，作用于体温调节中枢而发热，进而病毒引起口腔疱疹如溃疡。当用抗病毒药时，HSV-1 复制减慢，体温降低，口腔疱疹和溃疡消失。本实验显示：板蓝根注射液和板蓝根冲剂均能明显降低体温，板蓝根的两个治疗组均有明显降低淋巴细胞比率和白细胞总数的作用，且其降低作用稍强于吗啉胍组。以上说明板蓝根有抗病毒药物的作用特点，且其作用略强于吗啉胍。本实验板蓝根注射液组疗效稍高于板蓝根冲剂组，但两组间无显著性差异。板蓝根冲剂具有味甜、使用方便、安全的特点，而板蓝根注射液肌肉注射患儿较疼痛，且要去医院注射，所以板蓝根冲剂作为一种较满意的治疗 HS 的药物，有望代替吗啉胍用于临床。

4. 治疗上呼吸道感染

刘茂先等[19]在病毒唑、板蓝根治疗上呼吸道感染的疗效观察中，探讨了病毒唑、板蓝根单用及联合治疗上呼吸道感染的疗效。方法：选取本院确诊为上呼吸道感染的患者 298 例，除给予常规对症治疗外，A 组 115 例给予病毒唑抗病毒治疗，B 组 47 例给予板蓝根抗病毒治疗，C 组 136 例给予病毒唑、板蓝根联合应用抗病毒治疗。实验结果：A 组总有效率 87.8%

（101/115），B 组 83.0%（39/47），C 组 94.9%（129/136），总有效率 C 组＞A 组＞B 组；经统计学分析，A 组与 C 组、B 组与 C 组间差异有统计学意义，而 A 组与 B 组间差异无统计学意义。因此得出结论：病毒唑、板蓝根联合治疗上呼吸道感染的疗效优于单用病毒唑或板蓝根。

5. 治疗流行性腮腺炎

韩华等[20]观察应用金黄膏及板蓝根颗粒对小儿流行性腮腺炎进行联合治疗的疗效。实验方法为：对所有患者行金黄膏外敷，并联合口服板蓝根颗粒，饮食限制。结果显示：所有患者在应用过程中无不良反应发生，显效率达 95%，有效率达 100%，无并发症出现。由此得出结论：中药膏剂制作方便，价格低廉，儿童有很好的耐受性，在儿童用药中有很大的发展前景。

6. 治疗乳头瘤病毒感染

张琼丽等[21]对乳头瘤病毒（HPV）感染者采用外用壳聚糖抗菌膜联合内服板蓝根颗粒的治疗方案，对其临床效果进行分析。方法：选取在我院妇科门诊确诊为乳头瘤病毒感染者 90 例，随机分为 A、B、C 三组，每组均 30 例。三组均外用壳聚糖抗菌膜，在此基础上 A 组同时内服板蓝根颗粒，B 组采用物理治疗，C 组采用期待治疗方法。对比三组患者在三次随访中的 HPV 分型、治疗后的临床效果及不良反应情况。结果：第一次随访，A 组 HPV 转阴率与 B、C 两组相比，差异无统计学意义（$P > 0.05$）；第二、三次随访，A 组转阴率均明显优于 B 组与 C 组，差异有统计学意义（$P < 0.05$）。经过治疗后，A 组改善率明显优于 B 组与 C 组，差异有统计学意义（$P < 0.05$）；A

组不良反应发生率明显优于 B、C 两组，但差异无统计学意义
（$P > 0.05$）。结论：外用壳聚糖抗菌膜联合内服板蓝根颗粒
治疗 HPV 感染患者疗效较佳，方案安全可靠，患者较为满意。

7. 治疗扁平疣

董逆天等[22]在板蓝根及病毒唑治疗扁平疣中，选取 15 例
患者。其中，男性 11 例，女性 4 例；年龄 7 ~ 40 岁；病程
1 个月 ~ 2 年，平均 7 个月；发病部位，仅发生于脸部者 3 例，
脸部及手部均发生者 12 例。治疗方法为：板蓝根注射液 2 mL
肌肉注射，每日 2 次，连续 1 周；病毒唑眼药水局部外擦，每
日数次。实验结果为：本组 15 例中 12 例经治疗 1 周后痊愈，
疣体脱落，无疤痕，少数人有色素斑，数月后亦逐渐消失；2
例于针停后 1 周和 1 个月疣体逐渐脱落，1 例无效。因此得出
结论：扁平疣为临床常见病和多发病，据国内外的文献报道，
认为与病毒感染有关，因此治疗上应从抗病毒方面考虑。板蓝
根能清热解毒，对病毒有抑制作用，而病毒唑眼药水外擦又能
起到局部的抗病毒作用，因此二药联用疗效满意。治疗本病时，
病程越短者疗效越佳，病毒唑眼药水外擦次数宜多。

8. 治疗小儿肠系膜淋巴结炎

周玉洁等[23]在清热散结片联合板蓝根口服液治疗小儿肠
系膜淋巴结炎的临床应用中，观察清热散结片联合板蓝根口服
液在小儿肠系膜淋巴结炎临床治疗中的作用。实验方法：将
2012 年 3 月 ~ 2014 年 3 月我院收治的 120 例肠系膜淋巴结炎
患儿，按就诊顺序随机分为治疗组和对照组，对照组给予抗感染、
抗病毒及对症治疗，治疗组在对照组的基础上加用清热散结片
和板蓝根口服液，比较两组患儿的临床疗效。实验结果：治疗

组 5 天总有效率为 76.67%，治愈率 25%；对照组 5 天总有效率为 60%，治愈率为 15%；治疗组 10 天总有效率为 95%，治愈率 71.7；对照组 10 天总有效率为 83.33%，治愈率为 53.33%；两组疗效的差异有统计学意义（$P < 0.05$）。由此得出结论：清热散结片联合板蓝根口服液辅助治疗小儿肠系膜淋巴结炎效果确切，且无明显不良反应，值得临床推广。

【参考文献】

［1］陈庆.板蓝根药理作用与临床应用［J］.中国药事，2009，23（06）：607-608.

［2］杨海霞，李晓眠.板蓝根提取液体内抗流感病毒作用的研究［J］.天津医科大学学报，2007（01）：19-22.

［3］孙惠惠，邓巍，占玲俊，许黎黎，李枫棣，吕琦，朱华，刘颖，马春梅，鲍琳琳.板蓝根颗粒对甲型流感病毒小鼠的作用［J］.中国比较医学杂志，2010，20（07）：53-56.

［4］陈凯，窦月，陈智，田景振.板蓝根抗病毒与抗内毒素等清热解毒药效作用及化学基础研究进展［J］.中国实验方剂学杂志，2011，17（18）：275-278.

［5］吴彦霖，张媛，刘倩，贺庆，罗剑，高华.鸡胚尿囊膜法评价板蓝根提取液抗 H1N1 流感病毒活性作用［J］.科技导报，2016，34（13）：78-82.

［6］程森，曹鸿云，王成祥，徐红日.板蓝根对流感病毒 FM_1 所致肺炎小鼠病理损伤修复作用的研究［J］.中华中医药杂志，2017，32（08）：3684-3687.

［7］李征途，李莉，王玉涛，黎旭钊，李润峰，李小波，杨子峰.板蓝根水提物体外抑制人 H7N9 禽流感病毒药效研

究［J］.现代中西医结合杂志,2016,25（35）:3877-3879.

［8］何立巍,杨婧妍,董伟,秦莹亚.板蓝根乙酸乙酯部位体外抗病毒活性研究［J］.药学研究,2015,34（01）:1-3.

［9］董伟,张军峰,何立巍,高峰,佟书娟,詹臻.板蓝根活性部位抗单纯疱疹病毒Ⅰ型分子机制的研究［J］.时珍国医国药,2011,22（02）:396-398.

［10］何立巍,李祥,陈建伟.板蓝根抗病毒有效成分研究进展［J］.中医药信息,2005（05）:37-40.

［11］左娅,朱慧娟,刘军,代明.板蓝根多糖抗单纯疱疹病毒Ⅱ型的实验研究［J］.华西药学杂志,2013,28（03）:267-269.

［12］侯宪邦,范方田,何立巍.板蓝根含药血清对病毒感染RAW264.7细胞的TLR3信号通路的影响［J］.中国实验方剂学杂志,2017,23（09）:105-111.

［13］张李唯,何立巍,张军峰,姜森,佟书娟,陈建平,王任,董伟,詹臻.板蓝根提取物体外抗呼吸道合胞病毒机制研究［J］.辽宁中医杂志,2017,44（05）:1007-1011.

［14］张宸豪,高梅,马爱新,李民飞,许国战,王典瑞.板蓝根对柯萨奇病毒抑制作用的研究［J］.第四军医大学吉林军医学院学报,2003（03）:125-126.

［15］杨建昕,李峰,李娜,刘雯,张美玲,张天锡.板蓝根抗病毒活性成分研究进展［J］.辽宁中医药大学学报,2016,18（07）:141-143.

［16］秦志显.板蓝根和地塞米松治疗实质层单纯疱疹病毒角膜炎疗效观察［J］.中国民间疗法,1996（02）:9.

［17］李玉龙．板蓝根、病毒唑注射液外擦治疗带状疱疹42 例［J］．江西中医学院学报，2000（S1）：95．

［18］陈铁楼，赵瑞芳，周以钧，宋培智，李长林．板蓝根治疗疱疹性口炎的临床疗效观察［J］．上海口腔医学，1997（01）：42-43．

［19］刘茂先．病毒唑及板蓝根治疗上呼吸道感染的疗效观察［J］．现代医药卫生，2010，26（24）：3776-3777．

［20］韩华．金黄膏联合板蓝根颗粒在流行性腮腺炎中的应用［J］．中外医疗，2012，31（18）：117．

［21］张琼丽．乳头瘤病毒感染患者应用外用壳聚糖抗菌膜联合内服板蓝根颗粒治疗的临床效果［J］．中国医药科学，2016，6（01）：94-96．

［22］董逆天．板蓝根及病毒唑治疗扁平疣［J］．中国民间疗法，1998（03）：53．

［23］周玉洁．清热散结片联合板蓝根口服液治疗小儿肠系膜淋巴结炎的临床应用［J］．中国中西医结合消化杂志，2014，22（12）：754-755．

保妇康栓

【药品名称】保妇康栓。

【剂型】栓剂。

【主要成分】每粒含莪术油 82 mg、冰片 75 mg。辅料为乙醇，硬脂酸聚烃氧酯，聚乙二醇 –4000，聚乙二醇 –400，月桂氮卓酮。

【性状】本品呈乳白色、乳黄色或棕黄色。

【用法用量】洗净外阴部，将栓剂塞入阴道深部。

【功能主治】行气破瘀，生肌止痛。本品用于湿热瘀滞所致的带下病，症见带下量多、色黄、时有阴部瘙痒；霉菌性阴道炎见上述症候者。

【规格型号】每粒重 1.74 g。

【不良反应】本品系纯中药制剂，临床应用二十多年，仅有 3 例高龄老年性阴道炎患者用药后发热的报道，减量或停药后自行消失，过敏体质者慎用。

【禁忌】孕妇禁用。

【注意事项】①本品为阴道给药，禁止内服；②忌辛辣、生冷、油腻食物；③治疗期间忌房事，配偶如有感染应同时治疗；④未婚妇女不宜使用，已婚妇女月经期、妊娠期及阴道局部有破损者不宜使用；⑤孕妇、绝经后患者，应在医师指导下使用；⑥外阴白色病变、糖尿病所致的瘙痒不宜使用；⑦带下伴血性分泌物，或伴有尿频、尿急、尿痛者，应去医院就诊；⑧用药部位如有烧灼感等不适时应停药，严重者应向医师咨询；⑨注意卫生，防止重复感染，用药前应先用温开水清洗外阴，给药时应洗净双手或戴指套；⑩用药 7 天症状无缓解，应去医院就诊；⑪ 对本品过敏者禁用，过敏体质者慎用；⑫ 本品性状发生改变时禁止使用；⑬ 请将本品放在儿童不能接触的地方；⑭ 如正在使用其他药品，使用本品前请咨询医师或药师。

【药物相互作用】如与其他药物同时使用可能会发生药物相互作用，详情请咨询医师或药师。

【贮藏】密闭避光在 30℃下保存。

【包装】1.74 g×8 粒 / 盒。

【有效期】24 个月。

【批准文号】国药准字 Z46020058。

【生产企业】海南碧凯药业有限公司。

【抗病毒研究】

抑制人乳头瘤病毒（HPV）16 亚型

张小燕等[1]为探讨中药制剂保妇康栓对人乳头瘤病毒（HPV）16 亚型的抑制作用，以不同浓度的含保妇康栓培养基体外培养宫颈癌细胞系 CaSki 和宫颈永生化细胞 H8，显微镜下观察活细胞形态学变化；采用四甲基偶氮唑蓝比色法以及流式细胞术检测不同浓度保妇康栓对细胞增殖的影响；应用逆转录—聚合酶链反应技术（RT-PCR）检测人乳头瘤病毒（HPV）16 亚型 E_6E_7 的表达。结果显示，不同浓度的保妇康栓可以抑制细胞的增殖；在药物作用下，CaSki 细胞 G1 期细胞增加（$P < 0.05$），G2、S 期细胞减少（$P < 0.05$），CaSki 细胞凋亡率高于对照组（$P < 0.05$），而对 H8 细胞周期和凋亡率影响不明显；两种细胞 $HPV16E_6E_7$ 基因片段 mRNA 表达均明显低于对照组（$P < 0.01$）。表明保妇康栓在体外抑制宫颈

癌细胞系 CaSki 和宫颈永生化细胞 H8 增殖，其机制可能是通过抑制 $HPV16E_6E_7$ 表达而抑制肿瘤细胞生长。

【临床研究】

保妇康栓作为治疗宫颈炎常用药，其对高危人乳头瘤病毒的作用主要表现在：

1. 治疗高危 HPV 感染

沈兢兢等[2]为比较保妇康栓和干扰素栓对低度宫颈上皮内瘤变（CIN）转归的疗效，选取 2004 年 3 月至 2011 年 3 月北京大学深圳医院经阴道镜下活检诊断为 CIN Ⅰ 级的高危 HPV 感染患者 369 例，分为保妇康栓组（113 例）、干扰素栓组（143 例）和对照组（113 例），疗程 3 个月，治疗结束后每 6～12 个月监测患者的宫颈液基细胞学（LCT）和高危 HPV DNA。对宫颈细胞学 ASCUS 及以上病变或高危 HPV 阳性者行阴道镜下多点活检，病理诊断确定转归。结果：保妇康栓组、干扰素栓组和对照组治疗后 6 个月均未见病变进展。三组患者的病变逆转率与持续率比较，差异均无统计学意义（$P > 0.05$）。保妇康栓组治疗后 12 个月、24 个月病变逆转率明显高于对照组（$P < 0.05$），病变持续率明显低于对照组（$P < 0.05$）；干扰素栓组病变逆转率、持续率与对照组比较，差异均无统计学意义（$P > 0.05$）；三组患者的病变进展率比较，差异无统计学意义（$P > 0.05$）。保妇康栓组治疗后 24 个月 HPV 转阴率高于干扰素栓组和对照组（$P < 0.05$）。结果表明，保妇康栓有促进 CIN Ⅰ 逆转和清除 HPV 的作用，明显提高 HPV 的临床转阴率。

2. 治疗高危型 HPV 感染

许彩芹等[3]为观察保妇康栓和干扰素联合中药汤剂用于低

度宫颈上皮内瘤变（CIN Ⅰ）合并高危型 HPV 感染的疗效，选取 2011 年 1 月至 2014 年 12 月秦皇岛市妇幼保健院经阴道镜下活检诊断为 CIN Ⅰ 合并高危型 HPV 感染的患者 380 例为研究对象，分为保妇康栓联合中药组 130 例、干扰素联合中药组 129 例和对照组 121 例。治疗结束后每 6～12 个月对患者进行宫颈液基细胞学（LCT）和高危 HPV 分型素检测，必要时行阴道镜下活检明确病理诊断。结果：治疗后 24 个月，保妇康栓联合中药组和干扰素联合中药组病变逆转率均高于对照组，差异有统计学意义（$P < 0.05$）；保妇康栓联合中药组病变逆转率高于干扰素联合中药组，但差异无统计学意义（$P > 0.05$）。保妇康栓联合中药组中，青年组病变逆转率高于中年组，差异有统计学意义（$P < 0.05$）。结果表明，保妇康栓和干扰素联合中药治疗具有促进 CIN Ⅰ 和宫颈 HPV 感染逆转的作用。

3. 治疗宫颈人乳头瘤病毒（HPV）感染

李艳华等[4]为探讨保妇康栓在宫颈人乳头瘤病毒（HPV）感染患者中的应用价值，选择宫颈 HPV 感染患者 150 例，随机分成 A 组、B 组各 75 例。其中 A 组采用保妇康栓治疗，B 组采用重组人干扰素 α-2b 凝胶治疗。比较两组临床疗效、不良反应发生情况以及分析两组患者治疗前后血清 C 反应蛋白（CRP）及白介素-6（IL-6）的变化。结果：A 组患者治疗后总有效率为 97.3%，明显高于对照组治疗总有效率 90.7%（$P < 0.05$）。治疗前，两组患者 CRP 和 IL-6 水平比较差异无统计学意义（$P > 0.05$）；治疗 3 个月末，A 组患者 CRP 和 IL-6 水平均明显低于 B 组（$P < 0.05$）。A 组患者不良反应发生率为 1.3%，明显低于 B 组患者不良反应发生率 6.7%（$P < 0.05$）。结果表明：

与重组人干扰素 α–2b 凝胶治疗比较，保妇康栓治疗宫颈 HPV 感染患者疗效显著，更能降低血清炎症因子 CRP 和 IL–6 水平，不良反应更少，安全可靠，值得应用。

4. 治疗宫颈高危人乳头瘤病毒阳性宫颈上皮内瘤变

谢玲红等[5]探讨重组人干扰素 α–2b 阴道泡腾胶囊联合保妇康栓治疗宫颈高危人乳头瘤病毒（HPV）阳性宫颈上皮内瘤变（CIN）的效果。选取 2013 年 12 月至 2015 年 12 月湖州市妇幼保健院妇科门诊收治的 300 例高危型 HPV 阳性的 CIN 患者为观察对象，按照入院先后顺序分为对照组和观察组各 150 例，比较两组疗效、不良反应及治疗后 HPV 转阴率。结果显示，观察组患者总有效率和治疗后 HPV 转阴率明显高于对照组，说明保妇康栓联合重组人干扰素 α–2b 阴道泡腾胶囊起到了协同作用，不仅可抑制病毒核酸的复制和转录，还能抑制宫颈上皮细胞增殖，同时增强机体免疫作用，加快症状康复和病毒转阴。此外，两组患者均未出现明显的药物不良反应，说明两种药物均较为安全。结论：保妇康栓治疗高危型 HPV 阳性 CIN 患者，可有效提高疗效和 HPV 转阴率，且用药安全。

5. 治疗宫颈高危型人乳头瘤病毒持续感染

郭俭等[6]探讨保妇康栓治疗宫颈高危型人乳头瘤病毒持续感染的效果，收治宫颈高危型人乳头瘤病毒持续感染患者 90 例，随机分为对照组和观察组，各 45 例。对照组给予重组人干扰素 α–2b 栓治疗，观察组给予保妇康栓治疗。结果：观察组治疗总有效率高于对照组（ $P < 0.05$ ）。表明保妇康栓治疗宫颈高危型人乳头瘤病毒持续感染患者效果理想，较少产生不良反应。

6. 治疗宫颈高危型 HPV 感染

蒋秋敏等[7]为探讨保妇康栓联合胸腺肽治疗宫颈高危型 HPV 感染的临床疗效，将 144 例宫颈高危型 HPV 感染患者按随机数字表法分为对照组和观察组，每组 72 例。对照组采用保妇康栓外用治疗，观察组在外用保妇康栓治疗的基础上口服胸腺肽。观察两组患者的临床总有效率，治疗结束后 3 个月、6 个月的复发率。结果表明，保妇康栓联合胸腺肽治疗宫颈高危型 HPV 感染具有良好的临床效果，能更有效清除 HPV，减少复发。

7. 治疗慢性宫颈炎

谢红英等[8]为评价重组人干扰素 α-2b 凝胶与保妇康栓治疗慢性宫颈炎的疗效，选取 2016 年 3 月至 2017 年 1 月间收治的慢性宫颈炎患者 128 例，按照随机数字表法将其分为对照组 64 例和观察组 64 例。对照组患者给予保妇康栓治疗，观察组患者在对照组基础上加用重组人干扰素 α-2b 凝胶治疗，评价两组患者临床治疗后的总有效率及用药期间不良反应的发生率。结果：观察组患者治疗后的总有效率高于对照组（$P < 0.05$），用药期间不良反应的发生率低于对照组（$P < 0.05$）。表明慢性宫颈炎患者的治疗采用保妇康栓与重组人干扰素 α-2b 凝胶，可获得更加确切的疗效，安全性较高。

【参考文献】

［1］张小燕，卞美璐，房青，陈庆云，陈志华，徐梅. 保妇康栓对人乳头瘤病毒抑制作用的实验研究［J］. 中日友好医院学报，2007（04）：216-219.

［2］沈兢兢，刘志红，李鹃，周艳秋，王纯，吴瑞芳. 保

妇康栓和干扰素栓对低度子宫颈上皮内瘤变Ⅰ级作用的临床研究[J].中国妇产科临床杂志，2013，14（06）：509-512.

［3］许彩芹，李艳华，李颖敏，张洁，李红梅，曲莉.保妇康栓和干扰素联合中药治疗低度宫颈上皮内瘤变合并高危型HPV感染的疗效观察[J].中国妇幼保健，2017，32（20）：4932-4934.

［4］李艳华，许彩芹，李颖敏.保妇康栓在宫颈人乳头瘤病毒感染患者中的应用[J].陕西中医，2017，38（10）：1332-1333.

［5］谢玲红，陈秀堂.保妇康栓治疗高危人乳头瘤病毒阳性宫颈上皮内瘤变效果观察[J].中国乡村医药，2017，24（10）：47-48.

［6］郭俭.保妇康栓治疗宫颈高危型人乳头瘤病毒持续感染的效果观察[J].中国社区医师，2017，33（30）：89-90.

［7］蒋秋敏，杨金玲.保妇康栓联合胸腺肽治疗子宫颈高危型人乳头瘤病毒感染的临床观察[J].中国癌症防治杂志，2017，9（03）：221-223.

［8］谢红英.重组人干扰素α-2b凝胶与保妇康栓对女性患者慢性宫颈炎的临床疗效评价[J].抗感染药学，2017，14（03）：638-640.

柴黄片

生产厂家有四川升和药业股份有限公司、陕西紫光辰济药业有限责任公司、广西十万山制药有限公司等公司。选取广西十万山制药有限公司生产的柴黄片为例。

【**药品名称**】柴黄片。

【**剂型**】薄膜衣片每片重 0.5 g，糖衣片（片心重 0.5 g）。

【**主要成分**】柴胡、黄芩。

【**性状**】本品为糖衣片或薄膜片，除去包衣后，显黄棕色至棕褐色；味苦。

【**适应证/功能主治**】清热解表。用于风热感冒，症见发热、周身不适、头痛、目眩、咽喉肿痛。

【**规格型号**】12 片 ×2 板。

【**用法用量**】口服，一次 3～5 片，一日 2 次。

【**禁忌**】尚不明确。

【**注意事项**】①忌烟、酒及辛辣、生冷、油腻食物；②不宜在服药期间同时服用滋补性中药；③风寒感冒者不适用，表现为恶寒重、发热轻、无汗、头痛、鼻塞、流清涕、喉痒咳嗽；④高血压、心脏病、肝病、糖尿病、肾病等慢性病严重者应在医师指导下服用；⑤儿童、年老体弱者、孕妇应在医师指导下服用；⑥服药 3 天症状无缓解，应去医院就诊；⑦对本品过敏者禁用，过敏体质者慎用；⑧本品性状发生改变时禁止使用；⑨儿童必须在成人监护下使用；⑩请将本品放在儿童不能接触的地方；⑪如正在使用其他药品，使用本品前请咨询医师或药师。

【药物相互作用】如与其他药物同时使用可能会发生药物相互作用，详情请咨询医师或药师。

【药理毒理】现代药理学研究证实，柴黄片中有效成分抗炎、抗菌效果明显。本品对鹿角菜胶与2，4-二硝基酚所致的大鼠发热有明显解热作用，对二甲苯所致小鼠耳肿胀有一定抑制作用，但对醋酸所致小鼠腹腔通透性增高无明显作用。

【贮藏】密封。

【包装】PVC和铝箔，12片×2板/盒。

【有效期】24个月。

【批准文号】国药准字Z45020932。

【生产企业】广西十万山制药有限公司。

【抗病毒研究】

1. 抗 H1N1、H3N2 和 B$_3$ 流感病毒（柴黄双解颗粒）

祖勉等[1]通过应用已建立的流感病毒神经氨酸酶（neuraminidase，NA）抑制剂筛选模型，评价了33种临床常用中成药的NA抑制活性，应用已建立的流感病毒诱导的细胞病变效应模型，对具有NA抑制作用的部分中成药进行了体外抗病毒活性评价。先应用NA活性检测模型，评价了所有中成药的NA抑制活性，之后应用CPE抑制模型评价了部分NA抑制活性较高的中成药。结果表明，柴黄片对于流感病毒所致CPE显示出一定抑制活性。

2. 抗腺病毒3型、7型，流感病毒甲1型以及甲3型

于远洋等[2]体外观察柴黄双解颗粒对常见致病菌的抑制作用，对流感病毒甲1型、甲3型和腺病毒致细胞病变作用的影响。

结果显示，该药对所试病毒所致的细胞病变均有明显抑制作用；体外抗菌实验表明该药对常见致病菌均具有一定的抑制作用。

【临床研究】

1. 治疗上呼吸道感染

1.1 治疗小儿急性上呼吸道感染

林秀珍等[3]将 300 例患儿随机分为治疗组和对照组，治疗组 180 例口服柴黄冲剂治疗，对照组 120 例采取口服利巴韦林含片、头孢氨苄糖浆治疗，观察体温、症状及理化检查项目的变化等。结果：治疗组总有效率为 94.44%，对照组总有效率为 94.17%；治疗组退热时间优于对照组，其差异非常显著（t=14.20，$P<0.01$）；柴黄冲剂总体降低白细胞数的效果与头孢氨苄相仿；柴黄对咽拭子培养有致病菌生长者，体内抑菌作用良好。结论：柴黄冲剂对小儿急性上呼吸道感染有明显的治疗作用，临床观察中未见不良反应。

1.2 治疗上呼吸道感染

崔建敏等[4]对不同年龄段上呼吸道感染患者服用柴黄颗粒后进行对比分析，结果显示：柴黄颗粒对不同年龄段上呼吸道感染患者缓解咳嗽、咽喉疼痛、咽喉充血、鼻塞等症状效果均较显著，对体温和血液循环中白细胞数量的恢复作用也较显著，但在有效率方面儿童治疗组为 97.1%，成人治疗组为 85.7%，显示儿童组疗效更为显著。因此，柴黄颗粒常用于治疗小儿急性上呼吸道感染。

2. 治疗手足口病普通型

史艳平等[5]将 125 例手足口病普通型患儿随机分为治疗组 65 例和对照组 60 例。两组均予以退热等对症治疗，合并细菌感染者予以口服抗生素治疗，治疗组予以口服柴黄颗粒加用康复新液口服及外用，对照组予以口服利巴韦林颗粒加用碘甘油涂口腔，两组疗程均为5天，比较两组的疗效及临床症状改善情况。结果显示，治疗组与对照组总有效率无显著性差异，但两组在疗程3天、5天治愈率具有显著性差异，治疗组明显优于对照组，两组患儿退热时间、口腔溃疡愈合及皮疹消退时间有显著性差异（$P < 0.05$）。说明柴黄颗粒联合康复新液治疗手足口病普通型有较好疗效，且不良反应小，安全有效。

3. 治疗老年患者风热型感冒发热

许少英等[6]选取2007年1月至2008年8月本科室收治的86例老年风热型感冒发热患者，随机分为观察组与对照组各43例，观察组采用柴黄颗粒配合抗病毒治疗，对照组采用抗生素配合抗病毒治疗，观察两组的治疗效果。结果：观察组和对照组治疗总有效率分别为95.3%与72.1%，两组比较 X^2=8.53，$P < 0.01$，差异具有统计学意义。结论：柴黄颗粒治疗老年患者风热型感冒发热疗效显著，值得临床推广使用。

【参考文献】

［1］祖勉，周丹，高丽，刘艾林，杜冠华.临床常用中成药的体外抗流感病毒活性评价［J］.药学学报，2010，45（03）：408-412.

［2］于远洋，陈艳菊，贾天柱，苗丽伟.柴黄双解颗粒抗菌、抗病毒作用的研究［J］.中国医药科学，2013，3（24）：31-32.

［3］林秀珍，贾慧敏.柴黄冲剂治疗小儿上呼吸道感染的临床研究［J］.职业与健康，2002（04）：114-115.

［4］崔建敏，裴保方，郭西凤.柴黄颗粒对不同年龄阶段上呼吸道感染患者症状的改善作用［J］.新乡医学院学报，2012，29（12）：958-959.

［5］史艳平，李丹，李小青，豆玉凤.柴黄颗粒联合康复新液治疗手足口病65例［J］.陕西中医，2011，32（03）：283-285.

［6］许少英，黄艾，张玲.柴黄颗粒治疗老年风热型感冒发热患者的疗效观察及护理［J］.现代临床护理，2009，8（04）：23-24.

穿心莲片

目前生产本品的有白山市长白山制药有限责任公司、华润三九（雅安）药业有限公司、四川升和药业股份有限公司、四川济生堂药业有限公司等企业。本品除片剂外，还有胶囊剂、丸剂等。

【药品名称】穿心莲片。

【剂型】片剂。

【主要成分】穿心莲。

【性状】本品为糖衣片或薄膜衣片，除去包衣后显灰褐色至棕褐色，味苦。

【适应证／功能主治】本品清热解毒，凉血消肿；用于邪毒内盛、感冒发热、咽喉肿痛、口舌生疮。

【规格型号】每片含穿心莲干浸膏 0.210 g。

【用法用量】口服，一次 2～3 片（小片），每日 3～4 次，或一次 1～2 片（大片），每日 3 次。

【不良反应】尚不明确。

【禁忌】尚不明确。

【注意事项】①忌烟酒、辛辣、鱼腥食物；②不宜在服药期间同时服用滋补性中药；③有高血压、心脏病、肝病、糖尿病、肾病等慢性病严重者应在医师指导下服用；④儿童、孕妇、哺乳期妇女、年老体弱、脾虚便溏者应在医师指导下服用；⑤服药 3 天症状无缓解，应去医院就诊；⑥对本品过敏者禁用，过敏体质者慎用；⑦本品性状发生改变时禁止使用；⑧儿童必须在成人监护下使用；⑨请将本品放在儿童不能接触的地方; ⑩如正在使用其他药品,使用本品前请咨询医师或药师。

【药物相互作用】如与其他药物同时使用可能会发生药物相互作用,详情请咨询医师或药师。

【药理毒理】药理学实验表明:本品具有解毒作用,能抑制内毒素所致家兔及化学致热剂所致大鼠发热,对伤寒、副伤寒杆菌 2,4- 二硝基酚所致发热亦有作用;对肺炎双球菌或溶血性乙型链球菌所致发热,可明显延迟体温上升时间,减弱体温上升程度;可抗病原体,穿心莲片对金黄色葡萄球菌、绿脓杆菌、变形杆菌、痢疾杆菌、大肠杆菌、钩端螺旋体及白色念珠菌的生长具有抑制作用;具有抗炎作用,能抑制多种致炎剂所致炎症早期增高的毛细血管通透性,对渗出和水肿有抑制作用;穿心莲片抗血小板聚集作用强烈、迅速、可靠,可促进纤溶,降低血黏度低切值;对肿瘤细胞的生长皆有抑制作用,且随剂量增加作用增强,抑瘤效果确实、稳定。

【贮藏】密封。

【包装】12 片 ×1 板 / 盒或 12 片 ×2 板 / 盒。

【有效期】36 个月。

【批准文号】国药准字 Z22023335。

【生产企业】白山市长白山制药有限责任公司。

【抗病毒研究】

1. 抗流感病毒

1.1 抗甲 1 型流感病毒 FM_1

吴碧兰[1]研究穿心莲抗甲 1 型流感病毒 FM_1 株的作用及机制时,通过体内外抗病毒实验,观察穿心莲的抗病毒作用,并以肺指数、病毒致小鼠死亡率等为指标,观察其治疗效果;

进一步检测小鼠外周血炎性细胞因子（TNF-α、INF-γ、IL-10）水平及淋巴细胞亚群（CD3$^+$、CD4$^+$、CD8$^+$）百分比。实验结果表明：穿心莲在体内外均有不同程度的抗流感病毒作用，并能有效调节小鼠外周血 TNF-α、INF-γ、IL-10 的浓度，提高淋巴细胞亚群中 CD3$^+$ 百分比以及 CD4$^+$/CD8$^+$ 比值，提示穿心莲能提高小鼠细胞免疫功能，调节致炎因子和抗炎因子的平衡，这有可能是小鼠抗流感的作用机制。

王思源、平静等[2]研究穿心莲内酯磺化物体外抗流感病毒药效学时，采用细胞病变观察法（CPE）、四甲基偶氮唑蓝（MTT）比色法，观察药物对狗肾传代细胞（MDCK）的毒性作用，计算半数有毒浓度（TC$_{50}$）和最大无毒浓度（TC$_0$）；3 种流感病毒分别接种于 MDCK，观察不同浓度的药物对病毒致 CPE 的影响，测定药物对病毒的增殖抑制率，Probit 回归法计算药物的半数有效浓度（EC$_{50}$）和治疗指数（TI）；红细胞血凝素滴定法测定 ADS 对流感病毒血凝素抑制作用。结果发现穿心莲内酯磺化物体外抗 H1N1、H3N2 以及 B 型流感病毒感染作用，可能是通过药物抑制流感病毒表面的血凝素的活性而实现的。

1.2　抗 H1N1 流感病毒

于斌[3]研究穿心莲内酯体外抗 H1N1 感染及其对 RLH 信号通路影响时，采用 H1N1 感染人支气管上皮细胞，建立病毒感染细胞模型。采用体外分离培养干预细胞的方法，通过对脐血来源的淋巴细胞进行分离培养，得到不同的免疫细胞。使用免疫组织化学和间接免疫荧光法进行鉴定。通过 MTT 实验，确定穿心莲内酯的最佳作用浓度。之后进行免疫细胞和病毒感染

细胞模型共同培养，同时使用穿心莲内酯进行干预治疗，12 h
后分离免疫细胞，通过 RT-PCR 实验，测定相关细胞因子的
表达。结果发现：穿心莲内酯能够增强流感病毒存在时免疫
细胞的活性，下调免疫细胞模式识别受体 RLH 信号通路相关
因子的表达，尤其是能降低 RIG-1、IRF-7、IRF-3 和 NF-κB
的表达量，穿心莲内酯具有抗流感病毒的作用，作用机制与
RLH 通路有关。

2. 抗 1 型单纯疱疹病毒

刘妮等[4]研究穿心莲水提取物的抗 1 型单纯疱疹病毒作用
时，以无环鸟苷（ACV）为阳性对照，将不同稀释浓度的穿心
莲水提取物在兔肾细胞上进行治疗、预防及中和实验，通过观
察细胞病变（CPE），观察穿心莲水提取物抗 HSV-1 的作用效果。
结果发现其有抑制病毒生长和对病毒颗粒直接杀伤作用，实验
证明穿心莲水提取物体外有明显的抗 1 型疱疹病毒的作用。

3. 抗柯萨奇病毒 B_3

王小燕[5]研究穿心莲水提取物体外抗柯萨奇病毒 B_3 作用
时，通过观察药物毒性、病毒引起的细胞病变效应、MTT 法检
测细胞活性，判断药物毒性及药物抗病毒效应。结果发现穿心
莲水提取物体外具有抗柯萨奇病毒 B_3 的作用。

4. 抗腺病毒

平静、王思源等[6]研究穿心莲内酯磺化物（ADS）体外抗
腺病毒 -3（AdV3）药效学时，采用细胞病变法（CPE）、四甲
基偶氮唑蓝比色法（MTT）检测 ADS 的最大无毒浓度（TC_0）
和半数中毒浓度（TC_{50}），以 AdV3 100 倍半数组织细胞感染量
（$100TCID_{50}$）攻击体外培养的人喉癌上皮细胞（Hep-2）造成

AdV3 感染模型，以利巴韦林注射液为对照药，以最小有效浓度（MEC）、半数有效浓度（EC_{50}）及治疗指数（TI）为指标，测定 ADS 的体外抑制腺病毒活性。结果发现 ADS 可有效抑制细胞内 AdV3 的体外增殖，并呈明显的量效关系。

5. 抗人巨细胞病毒

张丹丹、陈娟娟等[7]研究穿心莲抗人巨细胞病毒的体外实验时，细胞病变法和 MTT 法检测穿心莲抗 HCMV 的最大无毒浓度、最小有效浓度和治疗指数，并与更昔洛韦、金银花、鱼腥草、大青叶进行比较。结果发现：穿心莲具有体外抗 HCMV 效果，其抗病毒作用高于金银花、鱼腥草、大青叶；其治疗指数高于金银花，与鱼腥草、大青叶相同。

6. 抗其他病毒

黄庆彰[8]研究穿心莲治疗带状疱疹、水痘、流行性腮腺炎及流行性腮腺炎性睾丸炎，采用使患者口服穿心莲片的方法，结果表明穿心莲片对此类病症的治疗主要以缩短病程为主。实验证明，穿心莲片对治疗带状疱疹、水痘、流行性腮腺炎及流行性腮腺炎性睾丸炎均有效，且其预防作用值得研究。

【临床研究】

郭蓓[9]对近十年的研究进行总结归纳，认为穿心莲片的临床作用有抗菌、抗病毒、解热抗炎、抗心血管疾病、抗肿瘤、抗消化系统疾病、增强免疫、抗生育及治疗急性黄疸型肝炎等。

刘志恒[10]研究穿心莲片的新用途时，总结临床实践内容，发现穿心莲片还可以治疗流行性感冒、扁桃体炎、急性胃肠炎、细菌性痢疾、中耳炎、急性泌尿系感染。

【参考文献】

［1］吴碧兰．穿心莲抗甲1型流感病毒FM₁株的作用及机制研究［D］．广州中医药大学，2008.

［2］王思源，平静，谢宁，陈晓，王雪峰．穿心莲内酯磺化物体外抗流感病毒药效学研究［J］．中南药学，2013，11（05）：331-334.

［3］于斌．穿心莲内酯体外抗H1N1感染及其对RLH信号通路影响的研究［D］．暨南大学，2011.

［4］刘妮，孟以蓉，赵昉．穿心莲水提取物的抗1型单纯疱疹病毒作用［J］．热带医学杂志，2006（10）：1098-1099.

［5］王小燕．穿心莲水提取物体外抗柯萨奇病毒B₃作用的研究［A］．广东省生物医学工程学会.2008广州（国际）生物医学工程学术大会论文集［C］．广东省生物医学工程学会，2008：1.

［6］平静，王思源，谢宁，陈晓，王雪峰．穿心莲内酯磺化物体外抗腺病毒药效学研究［J］．中国实验方剂学杂志，2012，18（21）：175-179.

［7］张丹丹，陈娟娟，方建国，万进，王楠，陈素华．穿心莲抗人巨细胞病毒的体外实验研究［J］．医药导报，2010，29（06）：704-707.

［8］黄庆彰．穿心莲治疗带状疱疹、水痘、流腮及流腮病毒性睾丸炎［J］．广西赤脚医生，1978（09）：21-25.

［9］郭蓓．穿心莲的研究及临床开发［J］．药学进展，2004（12）：542-546.

［10］刘志恒．穿心莲片的新用途［J］．农村新技术，2007（06）：48.

胆宁片

主要生产厂家有修正药业集团股份有限公司、长春新安药业有限公司、上海和黄药业有限公司等。选取上海和黄药业有限公司生产的胆宁片为例。

【药品名称】胆宁片。

【剂型】片剂。

【主要成分】大黄、虎杖、青皮、白茅根、陈皮、郁金、山楂。

【性状】本品为薄膜衣片，除去包衣后显棕褐色；味甘、苦。

【适应证/功能主治】疏肝利胆，清热通下。用于肝郁气滞、湿热未清所致的右上腹隐隐作痛、食入作胀、胃纳不香、嗳气、便秘；慢性胆囊炎见上述症候者。

【规格型号】0.36 g×100 片。

【用法用量】口服，一次 5 片，一日 3 次，饭后服用，或遵医嘱。

【不良反应】可引起大便次数增多，偶有轻度腹泻。

【禁忌】对本品过敏者禁用。

【注意事项】①孕妇及过敏体质者慎用；②服用本品后，如每日排便增至三次及以上者，应酌情减量服用；③药品性状发生改变时禁止使用；④请将此药品放在儿童不能接触的地方。

【药理作用】如与其他药物同时使用可能会发生药物相互作用，详情请咨询医师或药师。

【贮藏】密封。

【包装】聚烯烃塑料瓶，每瓶 100 片，每盒 1 瓶。

【有效期】36 个月。

【批准文号】国药准字 Z10910040。

【生产企业】上海和黄药业有限公司。

【临床研究】

1. 治疗肝炎

1.1 治疗急性黄疸型肝炎

童瑞敏等[1]选择2013年1月至2014年11月江苏省扬中市人民医院感染科住院的急性黄疸型肝炎患者80例，其中甲型4例，乙型2例，戊型45例，未分型29例。按就诊顺序号随机分为治疗组和对照组各40例。结果表明，采用胆宁片配合常规西药治疗急性黄疸型肝炎，取得良好疗效。

1.2 治疗慢性乙型肝炎

王建芳等[2]观察胆宁片对慢性乙型肝炎症状改善、肝功能实验室检查结果及腹部彩色多普勒超声中胆囊继发改变的近期疗效和不良反应。结果表明，胆宁片对慢性乙型肝炎的症状及实验室检查指标、腹部彩色多普勒超声的改善具有肯定的作用，药物的不良反应率仅为2%，药物减量后即缓解，临床应用非常安全。

2. 治疗肝硬化残留黄疸

韦明等[3]证实在治疗肝硬化残留黄疸过程中采用保肝治疗（其中乙型肝炎肝硬化均予以核苷类似物抗病毒治疗）基础上加用苯巴比妥、胆宁片，临床疗效明显优于对照组。

【参考文献】

［1］童瑞敏.胆宁片联合西药治疗急性黄疸型肝炎40例[J].福建中医药，2015，46（02）：12-13.

［2］王建芳.胆宁片在慢性乙型肝炎中的应用［J］.实用医技杂志，2014，21（04）：413-414.

［3］韦明，李宏，郑帮林.苯巴比妥联合胆宁片治疗肝硬化残留黄疸的疗效观察［J］.山西医药杂志，2012，41（09）：919-920.

扶正化瘀胶囊 / 片

【**药品名称**】扶正化瘀胶囊 / 片。

【**剂型**】胶囊剂 / 片剂。

【**主要成分**】丹参、发酵虫草菌粉、桃仁、松花粉、绞股蓝、五味子（制）。

【**性状**】内容物为棕褐色颗粒，味苦、涩。

【**适应证 / 功能主治**】活血祛瘀，益精养肝。用于乙型肝炎肝纤维化属"瘀血阻络，肝肾不足"证者，症见胁下痞块、胁肋疼痛、面色晦暗，或见赤缕红斑、腰膝酸软、疲倦乏力、头晕目涩、舌质暗红或有瘀斑、苔薄或微黄、脉弦细。

【**规格型号**】每粒装 0.5 g/0.4 g×48 片。

【**用法用量**】口服，一次 5 粒，一日 3 次，24 周为一疗程。

【**不良反应**】偶见服后胃中有不适感。

【**禁忌**】孕妇忌服。

【**注意事项**】湿热盛者慎用。

【**药理作用**】药理试验显示，本品可抑制四氯化碳加高脂饲料致大鼠肝纤维化的程度，抑制四氯化碳和 D- 半乳糖胺致大鼠血清丙氨酸氨基转换酶的升高。长期毒性试验显示，本品对大鼠连续灌胃给药 6 个月，剂量 0.37 g/kg，可降低大鼠的网织红细胞数，升高白细胞数。

【**贮藏**】密封，置阴凉干燥处保存（不超过 20℃）。

【**包装**】60 粒 ×1 瓶 / 盒（每瓶 60 粒），0.4 g×48 片 / 盒。

【**有效期**】24 个月 /36 个月。

【**批准文号**】国药准字 Z20020074/ 国药准字 Z20050546。

【**生产企业**】上海黄海制药有限责任公司。

【**临床研究**】

扶正化瘀胶囊/片为治疗乙型肝炎的常用药,其对乙型肝炎的作用主要表现在:

1. 降低 AST、ALT、HBV-DNA 及 HBsAg

张云涛等[1]研究阿德福韦酯联合扶正化瘀胶囊在治疗慢性乙型肝炎过程中对宿主免疫应答的影响,发现阿德福韦酯联合扶正化瘀胶囊治疗慢性乙型肝炎,能显著降低患者 AST、ALT、HBV-DNA 及 HBsAg,促进 NK 细胞、T/B 细胞表达和 T 细胞分泌细胞因子表达,且效果优于单纯使用阿德福韦酯。

2. 提高 HBV-DNA 转阴率

罗婷等[2]在进行恩替卡韦联合扶正化瘀胶囊与单独恩替卡韦治疗代偿期乙肝肝硬化临床疗效的对比研究时,发现 HBV-DNA 转阴率较治疗前明显提高,而 HBeAg 转阴率仅在治疗 48 周后较治疗前提高。李洪等[3]给予对照组患者阿德福韦酯胶囊 10 mg,口服,qd;联合组患者在对照组基础上加用扶正化瘀胶囊 1.5 g,口服,tid,加苦参制剂(初始 3 个月给予苦参碱葡萄糖注射液 250 mL,静脉滴注,qd;后 3 个月给予苦参素胶囊 200 mg,口服,tid)。结果得出 HBV-DNA 转阴率 93.5%,显著高于对照组的 79.2%。

3. 抑制 HBV-DNA 复制

谢洪华等[4]通过对收治的 82 例慢性乙肝患者情况进行分析,对照组给予阿德福韦酯,观察组给予阿德福韦酯+扶正化瘀胶囊,结果证实扶正化瘀胶囊能显著抑制 HBV-DNA 复制,促使 ALT 水平转归正常,在减轻肝组织炎症坏死和逆转肝纤维化方面有显著的临床疗效。

4. 降低 HBV–DNA 变异

唐翠兰等[5]认为慢性乙型病毒性肝炎肝纤维化属瘀血阻络、肝肾不足型患者在拉米夫定抗病毒治疗的基础上，加用扶正化瘀胶囊可以降低 HBV–DNA 变异，改善肝组织炎症及纤维化，并可能通过降低 TGF-β_1/BMP-7 比值参与抗肝纤维化。

5. 对血清病毒学指标无明显改善作用

余燕青等[6]在文献中以核苷类抗病毒药物为对照组，以扶正化瘀胶囊联合核苷类抗病毒药物为试验组，由 2 名研究者独立评价纳入研究的方法学质量，并采用 RevMan 5.1 软件进行 Meta 分析。系统评价结果表明，扶正化瘀胶囊联合核苷类抗病毒药在治疗 48 周时能明显改善慢性乙型肝炎患者肝功能、肝纤维化、解剖学指标，但对血清病毒学指标无明显改善作用。

6. 抑制乙肝 e 抗原阳性血清转换

宋艳华[7]将 86 例患者分为两组：对照组 43 例，肌注聚乙二醇干扰素 α–2b（180 μg，1 次／周），疗程为 48 周；治疗组 43 例，口服扶正化瘀胶囊（1.5 g，3 次／天）及肌注聚乙二醇干扰素 α–2b（180 μg，1 次／周），疗程为 48 周。结果证明治疗组无论是在抑制 HBV–DNA 复制、e 抗原阳性血清转换，还是改善肝纤维化指标方面均有较好的疗效。

7. 激活 T 淋巴细胞的免疫应答

李学东[8]通过研究扶正化瘀胶囊联合恩替卡韦治疗慢性乙型肝炎对患者肝纤维化、T 淋巴细胞亚群、肾功能的影响，得出结论认为扶正化瘀胶囊联合恩替卡韦治疗慢性乙型肝炎能显著改善患者肝功能，提高 HBV–DNA 转阴率、ALT 复常率，有效抑制肝纤维化进展，同时激活 T 淋巴细胞的免疫应答，减少对肾功能的影响和不良反应的发生。

抗病毒中成药的研究与应用

【参考文献】

［1］张云涛，张四喜，李焱．阿德福韦酯联合扶正化瘀胶囊在抗乙肝病毒治疗过程中的宿主免疫应答研究［J］．中国生化药物杂志，2015，35（06）：48-51．

［2］罗婷．恩替卡韦联合扶正化瘀胶囊治疗代偿期乙型肝炎肝硬化的疗效观察［D］．广西中医药大学，2016．

［3］李洪，许小莉，郑婷婷，严桐．苦参制剂联合扶正化瘀胶囊对乙型肝炎肝硬化患者肝血流动力学及纤维化指标的影响［J］．中国药房，2017，28（08）：1114-1116．

［4］谢洪华，吴炜，金焕斌．扶正化瘀胶囊对慢性乙肝患者肝组织病理及血清标志物的影响［J］．实用药物与临床，2014，17（01）：60-63．

［5］唐翠兰，周舟，施维群．扶正化瘀胶囊对瘀血阻络肝肾不足型慢性乙型病毒性肝炎肝纤维化患者外周血单个核细胞中 TGF-β_1/BMP-7 比值的影响［J］．中国中西医结合杂志，2012，32（01）：20-24．

［6］余燕青，周权，冯德云．扶正化瘀胶囊联合核苷类抗病毒药物治疗慢性乙型肝炎的 meta 分析［J］．局解手术学杂志，2012，21（01）：24-28．

［7］宋艳华．扶正化瘀胶囊联合聚乙二醇干扰素 α-2b 治疗 e 抗原阳性的慢性乙肝疗效观察［J］．中外医疗，2012，31（25）：122-124．

［8］李学冬．扶正化瘀胶囊联合恩替卡韦治疗慢性乙型肝炎对患者肝纤维化、T 淋巴细胞亚群、肾功能的影响及疗效评价［J］．河北医药，2016，38（14）：2158-2160．

复方板蓝根颗粒

主要生产厂家有重庆和平制药有限公司、重庆洋洋佳辰有限公司、太极集团四川南充制药有限公司等，选取太极集团四川南充制药有限公司生产的复方板蓝根颗粒为例。

【药品名称】复方板蓝根颗粒。

【剂型】颗粒剂。

【主要成分】板蓝根、大青叶。辅料为蔗糖、淀粉。

【性状】本品为棕色的颗粒，味甜、微苦。

【适应证/功能主治】清热解毒，凉血。用于风热感冒，咽喉肿痛。

【规格型号】15 g×20袋（白云山）。

【用法用量】口服，一次15 g，一日3次。

【不良反应】尚不明确。

【禁忌】尚不明确。

【注意事项】①忌烟、酒及辛辣、生冷、油腻食物；②不宜在服药期间同时服用滋补性中药；③风寒感冒者不适用，其表现为恶寒重、发热轻、无汗、头痛、鼻塞、流清涕、喉痒咳嗽；④高血压、心脏病、肝病、糖尿病、肾病等慢性病严重者应在医师指导下服用；⑤儿童、年老体弱者、孕妇应在医师指导下服用；⑥服药3天症状无缓解，应去医院就诊；⑦对本品过敏者禁用，过敏体质者慎用；⑧本品性状发生改变时禁止使用；⑨儿童必须在成人监护下使用；⑩请将本品放在儿童不能接触的地方；⑪如正在使用其他药品，使用本品前请咨询医师或药师。

【贮藏】密封，防潮。

【有效期】24 个月。

【批准文号】国药准字 Z20055301。

【生产企业】太极集团四川南充制药有限公司。

【抗病毒研究】

1. 抗柯萨奇病毒 B_4（CVB_4）

刘钊等[1]采用中药复方板蓝根颗粒进行体外抗柯萨奇病毒 B_4（CVB_4）的研究，通过观察病毒引起的细胞病变效应（CPE）、MTT 法检测细胞活性，作为药物抗病毒作用的考核标准。结果表明，中药复方板蓝根颗粒对 CVB_4 无直接灭活作用，但能抑制 CVB_4 在 Hep-2 细胞内的生物合成，阻止 CVB_4 的吸附，其半数抑制浓度（IC_{50}）分别为 1 129.00 $\mu g/mL$ 和 1 130.44 $\mu g/mL$，治疗指数（TI）均为 2.78。在 100 ~ 1 600 $\mu g/mL$ 范围内复方板蓝根颗粒与 CVB_4 抑制率呈明显的量效关系（$P < 0.01$），在 1 600 $\mu g/mL$ 时能抑制 CVB_4 在 Hep-2 细胞内的增殖 > 50%。研究表明中药复方板蓝根颗粒能有效地抑制 CVB_4 在 Hep-2 细胞中的增殖，其抗病毒作用发生在阻断病毒吸附细胞和抑制病毒进入细胞之后的复制增殖。

2. 抗 H1N1、FM_1、CVB_3 三种病毒

闫峻等[2]建立了复方板蓝根颗粒提取物高效液相色谱（HPLC-UV）指纹图谱分析方法。结果表明，复方板蓝根颗粒提取物高、中、低浓度组对 H1N1、FM_1 和 CVB_3 三种病毒均有不同程度的抑制作用，其中高、中浓度组对 H1N1 病毒有明显的抑制作用，低浓度组对 H1N1 病毒有一定的抑制作用；高、中、

低浓度组对 FM_1 病毒和 CVB_3 病毒均有明显的抑制作用。

【临床研究】

1. 治疗病毒性心肌炎

马维勇等[3]为了探讨复方板蓝根颗粒治疗病毒性心肌炎及其室性心律失常的疗效，将 197 例病毒性心肌炎患者随机双盲分为复方板蓝根治疗组 133 例和对照组 64 例进行自身前后对照开放性试验。治疗组患者服用复方板蓝根颗粒（成分：板蓝根、大青叶、连翘、拳参）每次 1 包，每天 3 次，疗程 3 个月。对照组患者用 ATP 40 mg+CoA 100 μg+ 维生素 C 2 g+5 % 葡萄糖注射液 500 mL 静脉滴注每天一次，疗程 3 个月。在治疗前后观察患者临床症状、心电图及 24 小时动态心电图、血清心肌酶和肝肾生化检验。结果表明，治疗组患者服药后自觉症状消失及各项检查基本正常的有效率为 93.2%，需要治疗天数为（713 ± 151）天；治疗室性早搏的有效率为 85.5%，优于对照组（ $P < 0.05$ ）；柯萨奇病毒抗体中和试验 $CVB_{1~6}$ 由治疗前正常值的 3 ~ 4 倍下降到正常值（ $P < 0.05$ ）。证明复方板蓝根颗粒治疗病毒性心肌炎是有效的。

2. 治疗急性咽炎

邓甘霖等[4]将 146 例急性咽炎患者随机分为 3 组。头孢氨苄组 46 例，口服头孢氨苄 375 mg，3 次 / 天；复方板蓝根组 48 例，口服复方板蓝根 8 ~ 15 片 / 次，3 次 / 天；复方板蓝根 + 头孢氨苄组 52 例，口服复方板蓝根 8 ~ 15 片 / 次和头孢氨苄 375 mg，3 次 / 天。3 组患者均含服草珊瑚含片，2 片 / 次，6 次 / 天，治疗 3 ~ 6 天。结果表明，复方板蓝根组总有效率为 95.8%，头孢氨苄组总有效率为 69.5%，复方板蓝根 + 头孢氨苄组总有效率为 98%，复方板蓝根组疗效明显优于头孢氨苄组（$P <$ 0.005），而复方板蓝根组和复方板蓝根 + 头孢氨苄组比较差异无显著性（$P > 0.05$）。表明较大剂量的复方板蓝根治疗急性咽炎安全有效，可为首选。

3. 治疗流感

储开东等[5]为探讨磷酸奥司他韦颗粒联合复方板蓝根颗粒治疗流感样患儿的疗效，将 120 例流感样患儿分为观察组和对照组，分别给予磷酸奥司他韦颗粒联合复方板蓝根颗粒和金刚乙胺糖（津彤）联合复方板蓝根颗粒初始治疗，观察两组临床疗效。结果表明，观察组退热时间、咳嗽消失时间、咽痛消失时间和总有效率与对照组比较差异有统计学意义（$P < 0.05$）。表明采用磷酸奥司他韦颗粒联合板蓝根颗粒治疗流感样患儿见效快、疗效佳、不良反应少、安全可靠。

4. 治疗单纯疱疹病毒性角膜炎（HSK）

高月鹏等[6]选用抗病毒滴眼剂联合复方板蓝根治疗单纯疱疹病毒性角膜炎（HSK），并与抗病毒药对比。结果表明，复方板蓝根能改善红细胞的免疫活性，提高红细胞的免疫功能，对 HSK 有较好疗效。

【参考文献】

［1］刘钊，赵鹏，杨占秋. 中药复方板蓝根颗粒抗柯萨奇 B_4 病毒作用的实验研究［J］. 中南民族大学学报（自然科学版），2011，30（03）：45-48.

［2］闫峻，刘舒，皮子凤，宋凤瑞，刘忠英，刘志强. 复方板蓝根颗粒抗病毒成分 HPLC-UV 指纹图谱及 LC-ESI-MSn 研究［J］. 化学学报，2011，69（02）：204-208.

［3］马维勇，陆仁英，许帆．复方板蓝根颗粒治疗病毒性心肌炎的疗效观察［J］．实用心脑肺血管病杂志，2003（03）：135-138.

［4］邓甘霖．复方板蓝根治疗急性咽炎100例的疗效观察［J］．山东医大基础医学院学报，2002（02）：93-94.

［5］储开东．磷酸奥司他韦颗粒联合复方板蓝根治疗流感样患儿疗效观察［J］．现代中西医结合杂志，2015，24（32）：3592-3594.

［6］高月鹏，张建浩，林跃生．抗病毒滴眼剂联合复方板蓝根治疗单疱病毒性角膜炎的临床观察［J］．实用医学杂志，1998（11）：849.

复方鳖甲软肝片

【通用名称】复方鳖甲软肝片。

【剂型】片剂。

【成分】鳖甲（制）、莪术、赤芍、当归、三七、党参、黄芪、紫河车、冬虫夏草、板蓝根、连翘。

【性状】本品为棕色至棕褐色片，味微苦。

【适应证/功能主治】软坚散结，化瘀解毒，益气养血。用于慢性乙型肝炎肝纤维化，以及早期肝硬化属瘀血阻络、气血亏虚兼热毒未尽证。症见：胁肋隐痛或胁下痞块，面色晦暗，脘腹胀满，纳差便溏，神疲乏力，口干且苦，赤缕红丝等。

【规格型号】0.5 g×24 片。

【用法用量】口服，一次 4 片，一日 3 次，6 个月为一疗程；或遵医嘱。

【不良反应】偶见轻度消化道反应，一般可自行缓解。

【禁忌】孕妇禁用。

【注意事项】尚不明确。

【药理毒理】①药理作用：经动物肝纤维化模型治疗试验结果显示，对肝纤维化早期有明显阻断作用，并有抑制贮脂细胞增殖，减少胶原蛋白合成，降低胶原蛋白在 Disse 腔过量沉积、溶解和吸收已形成的肝纤维化作用，还可有效抑制肝纤维化 α_2 mRNA 的表达。试验还显示，提高小鼠腹腔巨噬细胞吞噬功能作用。②毒理研究：急性毒性实验，按最大耐受量给小鼠一日分两次灌胃给药，小鼠未见急性毒性反应。长期毒性实验，给大鼠灌胃6个月，无明显毒性作用和不良反应。

【临床试验】本品于1997年经卫生部药政管理局批准进行过420例临床试验。

【贮藏】密封。

【包装】24片/盒。

【药品有效期】24个月。

【批准文号】国药准字Z19991011。

【生产企业】内蒙古福瑞医疗科技股份有限公司。

【临床研究】

复方鳖甲软肝片为治疗乙型肝炎的常用药，其对乙型肝炎的作用主要表现在：

1. 提高HBV-DNA、HBeAg的转阴率和HBeAg转换率

龙志玲等[1]选取2013年4月至2016年6月在雅安市人民医院接受治疗的126例慢性乙型肝炎肝硬化患者作为研究对象，随机分为对照组和治疗组，两组各63例。对照组患者口服复方鳖甲软肝片，4片/次，3次/天；治疗组患者在对照组的基础上静脉注射前列地尔注射液，5 μg加入10 mL生理盐水中，1次/天。两组患者均治疗6周。观察两组的乙肝病毒脱氧核糖核酸（HBV-DNA）转阴率、乙肝e抗原（HBeAg）转阴率及HBeAg转换率，比较治疗前后两组患者的Child-Pugh评分、肝功能指标以及肝纤维化指标的变化。结果：治疗组的HBV-DNA转阴率、HBeAg转阴率和HBeAg转换率分别为77.8%、54.0%、44.4%，均显著高于对照组的55.6%、30.2%、27.0%，两组比较差异具有统计学意义（$P < 0.05$）。孙燕燕等[2]经过实验分析后认为恩替卡韦联合复方鳖甲软肝片治疗慢性乙型肝

炎肝纤维化的临床疗效确切，可有效促进 HBeAg 血清学转换和 HBV-DNA 转阴，改善肝纤维化，减轻患者临床症状，安全性高。

2. 有助于降低 ALT、TBIL 与 HBV-DNA 的水平

王庆玲[3]分析研究结果得出，两组治疗后 ALT、TBIL 与 HBV-DNA 均较医治前显著下降，且医治组下降幅度优于对照组，差异具有统计学意义（$P < 0.05$）。两组治疗后 CIV、HA、PC-Ⅲ 及 LN 均较治疗前降低且治疗组降低幅度较对照组大，差异均具有统计学意义（$P < 0.05$）。这均与闫雪华[4]的研究结果有高度一致性，有进一步验证联合用药应用于 HBV 相关肝硬化患者的临床有效性及可行性。

3. 复方鳖甲软肝片抑制病毒的作用强于恩替卡韦

李团团等[5]研究发现，在治疗期间，复方鳖甲软肝片表现出了强效 HBV 抑制作用，24 周时肝纤维化（HF）指标的下降幅度大于恩替卡韦组（$P < 0.05$），恩替卡韦的抑制病毒作用不及复方鳖甲软肝片。复方鳖甲软肝片能够软坚散结、化瘀解毒，可以用于慢性乙型肝炎（CHB）诱发的 HF，其对早期的 HF 有显著的疗效。同时亦指出，复方鳖甲软肝片和恩替卡韦联合应用之后，中西医结合治疗 CHB HF 的效果比单独使用复方鳖甲软肝片或恩替卡韦的效果都要显著，因此临床应该更多采用复方鳖甲软肝片和恩替卡韦联合用药的治疗方案。

4. 增强免疫系统功能，直接抑制 HBV 基因的表达

张建荣[6]认为复方鳖甲软肝片具有解毒化瘀、养血柔肝、健脾益气、填精补髓的功能；能增强免疫系统功能，直接抑制 HBV 基因的表达，抑制氧自由基生成和促纤维形成因子的合成。

【参考文献】

［1］龙志玲，邵泽勇，伍锡刚，何春龙.前列地尔联合复方鳖甲软肝片治疗慢性乙型肝炎肝硬化的疗效观察［J］.现代药物与临床，2018，33（01）：134-138.

［2］孙燕燕，朱振霞.恩替卡韦联合复方鳖甲软肝片治疗慢性乙型肝炎肝纤维化的临床疗效［J］.临床合理用药杂志，2017，10（33）：67-68.

［3］王庆玲.复方鳖甲软肝片联合恩替卡韦对HBV相关肝硬化患者的效果分析［J］.中国实用医药，2017，12（23）：107-109.

［4］闫雪华.恩替卡韦联合复方鳖甲软肝片治疗代偿期乙肝肝硬化疗效观察［J］.西部中医药，2014，27（07）：84-86.

［5］李团团，谭林，李莎莎，徐元宏.中西医结合治疗对慢性乙型肝炎肝纤维化中 IL-17 表达与 TGF-β/Smad 信号转导通路的影响［J］.中国生化药物杂志，2016，36（07）：124-127.

［6］张建荣.中西医结合治疗乙型肝炎肝硬化 35 例［J］.中国中医药现代远程教育，2013，11（12）：41-42.

复方丹参片

主要生产厂家有：广州白云山和记黄埔中药有限公司、北京汉典制药有限公司、成都森科制药有限公司、安徽同泰药业有限公司等。选取广州白云山和记黄埔中药有限公司生产的复方丹参片为例。

【通用名称】复方丹参片。

【剂型】薄膜衣片，片剂。

【成分】丹参、三七、冰片。

【性状】本品为薄膜衣片，除去包衣后显棕色至棕褐色；气芳香，味微苦。

【适应证 / 功能主治】活血化瘀，理气止痛。用于气滞血瘀所致的胸痹，症见胸闷、心前区刺痛；冠心病心绞痛见上述症候者。

【规格型号】60 片。

【用法用量】口服，一次 3 片，一日 3 次。

【不良反应】尚不明确。

【禁忌】尚不明确。

【注意事项】孕妇慎用。

【药物相互作用】如与其他药物同时使用可能会发生药物相互作用，详情请咨询医师或药师。

【贮藏】密封。

【包装】60 片 / 盒。

【有效期】36 个月。

【批准文号】国药准字 Z44023372。

【生产企业】广州白云山和记黄埔中药有限公司。

除此药外还有其他剂型类似药品，如复方丹参滴丸等，但因其药理作用有较大的差异，因此不做详细介绍。

【临床研究】

复方丹参片为治疗乙型肝炎的常用药，其对乙型肝炎的作用主要表现在：

1. 苦参素胶囊联合复方丹参滴丸对 HBV 标志物的影响

汪长生等[1]研究发现，治疗前两组 HBV-DNA、HBeAg 阳性率比较无显著的统计学意义（$P > 0.05$）；治疗后联合治疗组 HBV-DNA、HBeAg 的转阴率明显高于对照组。治疗前对照组与联合治疗组的人数分别为 25 和 23，治疗后对照组 HBV-DNA 阳性率下降较缓，联合治疗组下降明显，停止治疗后半年联合治疗组较对照组回升较慢。

2. 提高机体免疫力，抑制病毒的复制

黄武[2]复方丹参滴丸中丹参素可促进纤溶活性物质的分泌，提高机体 PGI_2 水平，降低 PAI 活性，同时发挥抗炎和提高免疫力的作用。此外丹参还具有较强的抗氧化作用，并可促进已坏死的肝细胞进行再生和修复，从而增加肝脏实质内的血液供应，抑制病毒复制。

3. 提高机体免疫力，加强对病毒的清除

肖登发等[3]认为乙型肝炎常有肝郁气滞，瘀血阻络。冬虫夏草孢菌丝胶囊与复方丹参滴丸合用不但能改善肝功能，而且还能提高机体免疫功能，加强对病毒的清除（本组就有 2 例患者 HBV-DNA 和 HBeAg 转阴）。

4. 提高 HBV-DNA、HBeAg 等的转阴率

范英丽等[4]将 60 例乙肝后肝纤维化患者，随机分为两组，联合治疗组给予复方丹参滴丸和恩替卡韦治疗，对照组只给予恩替卡韦治疗，疗程为 6 个月。治疗后两组血清 HBV-DNA 肝纤维化指标较治疗前均明显下降，治疗组肝纤维化指标明显低于对照组（$P < 0.01$），因此认为恩替卡韦联合复方丹参滴丸抑制乙肝病毒复制；张建红等[5]通过相同的方法研究后发现，两组患者 HBV-DNA 转阴率和治疗前后血清纤维化指标比较，观察组 HBV-DNA 转阴率为 95.7%（22/23）（ χ^2=4.973，$P < 0.05$）。

【参考文献】

［1］汪长生，许慧阳，蒯荟芬.苦参素胶囊联合复方丹参滴丸治疗乙肝后肝纤维化的临床研究［J］.中国临床药理学与治疗学，2005（05）：570-573.

［2］黄武.复方丹参滴丸联合替比夫定治疗失代偿期乙肝肝硬化 55 例［J］.陕西中医，2013，34（05）：522-523.

［3］肖登发，黄楚.冬虫夏草头孢菌丝胶囊合复方丹参滴丸抗肝纤维化 49 例［J］.中国中西医结合消化杂志，2003（04）：244-245.

［4］范英丽，袁勇，冯志成.恩替卡韦联合复方丹参滴丸治疗慢性乙型肝炎肝纤维化的临床研究［J］.海南医学院学报，2009，15（09）：1118-1119.

［5］张建红，郭现芳.恩替卡韦联合复方丹参滴丸治疗慢性乙型肝炎肝纤维化的临床研究［J］.中国现代医生，2014，52（20）：49-51.

复方金银花颗粒

本品除修正药业集团长春高新制药有限公司生产外，还有河北国金药业有限责任公司，葵花药业集团（衡水）得菲尔有限公司，广西凌云县制药有限责任公司，哈药集团世一堂制药厂，黑龙江乌苏里江制药有限公司哈尔滨分公司，广州诺金制药有限公司，广州悦康生物制药有限公司等生产该药。

【**药品名称**】复方金银花颗粒。

【**剂型**】颗粒剂。

【**主要成分**】金银花，连翘，黄芩，辅料为蔗糖。

【**性状**】本品为浅黄色的颗粒，味甜，微苦。

【**适应证/功能主治**】清热解毒，凉血消肿。用于风热感冒，咽炎，扁桃体炎，目痛，牙痛及痈肿疮疖。

【**规格型号**】每包装 10 g（相当于总药材 3.5 g）。

【**用法用量**】开水冲服，一次 10～20 g，一日 2～3 次。

【**不良反应**】尚不明确。

【**禁忌**】忌烟、酒及辛辣、生冷、油腻食物；本品性状发生改变时禁止使用。

【**注意事项**】①忌烟、酒及辛辣、生冷、油腻食物；②不宜在服药期间同时服用滋补性中成药；③风寒感冒者不适用，其表现为恶寒重、发热轻、无汗、头痛、鼻塞、流清涕、喉痒咳嗽；④高血压、心脏病、肝病、糖尿病、肾病等慢性病严重者应在医师指导下服用；⑤服药三天后症状无改善，或症状加重，或出现新的严重症状如胸闷、心悸等应立即停药，并去医院就诊；⑥小儿、年老体弱者、孕妇应在医师指导下服用；⑦脾胃虚寒，症见腹痛、喜暖、泄泻者慎用；⑧对本品过敏者禁用，过敏体质者慎用；⑨本品性状发生改变时禁止使用；⑩儿童必须在成人监护下使用；⑪请将本品放在儿童不能接触的地方；⑫如正在使用其他药品，使用本品前请咨询医师或药师。

【贮藏】密封。

【包装】10 g × 10 袋 / 盒。

【有效期】36 个月。

【批准文号】国药准字 Z20063606。

【生产企业】修正药业集团长春高新制药有限公司。

复方金银花制剂除复方金银花颗粒外，还有复方金银花煎液等多种剂型。

【抗病毒研究】

抗 1 型单纯疱疹病毒

阎明等在复方金银花提取液抗 1 型单纯疱疹病毒的实验研究中，通过细胞培养的方法对复方金银花进行了药物抗 HSV–1 敏感性实验并同无环鸟苷和盐酸吗啉胍进行了对比观察，同时测定了培养液中的乳酸脱氢酶的活力，定量分析了各种药物抑制 HSV–1 对指示细胞的感染和对细胞的保护作用。实验结果表明：复方金银花的抗病毒效果和对靶细胞的保护作用优于无环鸟苷和盐酸吗啉胍。实验方法为：首先将复方金银花、ACV、ABOB 三种药物以 Hank 液分别稀释成 1 ∶ 1、1 ∶ 2、1 ∶ 4、1 ∶ 8、1 ∶ 16 以及原液共六种浓度，再将已制备的生长良好的单层 Hela 细胞管内生长液弃去，分别加入三种药物的不同浓度药液 0.2 mL，维持液 0.8 mL，每种浓度做两管，正常 Hela 细胞对照两管。37℃温箱培养，每日显微镜下观察细胞形态，判定药物对细胞的毒性作用。本项研究采用复方金银花提取液，进行了体外的抗病毒实验，并与部分化学抗病毒药物进行了比较。结果表明：复方金银花在体外有较好的抑制 HSV-1 的作用，效果要优于无环鸟苷和盐酸吗啉胍。

【参考文献】

阎明，王英才，夏德昭.复方金银花提取液抗 1 型单纯疱疹病毒的实验研究［J］.中国实用眼科杂志，1998（02）：19-21.

复方熊胆乙肝胶囊

【**药品名称**】复方熊胆乙肝胶囊。

【**剂型**】胶囊剂。

【**主要成分**】熊胆粉、龙胆、丹参、柴胡、虎杖、板蓝根等。

【**性状**】本品为胶囊剂，内容物为棕黄色至棕褐色的粉末或颗粒；气香、味苦。

【**适应证/功能主治**】主治清热利湿。用于慢性乙型肝炎、湿热中阻症。

【**规格型号**】12片×5板。

【**用法用量**】饭后口服。一次6粒，一日3次。3个月为一疗程，或遵医嘱。

【**不良反应**】偶见胃脘不适。

【**禁忌**】妊娠及哺乳妇女禁用。虚寒证忌用，忌食生、冷、酒、蒜。

【**注意事项**】不宜吃油腻食品。

【**药物相互作用**】如与其他药物同时使用可能会发生药物相互作用，详情请咨询医师或药师。

【**药理毒理**】本品对鸭肝病毒模型动物有抗鸭乙肝病毒作用，对化学物质所致鼠肝损伤有一定的保护作用。可增强小鼠单核巨噬细胞吞噬功能，增加小鼠溶血素和凝集素。

【**贮藏**】密闭，置阴凉干燥处。

【**包装**】12片×5板/盒。

【**有效期**】24个月。

【批准文号】国药准字 Z19991059。

【生产企业】吉林敖东药业集团延吉股份有限公司。

【临床研究】

张志霖，彭寿柏[1]研究熊胆乙肝胶囊治疗乙型病毒性肝炎时，使 960 例慢性乙型肝炎患者空腹口服熊胆乙肝胶囊，观察疗效。结果发现总有效率为 87.5%。

梁秀芝，梁冰[2]使 58 例慢性乙型肝炎患者口服熊胆乙肝胶囊，观察治疗结果发现临床症状均有明显好转，其中乏力、头晕、目涩、纳差的好转率分别为 98.15%、94.89%、94.11%、88.76%，体征中面色晦暗、肝脏肿大、舌质红有瘀点的好转率分别为 59.16%、52.35%、56.69%；治疗后肝功能复常情况：ALT 58（100%）、TBIL 53（92%）；血清 HBeAg、HBV-DNA 转阴情况：HBeAg 23（37.9%）、HBV-DNA 13（22.4%）；治疗总有效率 86.3%。实验证明熊胆乙肝胶囊有明显的治疗乙型肝炎的作用。

【参考文献】

［1］张志霖，彭寿柏.熊胆乙肝胶囊治疗乙型病毒性肝炎［J］.湖北中医杂志，2000（07）：21.

［2］梁秀芝，梁冰.熊胆乙肝胶囊治疗慢性乙型病毒性肝炎 58 例［J］.黑龙江中医药，2001（02）：44.

复方鱼腥草片

主要生产厂家有：广西新峰药业股份有限公司、广西维威制药有限公司、四川巴中普瑞制药有限公司等63家公司。选取太极集团四川绵阳制药有限公司生产的复方鱼腥草片为例。

【药品名称】复方鱼腥草片。

【剂型】片剂（糖衣片）。

【主要成分】鱼腥草、黄芩、板蓝根、连翘、金银花。

【性状】本品为糖衣片，除去糖衣后显棕褐色；味微涩。

【适应证 / 功能主治】清热解毒。用于外感风热所致的急性喉痹、急性乳蛾，症见咽部红肿、咽痛；急性咽炎、急性扁桃体炎见上述症候者。

【规格型号】薄膜衣片每片重0.35 g。

【用法用量】口服。一次4～6片，一日3次。

【不良反应】尚不明确。

【禁忌】尚不明确。

【注意事项】①忌烟酒、辛辣、鱼腥食物；②不宜在服药期间同时服用滋补性中药；③有高血压、心脏病、肝病、糖尿病、肾病等慢性病严重者应在医师指导下服用；④儿童、孕妇、哺乳期妇女、年老体弱、脾虚便溏者应在医师指导下服用；⑤扁桃体有化脓或发热体温超过38.5℃的患者应去医院就诊；⑥服药3天症状无缓解，应去医院就诊；⑦对本品过敏者禁用，过敏体质者慎用；⑧本品性状发生改变时禁止使用；⑨儿童必须在成人监护下使用；⑩请将本品放在儿童不能接触的地方;⑪ 如正在使用其他药品,使用本品前请咨询医师或药师。

【药物相互作用】如与其他药物同时使用可能会发生药物相互作用,详情请咨询医师或药师。

【药理毒理】①抗菌:鱼腥草、板蓝根、黄芩、金银花、连翘对多种细菌均有抑制作用。鱼腥草、黄芩对耐药金黄色葡萄球菌有较明显抑制作用。鱼腥草、板蓝根有抗流感杆菌作用。除金银花外,对钩端螺旋体均有抑杀作用。鱼腥草、黄芩对白色念珠菌、新型隐球菌等多种致病真菌亦有明显抑制作用。金银花、连翘有体内抗感染作用,能明显抑制大肠杆菌引起的动物腹膜炎。②抗病毒:板蓝根对流感病毒 PR3 株和京科 68-1 病毒有明显抑制作用。黄芩对流感病毒 PR8 株有抑制作用,并能减轻感染小鼠的肺部损伤,延长存活时间。金银花对京科 68-1 病毒、埃可病毒和疱疹病毒均有抑制作用。③增强机体免疫功能:连翘、金银花、板蓝根、黄连等复方注射液,对人工腹膜炎小鼠可明显增强其炎性渗出细胞的吞噬能力,并能明显降低大鼠及小鼠毛细血管通透性,减少炎性渗出。鱼腥草可增强人体白细胞的吞噬功能,提高家兔及患者血清备解素水平。还能提高患者血及痰中溶菌酶的活力。④其他作用:鱼腥草可特异性升高肺和支气管的 cAMP 水平,抑制抗原与 IgE 结合,抑制肥大细胞释放组胺而成为较好的抗变态反应剂。黄芩素可降低毛细血管通透性,拮抗炎症反应及过敏性浮肿,并能抑制由同种及异种抗体所引起的被动变态反应。

【贮藏】密封。

【包装】3 板 ×12 片。

【有效期】24 个月。

【批准文号】国药准字 Z51020213。

【生产企业】太极集团四川绵阳制药有限公司。

【抗病毒研究】

抗流感病毒

1.1 抗 H1N1、H3N2 和 B_3 流感病毒

祖勉等[1]通过应用已建立的流感病毒神经氨酸酶（neuraminidase，NA）抑制剂筛选模型，评价了 33 种临床常用中成药的 NA 抑制活性，应用已建立的流感病毒诱导的细胞病变效应模型，对具有 NA 抑制作用的部分中成药进行了体外抗病毒活性评价。先应用 NA 活性检测模型，评价了所有中成药的 NA 抑制活性，之后应用 CPE 抑制模型评价了部分 NA 抑制活性较高的中成药。结果表明，复方鱼腥草片显示较高的体外抗病毒活性。复方鱼腥草片对于流感病毒所致 CPE 显示一定抑制活性；对于 H1N1、H3N2 和 B_3 流感病毒亚型的 NA 均具有相似抑制活性，提示大部分中成药具有广谱抑制甲、乙型流感病毒的优势。部分中成药的体外抗病毒活性结果表明，NA 抑制活性是其发挥抗流感作用的重要途径。有些中成药在酶分子水平活性中等，而在细胞水平活性较强，如复方鱼腥草片，说明 NA 抑制作用可能只是其抗病毒机制之一，其活性物质基础也具有研究价值。

1.2 抗甲型流感病毒（鱼腥草注射液）

郝莉等[2]为探讨鱼腥草注射液抗实验鼠甲型流感病毒的效果，将小鼠随机分为六组，病毒感染后分别予以病毒唑、不同剂量鱼腥草注射液或空白处理。结果：鱼腥草注射液

（4.0 g/kg、2.0 g/kg）对小鼠肺指数、死亡率、血凝滴度和体重下降有控制作用。结论：鱼腥草注射液有良好的抗甲型流感病毒效果。

1.3 抗 H3N2 流感病毒（鱼腥草注射液）

郭惠等[3]采用瑞氏染色法光镜下观察狗肾传代细胞（Madin-Darbycaninekidney，MDCK）形态学变化并计算凋亡率；琼脂糖凝胶电泳比较在有无鱼腥草作用下的甲 3 型流感病毒作用后的细胞 DNA 条带差异。光镜观察结果表明病毒感染组 MDCK 细胞出现细胞凋亡所特有的形态学变化，且该组细胞凋亡的百分率显著高于其他组（$P < 0.01$）；被感染的 MDCK 细胞 DNA 琼脂糖电泳呈特征性"梯条带"，而鱼腥草作用后的细胞则没有出现。结论：鱼腥草具有抑制 H3N2 诱导细胞凋亡的作用。由此推断鱼腥草具有抗甲型流感病毒的作用。

【临床研究】

1. 治疗小儿急性上呼吸道感染

门忠友等[4]观察复方鱼腥草颗粒治疗 6 岁以下小儿急性上呼吸道感染的疗效。将 260 例急性上呼吸道感染患儿随机分为治疗组和对照组，两组在一般治疗的基础上，观察组给予复方鱼腥草颗粒口服，对照组给予利巴韦林颗粒口服，疗程 5 ~ 7 天。结果：临床疗效和中医症状疗效的痊愈率治疗组明显高于对照组（$P < 0.01$）。表明复方鱼腥草颗粒治疗小儿急性上呼吸道感染疗效显著，安全性高，无不良反应。

孟瑞荣等[5]探讨复方鱼腥草颗粒治疗小儿急性上呼吸道感染的疗效。选择内蒙古医科大学附属医院儿科收治的急性上呼吸道感染患儿 132 例，根据随机性原则将 122 例患儿平均分为治疗组与对照组，每组66例。两组患儿在常规治疗的基础上，对照组服用利巴韦林颗粒治疗，治疗组口服复方鱼腥草颗粒治疗。结果表明治疗组中医证候疗效痊愈率68.2%，明显高于对照组的47.0%（$P < 0.05$）。治疗组发热、咽部充血、鼻塞流涕及淋巴细胞降低至正常的时间均短于对照组，两组比较，差异有统计学意义（$P < 0.05$）。结论：针对小儿上呼吸道感染症状采用复方鱼腥草颗粒治疗，收效较佳，患儿的临床症状均快速消失或改善。

2. 治疗小儿手足口病

王傲雪等[6]研究讨论复方鱼腥草联合利巴韦林对于治疗小儿手足口病的临床作用。选择80例手足口病患儿，随机分为对照组与实验组，其中对照组采用利巴韦林与支持对症治疗的方法；实验组采用复方鱼腥草口服液联合应用利巴韦林及支持对症治疗。结果：实验组患儿的发热消退情况、皮疹消退情况明显优于对照组患儿，差异具有统计学意义（$P < 0.05$）。结论：复方鱼腥草口服液与利巴韦林联合使用可以明显改善患儿的症状，其抗病毒作用较强，且改善临床症状较快，适合临床广泛应用。

3. 治疗流行性腮腺炎

郭倩梅等[7]对符合观察条件的患儿进行随机抽样，分为观察组和对照组，观察组40例，其中男25例，女12例，年龄2～12岁，平均6.5 ± 0.7岁；对照组40例，其中男25例，女15例，年龄2～13岁，平均6.8 ± 0.8岁。两组患儿年龄、性别、病程等一般资料经统计学处理后无显著差异。两组均给予：①卧床休息，保持口腔清洁，流质、半流质饮食，保证足够水分、能量；

②对于发热者给予药物或物理降温，局部患处用金黄散外敷；③不用肾上腺皮质激素。除此之外，观察组给予复方鱼腥草片口服，具体用法：2～4岁每次2片，5～7岁每次3片，8～13岁每次4片，均为每日3次。对照组给予板蓝根加病毒灵口服。结果，通过临床观察统计，观察组和治疗组相比，退热时间、肿块开始和完全消退时间均有显著性差异（$P < 0.01$）。从临床观察结果上看，我们认为流行性腮腺炎早期服用复方鱼腥草片，发热、肿胀、头痛、呕吐等临床症状和体征能在较短时间内迅速缓解，从而减轻了患儿痛苦，大大缩短了病程，且不良反应甚微，安全，低毒。

4. 治疗单纯疱疹性角膜炎

杨继华等[8]针对单纯疱疹性角膜炎复发率高，长期使用抗病毒西药易产生耐药性这一特点，配制复方鱼腥草液，在2周内对56例患者进行随机分组治疗，并与无环鸟苷滴眼液对照，结果：治疗组（复方鱼腥草液）治愈率显著，高于无环鸟苷（$P < 0.05$）。在使用复方鱼腥草液的过程中，未发生过敏、结膜水肿及皮炎。鱼腥草及板蓝根注射液药源广、价廉、无眼部及全身不良反应，对孕妇及体弱多病的老年人尤为适用。

5. 治疗单疱病毒性角膜炎（鱼腥草注射液）

张卫华等[9]采用鱼腥草注射液治疗单疱病毒性角膜炎。在治疗过程中从未发现有合并细菌及真菌感染的情况，确有抗病毒和杀灭细菌的作用，从而促进了角膜溃疡面的愈合，缩短了疗程，明显降低了疾病的复发率，疗效显著提高。在本组资料中治愈率明显高于对照组（$P < 0.05$），复发率、平均疗程与对照组比较也具有显著性差异（$P < 0.01$）。临床应用中未发现明

显刺激症状及不良反应，该药价格低廉，配合使用方便，疗效好，是治疗单纯疱疹性角膜炎的理想药物。

6. 治疗慢性气管炎

周明传等[10]应用复方鱼腥草片治疗慢性气管炎354例（根据全国统一标准诊断），其中单纯型264例，喘息型90例。采用随机、单盲投药法，并设对照组。对复方鱼腥草片进行了动物急性、亚急性试验，证实该药作用较缓和，长期大剂量服用，对机体健康影响不大。复方鱼腥草片治疗慢性气管炎疗效显著，不良反应小，药源广，服用简便，值得推广使用。

【参考文献】

[1] 祖勉，周丹，高丽，刘艾林，杜冠华.临床常用中成药的体外抗流感病毒活性评价[J].药学学报，2010，45（03）：408-412.

[2] 郝莉，杨奎.鱼腥草注射液抗甲型流感病毒实验研究[J].中国中医急症，2007（06）：713-714.

[3] 郭惠，姚灿，何士勤.鱼腥草抗流感病毒诱导细胞凋亡的研究[J].赣南医学院学报，2003（06）：615-616.

[4] 门忠友，綦秀贞，侯美香.复方鱼腥草颗粒治疗小儿急性上呼吸道感染130例[J].长春中医药大学学报，2009，25（01）：115-116.

[5] 孟瑞荣.复方鱼腥草颗粒治疗小儿急性上呼吸道感染的效果分析[J].中医药导报，2014，20（04）：134-136.

[6] 王傲雪.探讨复方鱼腥草口服液联用利巴韦林对患儿手足口病改善情况的优势[J].中国现代药物应用，2013，7（09）：112-113.

［7］郭倩梅.复方鱼腥草治疗流行性腮腺炎疗效观察［J］.中原医刊，2003（13）：39-40.

［8］杨继华.复方鱼腥草液结膜下注射治疗单疱性角膜炎的临床探讨［J］.云南中医学院学报，2000（04）：21-22.

［9］张卫华，吴红，李云英.复方鱼腥草注射液治疗单疱病毒性角膜炎临床观察［J］.临沂医专学报，1998（04）：334-336.

［10］周明传.复方鱼腥草片治疗慢性气管炎354例［J］.山东医药，1983（01）：51.

肝苏颗粒

分为肝苏颗粒和肝苏颗粒（无糖型），均为四川古蔺肝苏药业有限公司生产，以肝苏颗粒（无糖型）为例。

【通用名称】肝苏颗粒（无糖）。

【剂型】颗粒剂（无糖型）。

【成分】扯根菜。

【性状】本品为黄棕色的颗粒；味微甜、微苦。

【适应证/功能主治】降酶，保肝，退黄，健脾。用于慢性活动性肝炎、乙型肝炎，也可用于急性病毒性肝炎。

【规格型号】3 g×9 袋。

【用法用量】口服，一次 3 g，一日 3 次，小儿酌减。

【不良反应】尚不明确。

【禁忌】尚不明确。

【注意事项】孕妇及过敏体质者慎用。

【药物相互作用】如与其他药物同时使用可能会发生药物相互作用，详情请咨询医师或药师。

【贮藏】密封。

【包装】3 g×9 袋/盒。

【有效期】24 个月。

【批准文号】国药准字 Z51020709。

【生产企业】四川古蔺肝苏药业有限公司。

【临床研究】

肝苏颗粒为治疗乙型肝炎的常用药，其对乙型肝炎的作用主要表现在：

1. 提高 HBV-DNA 转阴率

李毅等[1]根据治疗方案的差别分为对照组（41 例）和治疗组（41 例）。对照组患者口服拉米夫定片，1 片 / 次，1 次 / 天；同时口服阿德福韦酯片，1 片 / 次，1 次 / 天。治疗组在对照组基础上口服肝苏颗粒，1 袋 / 次，3 次 / 天。两组患者连续治疗12 个月。结果发现，两组患者治疗 6 个月，HBV-DNA 转阴率均显著高于同组治疗 3 个月，同样治疗 12 个月 HBV-DNA 转阴率显著高于治疗 6 个月，与同组治疗 3 个月、6 个月 HBV-DNA 转阴率比较差异具有统计学意义（$P < 0.05$）；两组患者在治疗 3、6、12 个月时，同期 HBV-DNA 转阴率比较差异没有统计学意义。

陈晓蓉等[2]认为肝苏颗粒具有较好的改善患者症状、体征、降酶、退黄、促进肝功能恢复的作用，对 HBV-DNA 及 HBeAg 有一定转阴作用。

2. 免疫调节作用

莫菁莲等[3]研究表明肝苏颗粒的主要成分没食子酸和槲皮素为已知具有抗 HBV 和保肝作用的活性成分，多个系统评价显示以赶黄草为主要成分的制剂对患者 ALT、病毒学指标、病毒学应答、肝纤维化的改善可能有效，根据资料结果显示，在 α-干扰素治疗的基础上加服肝苏颗粒治疗，能明显降低血清 HBV-DNA 的水平，改善患者肝功能，提示肝苏颗粒具有抗 HBV 和保肝功能的作用，这与以往研究结果是一致的。国内外研究显示免疫调节干扰素可能具有上调 CHB 患者 IL-21 水平的作用，HBeAg 阴性组的 IL-21 水平显著高于阳性组。α-干扰素治疗后血清 IL-21 水平较治疗前明显上升，而观察组则上升更为显著，提示了肝苏颗粒也具有一定的免疫调节作用，这可能也是其抗病毒的作用机制。

3.对病毒标志物的影响

孙其山等[4]认为，肝苏颗粒治疗乙型肝炎时，对乙肝病毒标志物改善有一定的作用，治疗组 HBeAg 转阴 36 例（转阴率为 12.16%）；对照组 HBeAg 转阴 6 例（转阴率为 3.02%），两组相比无显著差异（$P > 0.05$），提示肝苏颗粒对 HBeAg 有一定作用。

【参考文献】

[1]李毅，赵川，杨凤.肝苏颗粒联合拉米夫定和阿德福韦酯治疗乙型肝炎肝硬化的疗效观察[J].现代药物与临床，2016，31（08）：1209-1212.

[2]陈晓蓉，姚华，蒋音，巫善明，朱筱芳，周霞秋，蔡伊梅，卓蕴慧，陈建杰，王灵台.肝苏颗粒治疗慢性乙型肝炎的疗效观察[J].中华肝脏病杂志，2004（01）：52.

[3]莫菁莲，王政.肝苏颗粒对慢性乙型肝炎患者IL-21的影响[J].中国实验方剂学杂志，2013，19（08）：284-286.

[4]孙其山，丁蔚苇，李亚峰.肝苏颗粒治疗病毒性肝炎386例[J].中西医结合肝病杂志，2001（06）：355-356.

感冒清胶囊

本品除广州白云山医药集团股份有限公司白云山制药总厂生产外，还有吉林万通药业集团梅河药业股份有限公司，江西南昌制药有限公司，通化颐生药业股份有限公司，江西药都仁和制药有限公司等生产该药。

【药品名称】感冒清胶囊。

【剂型】胶囊剂／片剂。

【主要成分】南板蓝根、大青叶、金盏银盘、岗梅、山芝麻、对乙酰氨基酚、穿心莲叶、盐酸吗啉胍、马来酸氯苯那敏。

【性状】本品为胶囊剂，内容物为灰绿色至灰褐色的粉末，或为四色颗粒；味苦。

【适应证／功能主治】疏风解表，清热解毒。用于风热感冒，发热，头痛，鼻塞流涕，咽喉肿痛，全身酸痛等症。

【规格型号】0.5 g×30 粒。

【用法用量】口服，一次 1～2 粒，一日 3 次。

【不良反应】有文献报道服用本品可发生急性粒细胞减少、再生障碍性贫血、血小板减少、血尿等不良反应。

【禁忌】①已知对本品过敏的患者。②服用阿司匹林或其他非甾体类抗炎药后诱发哮喘、荨麻疹或过敏反应的患者。③禁用于冠状动脉搭桥手术（CABG）围手术期疼痛的治疗。④有应用非甾体抗炎药后发生胃肠道出血或穿孔病史的患者。⑤有活动性消化道溃疡出血，或者曾复发溃疡出血的患者。⑥重度心力衰竭患者。⑦本品含马来酸氯苯那敏，新生儿和早产儿、癫痫患者、接受单胺氧化酶抑制剂治疗者禁用。

【注意事项】①本品清热解毒，风寒外感者慎用；②孕妇慎用。本品含对乙酰氨基酚、盐酸吗啉胍、马来酸氯苯那敏，哺乳期妇女慎用；③服药期间忌食辛辣、油腻食品；④用药期间不宜驾驶车辆，管理机器及高空作业等；⑤本品含盐酸吗啉胍、马来酸氯苯那敏、对乙酰氨基酚，使用时应注意此三种药物的用药禁忌及注意事项等；⑥本品含对乙酰氨基酚，乙醇中毒、肝病或病毒性肝炎患者使用有增加肝脏毒性的危险，应慎用。

【药物相互作用】尚不明确。

【贮藏】密封。

【包装】0.5 g×30 粒 / 瓶。

【有效期】24 个月。

【批准文号】国药准字 Z44023417。

【生产企业】广州白云山医药集团股份有限公司白云山制药总厂。

【临床研究】

治疗急性上呼吸道感染

钟华等[1]在感冒清片联合利巴韦林治疗急性上呼吸道感染研究中，观察其治疗效果。实验方法为：回顾性分析近一年来符合纳入标准的急性上呼吸道感染的治疗病例 136 例，分为观察组及对照组。观察组用感冒清片联合利巴韦林治疗，对照组用利巴韦林治疗，用药时间均为 2 天。实验结果显示：观察组在缓解头痛、鼻塞、喷嚏症状上效果更显著（$P < 0.05$），其总有效率为 80.28%，显著高于对照组（67.69%），差异有统计学

意义（$P < 0.05$）。实验结论为：感冒清片联合利巴韦林治疗上呼吸道感染，使患者的头痛、鼻塞、喷嚏症状很快得到控制，疗效显著。

【参考文献】

［1］钟华.感冒清片联合利巴韦林治疗急性上呼吸道感染研究［J］.求医问药（下半月），2012，10（09）：371-372.

感冒清热颗粒

【药品名称】感冒清热颗粒。

【剂型】颗粒剂。

【主要成分】荆芥穗、薄荷、防风、柴胡、紫苏叶、葛根、桔梗、苦杏仁、白芷、苦地丁、芦根。

【性状】本品为浅棕色至深棕色颗粒,味甜、微苦。

【适应证/功能主治】疏风散热,解表清热。用于风寒感冒,头痛发热,恶寒身痛,鼻流清涕,咳嗽咽干。

【规格型号】每袋装 12 g。

【用法用量】开水冲服,一次 1 袋,一日 2 次。

【不良反应】尚不明确。

【禁忌】尚不明确。

【注意事项】①忌烟酒及辛辣、生冷、油腻食物;②不宜在服药期间同时服用滋补性中药;③有高血压、心脏病、肝病、糖尿病、肾病等慢性病严重者应在医师指导下服用;④对本品过敏者禁用,过敏体质者慎用;⑤本品性状发生改变时禁止使用;⑥儿童必须在成人监护下使用;⑦请将本品放在儿童不能接触的地方;⑧体温超过38.5℃的患者,应去医院就诊;⑨儿童、孕妇、哺乳期妇女、年老体弱者应在医师指导下使用;⑩服药3天症状无缓解,应去医院就诊;⑪ 如正在服用其他药品,使用本品前请咨询医师或药师。

【药物相互作用】如与其他药物同时使用可能会发生药物相互作用,详情请咨询医师或药师。

【药理毒理】具有抗病毒、抑菌、解热、抗炎作用。

【贮藏】密封。

【包装】铝塑复合袋包装，每盒 10 袋。

【有效期】36 个月。

【批准文号】国药准字 Z20055064。

【生产企业】浙江维康药业有限公司。

【抗病毒研究】

抗呼吸道合胞病毒

姚梅悦等[1]研究感冒清热颗粒不同成分、不同极性溶剂提取物对呼吸道合胞病毒的体外抗病毒活性。结果表明，对呼吸道合胞病毒抑制作用较强的为荆芥穗的水溶成分以及薄荷的水溶成分，其抑毒指数均为 16；其次为白芷的水溶成分，抑毒指数为 4；以及防风的水溶成分，抑毒指数为 4。此外，葛根与紫苏叶的水溶成分也具有一定的抑制作用，但相对较小，抑毒指数均为 2。

【临床研究】

预防甲型 H1N1 流感病毒

夏本立等[2]将 54 例甲型流感密切接触者随机分为观察组和对照组各 27 例，观察组给予治疗剂量的抗病毒口服液和感冒清热颗粒，每天 3 次，连用 3 天；对照组不予用药。两组隔离观察 2 周后，比较临床症状和血清甲流抗体滴度阳性例数。结果：观察组隔离第 2 天出现体温 37.8℃，并伴有咳嗽、流涕等流感样症状 1 例；对照组出现不同程度的发热、流涕、咽痛等症状 9 例，其中体温 ≥ 37.5℃ 8 例。观察组血清抗体滴度阳性 4 例，对照组抗体滴度阳性 10 例。两组比较，差异显著（$P < 0.05$）。

抗病毒口服液和感冒清热颗粒对甲流密切接触者具有预防作用。

【参考文献】

［1］姚梅悦，马奇，周长征等．感冒清热颗粒体外抗病毒有效成分研究［J］．药学研究，2013，32（1）：1-3．

［2］夏本立，石静，贾娜等．抗病毒口服液和感冒清热颗粒预防甲型H1N1流感的效果观察［J］．人民军医，2010，53（9）：645-646．

感冒退热冲剂

【**药品名称**】感冒退热冲剂。

【**剂型**】冲剂。

【**主要成分**】大青叶、板蓝根、连翘、拳参。

【**性状**】本品为棕黄色的颗粒；味甜、微苦或味苦、微甜（无糖型）。

【**适应证 / 功能主治**】用于风热感冒所致的发热，咽喉肿痛；上呼吸道感染，急性扁桃体炎，咽炎见上述症候者。

【**规格型号**】每袋装 18 g。

【**用法用量**】开水冲服，一次 1～2 袋，一日 3 次。

【**不良反应**】尚不明确。

【**禁忌**】尚不明确。

【**注意事项**】①忌烟酒及辛辣、生冷、油腻食物；②不宜在服药期间同时服用滋补性中药；③风寒感冒者不适用；④糖尿病患者及有高血压、心脏病、肝病、肾病等慢性病严重者应在医师指导下服用；⑤儿童、孕妇、哺乳期妇女、年老体弱及脾虚便溏者应在医师指导下服用；⑥扁桃体有化脓或发热体温超过 38.5℃的患者应去医院就诊。

【**药物相互作用**】如与其他药物同时使用可能会发生药物相互作用，详情请咨询医师或药师。

【**贮藏**】密封。

本品除感冒退热冲剂外，还有感冒退热颗粒、感冒退热口服液等剂型。

【临床研究】

治疗感冒

李树备等[1]在感冒退热口服液的制备及疗效观察中，为了证实其疗效和安全性，对129例感冒发热患者进行了规范的临床疗效观察，将所有患者随机分组，感冒退热口服液应用组66例，常规药对照组63例。以上病例均无慢性呼吸道疾病及传染病。治疗方法为：感冒退热口服液每毫升相当于生药2 g，3岁以下每次服3 mL，4～9岁每岁再增加1 mL，10岁以上服10 mL，早、中、晚各服一次。5天为一疗程，常规药对照组给予抗生素，肌注或静滴，并用退热止咳祛痰药对症处理。实验结果为：感冒退热口服液应用组与常规药对照组的发热、咳嗽、咽痛、流涕等各项症状体征平均消失时间经统计学处理，均具有非常显著的差异（$P < 0.01$），从降温曲线图和症状体征消失时间分布表来看，感冒退热口服液应用组明显优于常规药对照组。症状体征平均消失天数，感冒退热口服液组需3.05天，常规药对照组需4天，以上结果说明该药有较好的治疗感冒的作用。进一步讨论得出：①感冒是由多种感冒病毒所致，应及时控制病情发展，各种流感病毒、细菌、真菌等均能引起呼吸道感染，尤其上呼吸道感染。我们选用感冒退热口服液经系统药理实验证实，该药对RNA型病毒的流感甲3强株病毒和DNA型病毒的单纯带状疱疹病毒都具有明显的灭活作用。动物实验疗效可达100%。②组方中板蓝根、大青叶药性苦寒，清热解毒、凉血散瘀，板蓝根偏治咽喉局部症状；连翘具有清热解毒、散结、消肿之功效，对葡萄球菌、链球菌均有抑制作用，常用于治疗咽喉炎、扁桃体炎、上呼吸道感染；拳参药性苦凉，具

有清热镇惊、消肿功效，用于治疗热病惊搐，常用于流感发热。③该药药源丰富，制备工艺简单，使用方便，易于推广，临床长期应用无任何不良反应，尤其对小儿感冒增加了新的治疗方法。将来临床应用会具有更广阔的前景。

陈春和等[2]在感冒退热颗粒治疗感冒70例疗效观察中，将39例患者随机分为治疗组与对照组，治疗组39例，对照组31例，两组疗程均为2~6天。治疗组采用三明市真菌研究所生产的感冒退热颗粒，每次18 g，每日3次。对照组采用四环素片每次0.5 g，每日4次。两组均可根据病情给予对症治疗（退热、祛痰等对症处理）。实验结果显示：治疗组与对照组疗效比较总有效率分别为94.87%、93.54%，两组疗效无明显差异（$P > 0.05$）。进一步讨论得出：感冒最常见的病原体为鼻病毒，其次为流感病毒、副流感病毒、腺病毒和某些肠道病毒等，病毒直接侵入上呼吸道黏膜引起卡他性炎症，鼻黏膜充血水肿，并出现咳嗽，以咽与扁桃体充血肿胀为病理基础。感冒退热颗粒由大青叶、板蓝根、连翘、拳参组成，纯中药研制，具有清热解毒、抗感染作用，以上两组患者1周内陆续恢复健康，照常学习、工作。证实该药对感冒继发细菌感染治疗有效，且疗效短，服用方便，使用该药可减少抗生素的不良反应。

【参考文献】

[1]李树备.感冒退热口服液的制备及疗效观察[J].中国药业，1998（12）：61.

[2]陈春和.感冒退热颗粒治疗感冒39例疗效观察[J].海峡药学，1997（02）：54.

葛根芩连片 / 微丸

目前生产本品的有长白山制药股份有限公司、陕西紫光辰济药业有限公司、陕西利君现代中药有限公司等企业。本品除片剂外还有丸剂、汤剂等。

【药品名称】通用名称：葛根芩连片 / 微丸。

【剂型】片剂 / 丸剂。

【主要成分】葛根、黄芩、黄连、炙甘草。

【性状】本品为黄棕色至棕色的片；或为糖衣片、薄膜衣片，除去包衣后显黄棕色；气微，味苦。丸剂为暗棕褐色至类黑色；气微，味苦。

【适应证 / 功能主治】解肌、清热、止泻；用于泄泻腹痛、便黄而黏、肛门灼热。

【规格型号】①素片：每片重 0.3 g；②素片：每片重 0.5 g；③糖衣片（片心重 0.3 g）；④薄膜衣片：每片重 0.3 g。

【用法用量】口服，一次 3 ~ 4 片，一日 3 次；小儿一次 1 g，一日 3 次；或遵医嘱。

【不良反应】尚不明确。

【禁忌】泄泻，腹部凉痛者忌服。

【注意事项】①高血压、心脏病、肾脏病、浮肿的患者，孕妇、哺乳期妇女或正在接受其他治疗的患者，应在医师指导下服用；②按照用法用量服用，小儿及年老体虚者应在医师指导下服用；③本品治疗因滥用抗生素造成的菌群紊乱患者疗效欠佳；④服药 3 天后症状未改善，或出现其他严重症状时，应去医院就诊；⑤对本品过敏者禁用，过敏体质者慎用；⑥本品性状发生改变时禁止使用；⑦儿童必须在成人监护下使用；⑧请将本品放在儿童不能接触的地方；⑨如正在使用其他药品，使用本品前请咨询医师或药师。

【药物相互作用】如与其他药物同时使用可能会发生药物相互作用，详情请咨询医师或药师。

【药理毒理】主要有解热、抗菌、抗病毒、抗缺氧、抗心律失常。松弛气管及肠平滑肌作用。药理学实验表明：葛根芩连片有显著的解热作用；在体内具有抑制金黄色葡萄球菌、肺炎双球菌和痢疾杆菌生长的作用，对肺炎双球菌和痢疾杆菌的抑制作用最强，对金黄色葡萄球菌作用次之；可以抗轮状病毒；不同浓度的葛根芩连片可以对抗不同情况的缺氧；对几种不同类型的心律失常模型，均有一定的对抗作用；能松弛气管、肠道平滑肌，对抗乙酰胆碱致平滑肌痉挛作用。经药理试验证明本品具有解热、抗菌、抗病毒，增强机体免疫功能等药理作用。

【贮藏】密封。

【包装】12 片 ×2 板 / 盒。

【有效期】36 个月。

【批准文号】国药准字 Z22024629/ 国药准字 45021989。

【生产企业】长白山制药股份有限公司 / 广西壮族自治区花红药业股份有限公司。

【抗病毒研究】

1. 抗流感病毒

谭晓梅，陈育尧等[1]研究葛根芩连微丸抗菌及抗呼吸道病毒作用时，随机将小鼠分为 6 个组，即 3 个实验组（高、中、低 3 个药物浓度组）、银翘对照组（低浓度组）、病毒组及正常对照组。给药组在实验当天开始灌胃给药，连续 5 日。实验第 2 天用滴鼻法接种病毒 10LD$_{50}$一次，实验第 6 天杀死动物测定肺指数。实验证明葛根芩连微丸具有体内抗流感病毒的作用。

2. 抗轮状病毒

体外研究：

王晓妍，王伟等[2]研究葛根芩连汤含药血清体外抗轮状病毒时，采用观察 CPE 及 MTT 法，从抑制病毒生物合成、直接灭活病毒、抗病毒吸附三方面，测定葛根芩连汤含药血清对 RV 感染 MA104 细胞病变的作用。结果发现，葛根芩连汤主要通过直接灭活轮状病毒以及抑制轮状病毒生物合成而发挥其抗病毒作用。

刘家骏，叶寿山等[3]研究葛根芩连口服液抗菌抗病毒作用时，将恒河猴肾传代细胞在 24 孔培养板上培养至单层细胞，且找出最大毒浓度。通过设正常细胞对照和病毒对照，以病毒对照孔细胞病变达 75%，判断葛根芩连口服液抑制病毒作用。试验测得本口服液对细胞最大无毒浓度为 1 g/mL，对人轮状病毒最小有效浓度是 62.5 mg/mL，其治疗指数 = 最大无毒浓度 / 最小有效浓度 =16。

秦增祥[4]综述葛根芩连汤在体外对肠道病毒中的小圆病毒、脊髓灰质病毒的增殖均有抑制作用，经电镜检测证实该方可使轮状病毒腹泻患儿粪便中病毒 3 天内转阴率达 75.8%。

杨蒙蒙，张琰等[5]研究葛根芩连微丸体外对抗轮状病毒时，通过细胞病变效应、MTT 法检测细胞活性，观察葛根芩连微丸抗人轮状病毒 709 株的作用。结果发现，葛根芩连微丸对轮状病毒吸附宿主细胞有一定干预作用，但主要是通过抑制轮状病毒在恒河猴胚胎肾细胞内的生物合成过程发挥体外抗轮状病毒作用。

体内研究：

徐荫荫，叶青艳等[6]研究葛根芩连丸对湿热型轮状病毒腹泻小鼠模型影响时，将80只BLAB/C小鼠随机分为8组，分别建立大肠湿热证模型小鼠和大肠湿热证轮状病毒模型小鼠。造模成功后，除模型对照组外，其余组分别用葛根芩连丸、蒙脱石散剂（思密达）、葛根芩连丸＋思密达治疗。结果发现，葛根芩连丸具有一定的免疫调节作用，调节淋巴细胞，抑制肠道匀浆中的 TNF-α 水平，可能是其治疗轮状病毒湿热型腹泻（RV-DH）的机制之一。

3. 抗呼吸道合胞病毒和腺病毒作用

谭晓梅，陈育尧等[1]研究葛根芩连微丸抗菌及抗呼吸道病毒作用时，采用微量培养法。当病毒对照CPE出现"++++"时，判定不出现细胞病变的药物最高稀释倍数，计算出药物的抑制指数（抑制病毒最高稀释倍数除以无毒限量）。实验证明葛根芩连微丸对呼吸道合胞病毒和腺病毒具有抑制作用。

【临床研究】

1. 治疗小儿手足口病

许文英[7]研究葛根芩连汤加味治疗小儿手足口病临床探析时，选取收治的80例小儿手足口病患者，随机分组，实验组43例，使用葛根芩连汤加味治疗；对照组 37 例，给予病毒唑治疗。结果发现实验组治疗总有效率95.3%，对照组治疗总有效率仅73%。实验证明对小儿手足口病患者采用葛根芩连汤加味治疗，能够较快缓解病情，提高治疗效果。

2. 治疗轮状病毒性肠炎

杨春[8]将78例轮状病毒性肠炎患儿，随机分为对照组和观察组，各39例。对照组采用常规治疗，观察组在对照组基础上联合葛根芩连汤治疗，对比两组治疗效果。结果：对照组总有效率为82.05%，观察组为97.44%，观察组总有效率明显高于对照组。张瑞英等[9]对葛根芩连汤治疗小儿轮状病毒肠炎的疗效进行分析时，将168例轮状病毒肠炎患儿，随机分为观察组和对照组，各84例。治疗方法同上，对比两组临床疗效。结果发现观察组总有效率97.62%，显著高于对照组78.57%。利丽梅，江慧红[10]将144例患儿随机分为观察组和对照组各72例，治疗方法同上，比较两组临床疗效、临床症状改善时间及不良反应。结果：总有效率观察组94.44%、对照组79.17%；显效率观察组72.22%、对照组31.94%。上述三个实验均证明葛根芩连汤用于治疗小儿轮状病毒性肠炎效果显著，值得临床推广。

3. 治疗病毒性心肌炎

邵丽黎[11]研究葛根芩连汤加能量合剂治疗病毒性心肌炎时，应用《伤寒论》葛根芩连汤为主方加味，配合西药能量合剂等治疗病毒性心肌炎35例，并设纯西药对照组20例。实验证明葛根芩连汤配合西药能量合剂治疗病毒性心肌炎有明显优势，可缩短疗程，提高治愈率，较快地改善临床症状。

4. 治疗婴幼儿诺沃克病毒腹泻

陈军林，高建民等[12]研究加味葛根芩连汤治疗婴幼儿诺沃克病毒腹泻时，将146例患儿按就诊先后顺序编号分为治疗组和对照组。治疗组114例，对照组32例。治疗组应用加味葛根芩连汤为主的中西医结合治疗，对照组用病毒唑，测定两组治疗前后细胞和体液免疫的变化。结果发现治疗组总有效率95.6%，对照组总有效率75.0%。实验证明应用加味葛根芩连汤，治疗后的免疫学指标有所改善。

【参考文献】

［1］谭晓梅，陈育尧，罗佳波，张凤民，郭彩玲．葛根芩连微丸抗菌及抗呼吸道病毒作用的研究［J］．中药药理与临床，2000（03）：10-11.

［2］王晓妍，王伟，孙蓉，曹志群．葛根芩连汤含药血清体外抗轮状病毒的实验研究［J］．时珍国医国药，2017，28（07）：1607-1609.

［3］刘家骏，叶寿山．葛根芩连口服液抗菌抗病毒作用［J］．四川生理科学杂志，1994（Z1）：81-82.

［4］秦增祥．葛根芩连汤的药理与应用［J］．中成药．1992，（4）：28.

［5］杨蒙蒙，张琰，陈文，罗佳波．葛根芩连微丸体外抗轮状病毒作用实验研究［J］．中华中医药学刊，2010，28（09）：1981-1983.

［6］徐荫荫，叶青艳，顾熙东，凌琪华，沈健．葛根芩连丸对湿热型轮状病毒腹泻小鼠模型影响的实验研究［J］．上海中医药杂志，2017，51（09）：94-98.

［7］许文英．葛根芩连汤加味治疗小儿手足口病临床探析［J］．亚太传统医药，2014，10（08）：112-113.

［8］杨春．葛根芩连汤治疗小儿轮状病毒性肠炎的疗效［J］．内蒙古中医药，2017，36（16）：9-10.

［9］张瑞英，张燕，李玉兰．葛根芩连汤治疗小儿轮状病

毒肠炎的疗效分析［J］．内蒙古中医药，2016，35（15）：28.

［10］利丽梅，江慧红．葛根芩连汤治疗小儿轮状病毒肠炎疗效观察［J］．实用中医药杂志，2016，32（02）：123-124.

［11］邵丽黎．葛根芩连汤加能量合剂治疗病毒性心肌炎35例［J］．内蒙古中医药，2003（03）：9

［12］陈军林，高建民，王滔，陈骏扬，林瑜，蔡忠钦．加味葛根芩连汤治疗婴幼儿诺沃克病毒腹泻114例［J］．中国中西医结合杂志，2005（06）：488.

瓜霜退热灵胶囊

目前生产本品的有莎普爱思强身药业有限公司和吉林敖东集团力源制药股份有限公司。

【**药品名称**】瓜霜退热灵胶囊。

【**剂型**】胶囊剂。

【**主要成分**】西瓜霜、北寒水石、石膏、滑石、磁石、玄参、水牛角浓缩粉、羚羊角、甘草、升麻、丁香、沉香、人工麝香、冰片、朱砂。

【**性状**】本品为硬胶囊，内容物为灰色的粉末；气芳香，味咸凉。

【**适应证／功能主治**】清热解毒，开窍镇惊。用于热病热入心包、肝风内动证，症见高热、惊厥、抽搐、咽喉肿痛。

【**规格型号**】0.3 g×20 片。

【**用法用量**】口服。1 岁以内一次 0.15 ～ 0.3 g，1 ～ 3 岁一次 0.3 ～ 0.6 g，3 ～ 6 岁一次 0.6 ～ 0.75 g，6 ～ 9 岁一次 0.75 ～ 0.9 g，9 岁以上一次 0.9 ～ 1.2 g，成人一次 1.2 ～ 1.8 g，一日 3 ～ 4 次。

【**不良反应**】尚不明确。

【**禁忌**】孕妇禁服。

【**注意事项**】①不宜久服；②运动员慎用。

【**药物相互作用**】如与其他药物同时使用可能会发生药物相互作用，详情请咨询医师或药师。

【**药理毒理**】有解热、镇痛作用。

【贮藏】密封。

【包装】20 粒 / 盒。

【有效期】24 个月。

【批准文号】国药准字 Z22021222。

【生产企业】吉林敖东集团力源制药股份有限公司。

【抗病毒研究】

罗云坚[1]在《中西医治疗病毒性传染病的热点与难点探析》中提到治疗新发病毒性传染病可以辨证应用瓜霜退热灵胶囊。

黄成汉[2]在《怎样选用中成药治疗流行性感冒》中提到对于流感病毒引起的疾病可用瓜霜退热灵胶囊治疗。

【参考文献】

［1］中西医治疗病毒性传染病的热点与难点探析［A］.罗云坚.2008 年广东省中西热病、急症、中西医结合急救、危重病、灾害医学学术会议学术论文集［C］.2008：5.

［2］黄成汉，胡献国.怎样选用中成药治疗流行性感冒［J］.中医杂志，2008（01）：87.

桂枝汤

桂枝汤同名方约有28首，其中《伤寒论》记载者为常用方。

【方剂名称】桂枝汤；方剂别名：阳旦汤。

【剂型】汤剂。

【处方】桂枝9g、芍药9g、甘草6g、生姜9g、大枣3g。

【适应证/功能主治】解肌发表、调和营卫。主治外感风寒表虚证。症见头痛发热、汗出恶风、鼻塞流清涕、恶心干呕、苔白不渴、脉浮缓或浮弱。

【用法用量】水煎温服，服后饮少量热粥，以助药力，覆被取微汗。

【注意事项】服药期间禁食生冷、黏滑、肉、面、五辛、酒酪、臭恶等物。表实无汗，表寒里热，及温病初起，见发热口渴者，均忌用。

【药理毒理】①抗病原微生物作用；②解热、镇痛、镇静作用；③抗炎、抗氧化、抗过敏作用；④对心血管功能等作用；⑤调节机体免疫功能。

【抗病毒研究】

1. 抗流感病毒

体内研究：

盛丹等[1]研究辛温解表三方体内抗甲1（H1N1）亚型流感病毒的实验时，用甲1亚型流感病毒FM_1株建立小鼠流感动物模型，实验小鼠随机分为正常对照组、模型对照组、病毒唑组、桂枝汤组、麻黄汤组、桂枝麻黄各半汤组，分别观察上述三方对小鼠病毒性肺炎及其生存的影响。结果发现以肺指数为评价指标，三方各组之间比较以及三方各组和病毒唑组比较无显著性差异。实验证明三方在体内均有抗甲1亚型流感病毒小鼠肺炎的作用，但三方的疗效并无差异性。

体外研究：

崔晓兰，贺玉琢等[2]在中药复方血清药理研究方法学探讨中，以桂枝汤的体外抗病毒实验为手段，对家兔含药血清制备时不同的给药次数和采血时间进行了探讨。结果显示：家兔单次口饲给药后1 h、2 h、3 h所采集的含药血清无抑制副流感病毒致细胞病变的作用；每日1次口饲给药，连续3天，末次给药后2 h的血清，有明显抑制副流感病毒致细胞病变的作用。此研究虽未明确桂枝汤具体作用物质和作用机制，但从桂枝—生姜药对SFE-CO_2萃取物体外抗甲型流感病毒（H1N1）及GC/MS研究[3]中得到启发，推测桂枝汤抗病毒作用也可能与此类物质有关。

富杭育，李晓芹等[4]研究桂枝汤的一般药效学时，以15LD_{50}的流感病毒亚洲甲型鼠肺适应株FM_1滴鼻感染小鼠，以三种剂量的桂枝汤分别口饲小鼠5天。结果发现流感病毒感染引起的肺部炎症明显减轻，肺指数(肺重/体重，肺部炎症越严重，肺指数值越高)抑制率为8%～18.4%，并呈显著的量效相关。特异性免疫荧光测定显示，在病毒增殖高峰期，给药组动物肺部的病毒颗粒数量比对照组有显著降低，抑制率为31%，亦呈显著的量效相关。卢长安，富杭育等[5]研究桂枝汤对免疫功能的双向调节时，发现以8.75～35.0 g/kg/d剂量的桂枝汤口饲小鼠，对正常小鼠的血清溶血素、血清凝集素水平和ANAE（+）

淋巴细胞比率均无明显影响。小鼠感染流感病毒 4 天后，血清溶血素、血清凝集素水平和 ANAE（＋）淋巴细胞比率比正常动物均显著降低，给予上述剂量的桂枝汤，均能显著提高血清溶血素、血清凝集素水平和 ANAE（＋）淋巴细胞比率，使之达到正常水平。实验表明桂枝汤能显著提高感染流感病毒小鼠的血清溶血素、血清凝集素、淋巴细胞转化率，使之达到正常水平。实验还表明，桂枝汤对循环抗体水平和 T、B 淋巴细胞比率偏亢或受抑的动物，有明显的双向调节作用并使之正常化。富杭育，李晓芹等[6]研究桂枝汤对小鼠非特异性屏障机能的影响时，使用流感病毒作为亚洲甲型鼠肺适应株 FM_1，按本实验室常规，以 $15LD_{50}$ 在乙醚轻麻下滴鼻感染小鼠。通过单核巨噬细胞系统（RES）吞噬活性测定，发现感染病毒后的小鼠经桂枝汤治疗后，单核巨噬细胞系统吞噬活性显著提高，K、α 值达到甚至超过正常水平，并呈一定量效关系，肝重亦有一定的恢复，肺指数则显著下降。

2. 抗单纯疱疹病毒 1 型等

贺玉琢等[7]研究含桂枝汤大鼠血清对病毒致细胞病变作用的影响，通过体外抗病毒实验发现，桂枝汤 8 mg 生药 /mL 对与呼吸道感染有关的 10 株病毒致细胞病变均有不同程度的抑制作用。取口饲给予桂枝汤后的大鼠血清进行体外抗病毒实验，发现该血清（1 ：4）抑制单纯疱疹病毒 1 型等 4 株病毒对 Hep-2 细胞的增殖；该血清在 -20℃保存 3 个月，其抑制作用无明显下降；而正常大鼠血清也具有较弱的延缓病毒致细胞病变作用。实验证明桂枝汤水提液对呼吸道合胞病毒（RSV）、单纯疱疹病毒 1、2 型（HSV-1、HSV-2）等病毒有不同程度的抑制作用。

袁海建，李卫等[8]在对桂枝汤化学成分、药理作用机制与临床应用进行研究时，发现桂枝汤对实验动物的汗腺分泌、免疫功能等有双向调节作用，还可发挥抗炎、抗菌、抗病毒、抗过敏等药理作用。张保国等[9]研究桂枝汤现代药效学时，通过检索近年来桂枝汤药效学实验研究文献，分析整理并探讨了桂枝汤目前药效学研究的概况。发现桂枝汤对实验动物体温、血压、免疫功能等有双向调节作用，具有抗菌、抗病毒、镇痛、增加心肌血流量、改善胃肠消化传导和解痉止痛的药效学作用，并能防治关节炎，治疗颈椎病和慢性胰腺炎。

【临床研究】

1. 治疗病毒性心肌炎

卢玉龙，李树果[10]研究桂枝汤治疗流感引起的病毒性心肌炎时，对患者 K·T 给予三磷酸腺苷、依色林等治疗无效情况下，使用桂枝汤，服用七天左右心悸、胸部压迫感及全身倦怠减轻，心率82次/分，脉细结代，舌质偏红。服用两周后心率72次/分，节律整齐，精神紧张好转，无心悸及胸部压迫感，倦怠、乏力感改善，心电图均正常。表明对于流感病毒引起的病毒性心肌炎用桂枝汤治疗效果显著。

2. 应用于艾滋病

王星[11]研究桂枝汤治疗艾滋病无症状期，将河南省南阳市宛城区中医院收治的 24 例艾滋病患者进行随机分配，实验组与对照组每组 12 例。实验组除了进行常规治疗外，令患者服用桂枝汤，而对照组仅进行常规的治疗，一段时间后观察统计实验组患者与对照组患者的身体状况。结果发现实验组患者的生活质量明显高于对照组，实验组总有效率91.67%，明显优于对照组的58.33%（$P < 0.05$）。实验表明桂枝汤具有调和营卫、补益中焦、畅达气血的功效，能够很好地缓解艾滋病无症状期的"虚劳"状况。

【参考文献】

［1］盛丹，黎敬波，刘进.辛温解表三方体内抗甲1（H1N1）亚型流感病毒的实验研究［J］.现代中西医结合杂志，2007（01）：25−27.

［2］崔晓兰，贺玉琢，高英杰，李晓芹，周爱香，田甲丽，郭淑英，富杭育，姜廷良.中药复方血清药理研究方法学探讨−Ⅰ［J］.中国实验方剂学杂志，1998（02）：14−16.

［3］田连起，黄鹤归，叶晓川，李娜，邹甜，周爱军，刘焱文.桂枝—生姜药对SFE-CO$_2$萃取物体外抗甲型流感病毒（H1N1）及GC/MS研究［J］.中国医院药学杂志，2012，32（14）：1100−1104.

［4］富杭育，李晓芹，郭淑英，郭伟.桂枝汤的药理学研究——一般药效学观察［J］.中药药理与临床，1987（02）：1−3.

［5］卢长安，富杭育，田甲丽，高英杰.桂枝汤的药理学研究——对免疫功能的双向调节作用［J］.中药药理与临床，1990（01）：2−6.

［6］富杭育，李晓芹，郭淑英.桂枝汤的药理学研究——对小鼠非特异性屏障机能的影响［J］.中药药理与临床，1988（04）：1−4.

［7］贺玉琢，高英杰，富杭育.含桂枝汤大鼠血清对病毒致细胞病变作用的影响［J］.中国实验方剂学杂志，1998（04）：28−30.

［8］袁海建, 李卫, 金建明, 陈靖靖, 姜俊, 王卉, 贾晓斌, 封亮. 桂枝汤化学成分、药理作用机制与临床应用研究进展［J］. 中国中药杂志, 2017, 42（23）: 4556-4564.

［9］张保国, 梁晓夏, 刘庆芳. 桂枝汤现代药效学研究［J］. 中国中药杂志, 2007（07）: 557-561.

［10］卢玉龙, 李树果. 桂枝汤治疗流感引起的病毒性心肌炎 1 例［J］. 内蒙古中医药, 1996（S1）: 120.

［11］王星. 桂枝汤治疗艾滋病无症状期 12 例［J］. 中国中医药现代远程教育, 2013, 11（17）: 111.

护肝胶囊

主要生产厂家有：江苏苏中药业集团股份有限公司、南京同仁堂药业有限责任公司、吉林龙泰制药股份有限公司等。选取江苏苏中药业集团股份有限公司生产的护肝胶囊为例。

【通用名称】护肝胶囊。

【剂型】胶囊剂。

【主要成分】柴胡、五味子、茵陈、板蓝根、猪胆粉、绿豆。

【性状】本品为胶囊剂，内容物为褐色的粉末及颗粒；味苦。

【适应证 / 功能主治】疏肝理气，健脾消食。具有降低转氨酶作用。用于慢性肝炎、迁延性肝炎及早期肝硬化等。

【规格型号】0.35 g × 48 粒 / 盒。

【用法用量】口服，一次 4 粒，一日 3 次。

【不良反应】尚不明确。

【禁忌】尚不明确。

【注意事项】尚不明确。

【药物相互作用】尚不明确。

【药理毒理】尚不明确。

【贮藏】遮光，密封保存。

【包装】48 粒 / 瓶。

【有效期】24 个月。

【批准文号】国药准字 Z20027710。

【生产企业】江苏苏中药业集团股份有限公司。

【临床研究】

1. 对乙肝的治疗作用

1.1 提高机体免疫，抑制 HBV-DNA 的生长

王跃[1]通过对照法，对拉米夫定联合护肝片治疗乙肝效果进行分析后，认为护肝片既能提高机体免疫功能，又能抑制乙肝病毒 HBV-DNA 的生长，临床应用可以与拉米夫定效果互补。

1.2 提高 HBsAg 和 HBeAg 的转阴率

梁水庭等[2]应用软坚护肝片治疗慢性乙型肝炎或伴肝硬化38 例，有效率达 81.5%。软坚护肝片护肝作用通过本组动物实验得到证实。此外，软坚护肝片对能产生全部 HBV 指标的体外细胞株的实验，证明本药能抑制 HBsAg 和 HBeAg，治疗指数（TI）分别大于 5.74 及 10.21（TI > 2 为有效）。本组临床应用结果进一步说明软坚护肝片能使 HBeAg 转阴率达 78%，HBsAg 转阴率达 28% ~ 57%。说明软坚护肝片不仅具有护肝作用，同时也使部分 HBsAg 及 HBeAg 转阴。梁水庭等[3]通过受试药对能产生全部乙肝病毒指标的体外细胞株进行实验，进一步论证了软坚护肝片能抑制 HBsAg 和 HBeAg。而临床应用结果更进一步说明软坚护肝片能够抑制乙肝病毒的繁殖。

1.3 抑制纤维化肝组织 NF-κB 的表达

陈命家等[4]认为抑制纤维化肝组织 NF-κB 的表达可能是护肝片的抗肝纤维化的作用靶点之一。吴义春等[5]认为抑制 HSC 的活化与增殖以及抑制 NF-κB p65 蛋白、TGF-β_1 及其 I 型受体 mRNA 的表达可能是护肝片抗肝纤维化的作用靶点之一。

1.4 抗肝炎病毒

李小超[6]认为葵花牌护肝片方中，五味子可降低血清谷丙转氨酶、促进干细胞修复和再生；柴胡可疏肝解郁、保肝利胆、抗肝炎病毒；茵陈清热退黄；板蓝根具有抗肝炎病毒作用等。拉米夫定和护肝片联用可增强抗乙肝病毒作用，保护肝功能，改善症状，是治疗慢性乙型肝炎的有效组合。

2. 对丙型肝炎的治疗作用

2.1 辅助抗病毒作用

刘光伟等[7]认为消脂护肝胶囊可显著提高干扰素抗病毒疗效，提高病毒应答率，其优势在于避免了干扰素的流感样症状、骨髓抑制等不良反应，研究证实消脂护肝胶囊可明显降低血清瘦素水平及胰岛素抵抗（IR），新近学者在干扰素治疗慢性丙型肝炎患者中发现，获得持续病毒应答（SVR）的患者比未获得 SVR 的患者有较低的血清瘦素水平和 IR，多变量分析显示血清瘦素、IR 是慢性丙型肝炎抗病毒治疗获得 SVR 的独立预测因子，研究结果也证明了这个推断，因此推测瘦素及 IR 可能是慢性丙型肝炎发病过程中的重要病理变化，其变化最终导致整体脂质代谢失衡，共同促进脂肪肝的发生，而抗病毒有效性也与瘦素—胰岛素抵抗—脂质代谢通路有关，通过消脂护肝胶囊改善血脂代谢及瘦素代谢可以达到辅助抗病毒的作用。

【参考文献】

［1］王跃. 护肝片联合拉米夫定治疗慢性乙型肝炎的临床疗效观察［J］. 中国微生态学杂志，2005（06）：474.

［2］梁水庭，覃晓，巫山，陆云飞，黎乐群，苏翼联. 软坚护肝片对慢性乙肝及乙肝"大三阳"的疗效分析（附动物实

验研究）[J].广西医科大学学报，1997（03）：45-47.

[3]梁水庭，巫山，林进令，黎乐群，陆云飞，廖清华，苏翼联.软坚护肝片的护肝及抗乙肝病毒作用的实验研究——附74例乙肝病毒携带者疗效观察[J].中医药研究，1997（03）：52-56.

[4]陈命家，吴义春，吴强，杨雁，杨枫，陈敏珠.护肝片对纤维化肝组织 NF-κB 表达的抑制作用[J].中国组织化学与细胞化学杂志，2005（04）：410-414.

[5]吴义春，吴强，杨雁，杨枫，陈敏珠.肝组织中 NF-κB、TGF-β_1 及其 I 型受体 mRNA 和 HSC 在肝纤维化中的改变及护肝片对其的影响[J].中国组织化学与细胞化学杂志，2011，20（03）：212-219.

[6]李小超.拉米夫定联合护肝片治疗慢性乙型肝炎60例报道[J].湖北省卫生职工医学院学报，2002（03）：17-18.

[7]刘光伟，王春芳，赵文霞，扈晓宇.消脂护肝胶囊联合干扰素治疗慢性丙型肝炎37例[J].中国实验方剂学杂志，2010，16（16）：198-199.

槐杞黄颗粒

【**药品名称**】槐杞黄颗粒。

【**剂型**】颗粒剂。

【**主要成分**】槐耳菌质、枸杞子、黄精。

【**性状**】本品为黄褐色的颗粒；味甜，略有腥气。

【**适应证 / 功能主治**】益气养阴。适用于气阴两虚引起的儿童体质虚弱，反复感冒或老年人病后体虚、头晕、神疲乏力、口干气短、心悸、易出汗、食欲不振、大便秘结。

【**规格型号**】每袋装 10 g。

【**用法用量**】开水冲服。成人每次 1 ~ 2 袋，一日 2 次。儿童：1 ~ 3 岁一次半袋，一日 2 次；3 ~ 12 岁一次 1 袋，一日 2 次。

【**不良反应**】偶见轻微腹泻。

【**禁忌**】糖尿病患者禁服。

【**注意事项**】①忌辛辣、生冷、油腻食物；②感冒发热患者不宜服用；③本品宜饭前服用；④高血压、心脏病、肝病、肾病等慢性病患者应在医师指导下服用；⑤服药 2 周症状无缓解，应去医院就诊；⑥孕妇应在医师指导下服用；⑦对本品过敏者禁用，过敏体质者慎用；⑧本品性状发生改变时禁止使用；⑨儿童必须在成人监护下使用；⑩请将本品放在儿童不能接触的地方；⑪ 如正在使用其他药品，使用本品前请咨询医师或药师。

【**药物相互作用**】如与其他药物同时使用可能会发生药物相互作用，详情请咨询医师或药师。

【**药理毒理**】药理实验研究表明，槐杞黄颗粒复方制剂具有很好的保护肾脏的作用，对阿霉素诱导的原发性肾病综合征具有和糖皮质激素相近的治疗作用，并且该中药复方制剂对肾小球肾炎也有很好的治疗作用，且本研究提供的中药复方制剂的原材料易得，药理活性强，不良反应低，有望成为新一代的治疗肾病的药物。槐杞黄颗粒长期使用可逆转过敏性炎症，对婴幼儿哮喘有一定的早期干预作用；还可以减轻儿童哮喘慢性持续期、临床缓解期及咳嗽变异性哮喘患儿的哮喘发作程度，改善患儿中医证候，减少急性发作次数，改善其免疫功能。

【贮藏】避光、密封。

【包装】复合铝塑膜袋，每盒装 6 袋。

【有效期】24 个月。

【批准文号】国药准字 B20020074。

【生产企业】启东盖天力药业有限公司。

【临床研究】

1. 治疗呼吸道合胞病毒感染引起的疾病

周琼[1]研究槐杞黄颗粒治疗支气管哮喘非急性发作期患儿的疗效及对免疫功能的影响时，选取 2015 年 4 月至 2016 年 11 月宁海县中医院儿科收治的 72 例非急性发作期支气管哮喘患儿作为研究对象，随机分为治疗组和对照组，各 36 例。对照组予以常规西医疗法，治疗组在对照组治疗方法的基础上加槐杞黄颗粒。结果发现治疗组总有效率为 94.44%，对照组总有效率为 58.33%。实验表明治疗组总有效率明显高于对照组，与吴振起等[2]研究结论一致。

王鹏[3]研究槐杞黄颗粒辅助治疗婴幼儿毛细支气管炎时，将河南省信阳市中心医院儿科收治的 78 例婴幼儿毛细支气管炎患儿作为观察对象，随机分成两组，对照组按常规治疗，治疗组在常规治疗基础上加用槐杞黄颗粒，比较两组患儿体液免疫IgA、IgG、IgM、IgE的变化情况及临床疗效。结果发现治疗组患儿咳喘缓解及消失时间短于对照组；治疗后随访6个月，治疗组体液免疫IgA、IgG、IgM水平均显著高于对照组，而IgE均低于对照组；治疗组总有效率为94.9%，对照组为71.8%；上述两组比较差异均有统计学意义（$P < 0.05$）。实验表明槐杞黄颗粒可增强毛细支气管炎患儿体液免疫力，提高临床疗效，远期能明显减少喘息发作的次数，且安全可靠。

王洪峰[4]在观察槐杞黄颗粒治疗呼吸道合胞病毒（RSV）毛细支气管炎患儿的临床效果时，将2014年5月至2016年2月佳木斯市中心医院儿科收治住院的RSV毛细支气管炎患儿70例，随机分为观察组和对照组各35例。对照组采用吸氧、止咳、平喘、化痰等常规治疗，观察组在对照组治疗的基础上加用槐杞黄颗粒治疗，7天为1个疗程。结果：观察组的治疗总有效率为94.29%，显著高于对照组74.29%，观察组临床症状、体征的消失时间及住院时间均显著低于对照组，治疗后观察组患儿IL-17和IL-23的表达均显著低于对照组，差异均有统计学意义（$P < 0.05$）。实验表明槐杞黄颗粒能够显著提高RSV毛细支气管炎患儿的治疗效果，其机制可能与降低IL-17和IL-23的表达有关。李艳玲[5]采用上述治疗方法，结果发现研究组的治疗显效率为86.11%，显著高于对照组患儿的62.16%，且差异均具有统计学意义（$P < 0.05$）。实验还表明槐杞黄颗粒对RSV毛细支气管炎患儿具有调节体液免疫的功能，同时可以促进患儿临床症状的缓解，有利于提高治疗效果。

2. 治疗巨细胞病毒肝炎

谭艳芳，欧阳文献等[6]研究槐杞黄颗粒治疗巨细胞病毒（CMV）肝炎疗效观察及对 CD4+ T 细胞相关因子表达的影响时，将 CMV 肝炎患儿 52 例，随机分为更昔洛韦常规治疗组及更昔洛韦 + 槐杞黄颗粒联合治疗组，以未用任何药物的健康同龄儿为空白对照组。治疗前后分别检测血清肝功能、CMV-PP65、CMV-DNA 荧光定量，ELISA 法检测 CD4+ T 淋巴细胞亚群相关细胞因子浓度变化。结果：治疗前常规组及联合治疗组 INF-γ、白介素 -4（IL-4）较空白对照组降低，而 IL-17、IL-10、TGF-β_1 升高；治疗后联合治疗组 IL-17 较常规组下降明显，且 PP65 转阴率及 CMV-DNA 定量下降水平高于常规组，差异均有统计学意义。实验证明联合槐杞黄颗粒治疗 CMV 肝炎可以缩短治疗疗程、节省治疗费用，提高 PP65 转阴率及降低 CMV-DNA 荧光定量。其机制可能是通过抑制 IL-17 的分泌来发挥免疫调节作用。

3. 治疗重症感染性心肌炎

孙晓敏，李春雨[7]将重症感染性心肌炎患儿 60 例，随机分为 A 组和 B 组，各 30 例。A 组给予抗病毒等常规综合治疗，B 组在 A 组基础上加槐杞黄颗粒。健康儿童 30 例为对照组，对比疗效。结果发现心肌炎患儿 CD4、CD8 及 NK 细胞降低，治疗后升高，B 组 CD4 及 NK 细胞升高程度大于 A 组，差异均有统计学意义（$P < 0.01$）；心肌炎患儿血清 IgG、IgA 降低，治疗后升高，B 组高于 A 组，差异均有统计学意义（$P < 0.05$）。实验表明长期应用槐杞黄颗粒治疗重症感染性心肌炎可以提高疗效，改善预后。通过进一步研究发现长期应用槐杞黄颗粒治

疗重症感染性心肌炎可以改善心功能，提高疗效^[8]。

【参考文献】

［1］周琼．槐杞黄颗粒治疗支气管哮喘非急性发作期患儿的疗效及对免疫功能的影响［J］．中医儿科杂志，2017，13（05）：59-62.

［2］吴振起，黄伟，赵雪，白晓红，王雪峰．槐杞黄颗粒防治支气管哮喘非急性发作期患儿临床研究［J］．中国中西医结合儿科学，2010，2（02）：118-122.

［3］王鹏．槐杞黄颗粒辅助治疗婴幼儿毛细支气管炎的疗效观察［J］．医学理论与实践，2017，30（01）：98-99.

［4］王洪峰．槐杞黄颗粒治疗呼吸道合胞病毒毛细支气管炎疗效观察［J］．中国中西医结合儿科学，2017，9（02）：144-146.

［5］李艳玲．槐杞黄颗粒对呼吸道合胞病毒毛细支气管炎患儿的免疫调节作用［J］．药物评价研究，2016，39（03）：417-420.

［6］谭艳芳，欧阳文献，姜涛，袁鹤立，邓惠，李双杰．槐杞黄颗粒治疗巨细胞病毒肝炎疗效观察及对CD4⁺T细胞相关因子表达的影响［J］．中南药学，2016，14（12）：1387-1390.

［7］孙晓敏，李春雨．槐杞黄颗粒对重症感染性心肌炎患儿免疫功能的影响［J］．中国实用医药，2014，9（32）：154-155.

［8］孙晓敏，孙力安．槐杞黄颗粒对重症感染性心肌炎患儿心功能的影响［J］．光明中医，2015，30（05）：1011-1012.

黄连羊肝丸

目前有北京同仁堂股份有限公司同仁堂制药厂、景忠山国药（唐山）有限公司、重庆希尔安药业有限公司等生产该药。以北京同仁堂股份有限公司同仁堂制药厂生产的黄连羊肝丸为例。

【**药品名称**】黄连羊肝丸。

【**剂型**】丸剂（大蜜丸）。

【**主要成分**】黄连、胡黄连、黄芩、黄柏、龙胆、柴胡、木贼、密蒙花、茺蔚子、决明子（炒）、石决明（煅）、鲜羊肝等14味。

【**性状**】本品为黑褐色的大蜜丸；味苦。

【**适应证 / 功能主治**】泻火明目。用于肝火旺盛，目赤肿痛，视物昏暗，羞明流泪。

【**规格型号**】9 g × 10 片。

【**用法用量**】口服，一次 1 丸，一日 1 ~ 2 次。

【**不良反应**】尚不明确。

【**禁忌**】尚不明确。

【**注意事项**】①忌烟、酒、辛辣刺激性食物；②感冒时不宜服用：有心脏病、肝病、糖尿病、肾病等慢性病严重者应在医师指导下服用；③儿童、孕妇及哺乳期妇女、年老体弱、脾虚便溏者应在医师指导下服用；④平时有头痛、眼胀、虹视或青光眼等症状的患者应去医院就诊；⑤眼部如有炎症或眼底病变者应去医院就诊；⑥用药后如视力下降明显应去医院就诊；⑦服药 2 周症状无缓解，应去医院就诊；⑧对本品过敏者禁用，过敏体质者慎用；⑨本品性状发生改变时禁止使用；⑩儿童必须在成人监护下使用；⑪ 请将本品放在儿童不能接触的地方；⑫ 如正在使用其他药品，使用本品前请咨询医师或药师；⑬ 服用前应除去蜡皮、塑料球壳。本品可嚼服，也可分份吞服。

【药理作用】如与其他药物同时使用可能会发生药物相互作用，详情请咨询医师或药师。

【贮藏】密封。

【包装】塑料球壳盒装，每丸重 9 克，每盒装 10 丸。

【有效期】60 个月。

【执行标准】中国药典 2010 年版。

【批准文号】国药准字 Z11020230。

【生产企业】北京同仁堂股份有限公司同仁堂制药厂。

【临床研究】

黄连羊肝丸主要用于对病毒性角膜炎的治疗，其主要作用表现在：对病毒性角膜炎有显著疗效。

杨培学等[1]认为，中药黄连羊肝丸对病毒性角膜炎有显著疗效，同时具有一定的抗病毒、抑菌和降压作用。黄连羊肝丸属纯中药制剂，价格低廉，安全有效，无不良反应，可作为病毒性角膜炎早期治疗的首选药物。

【参考文献】

［1］杨培学，陆丽红，李国兴，胡俊喜，张子英，孔丽.黄连羊肝丸治疗病毒性角膜炎疗效观察［J］.中国煤炭工业医学杂志，2006，（01）：55-56.

藿香正气散

藿香正气散同名方剂有十首，其中《太平惠民和剂局方》卷二记载者为常用方。

【方剂名称】藿香正气散。方剂别名：正气散、藿香正气汤。

【剂型】散剂。

【处方】大腹皮30 g、白芷30 g、紫苏30 g、茯苓30 g、半夏曲60 g、白术60 g、陈皮60 g、厚朴60 g、桔梗60 g、藿香90 g、炙甘草75 g。

【适应证/功能主治】芳香化湿、解表和中、理气。治外感风寒、内伤湿滞证。症见发热恶寒、头痛、胸膈满闷、脘腹疼痛、恶心呕吐、肠鸣泄泻、舌苔白腻等。

【用法用量】上为细末。每服二钱，水一盏，加生姜三片，大枣一个，同煎至七分，热服。如欲出汗，盖衣被，再煎并服。

【注意事项】若发热不恶寒、口渴、舌苔黄而燥者，则不宜使用。湿热霍乱则非本方所宜。

【药理毒理】实验研究显示，藿香正气散对肠平滑肌有显著的解痉作用，并能促进胃肠蠕动，还可镇吐、镇痛；具有广谱抗菌、抗真菌、抗病毒作用，而且对部分寄生虫也有抑杀作用，因此具有同类症候的非急性胃肠炎的其他感染性疾病亦可使用；抗炎，具有抗氧化损伤作用；对免疫功能、神经及内分泌功能均有影响。

【抗病毒研究】

张雄飞[1]在藿香正气散等药理及临床研究进展中提到：该

药对治疗四时感冒、外感风寒感冒及肠道病毒感染具有较好疗效。表明本方具有抗病毒作用。

【临床研究】

1. 治疗轮状病毒引起的腹泻、肠炎等疾病

汪曼云[2]研究藿香正气散治疗诺如病毒感染性腹泻时，给22例患者水煎服藿香正气散，观察疗效，结果发现总有效率100%。由此得出藿香正气散治疗诺如病毒感染性腹泻的疗效显著，值得临床推广。

赵明德[3]观察藿香正气汤加减治疗小儿秋季腹泻的临床疗效时，将204例秋季腹泻患儿随机分为两组，治疗组102例用中药藿香正气汤加减治疗，对照组102例给予常规西药治疗。结果：治疗组总有效率为92.2%，明显优于对照组的78.4%，两组比较差异有统计学意义（$P < 0.05$）。结论：藿香正气汤加减治疗小儿秋季腹泻疗效显著。

李庆洁[4]探讨藿香正气散联合西药治疗轮状病毒肠炎的临床疗效时，将360例轮状病毒肠炎患儿随机分为治疗组206例和对照组154例，两组其他条件都相同的基础上，治疗组加用藿香正气散，进行疗效观察。结果发现治疗组总有效率95.63%，明显优于对照组81.17%（$P < 0.01$）。藿香正气散联合西药治疗轮状病毒肠炎能明显有效地缩短病程，疗效满意。与马淑平，王晓燕[5]实验结论一致。

李丽[6]观察藿香正气滴丸治疗小儿病毒性肠炎的临床效果时，对2013年12月至2015年8月葫芦岛市第四人民医院儿科收治的92例病毒性肠炎患儿进行分组研究，按抽签法分为参照组（$n=46$，采用常规西医治疗）和试验组（$n=46$，采用藿香正气滴丸治疗），比较两组治疗效果。结果发现试验组总有效率97.83%，参照组总有效率73.91%，两组差异具有统计学意义（$P < 0.05$）。实验表明藿香正气滴丸治疗小儿病毒性肠炎的临床效果良好，可显著改善患儿临床症状，缩短住院时间，值得临床选择和全面推广。刘彬[7]则用随机数字表法将80例病毒性肠炎患儿分为实验组和对照组，对照组患者给予西药常规治疗；实验组患者在此基础上应用藿香正气滴丸。然后分析对比两组的临床疗效。结果发现实验组总有效率95%，对照组总有效率75%，对比两组差异结果具有统计学意义（$P < 0.05$）。结论：在常规西医治疗基础上，对病毒性肠炎患儿给予藿香正气滴丸治疗效果好、安全性高，具有很高的应用价值。

2. 治疗柯萨奇病毒引起的手足口病

杨玉红，董玉秋等[8]将156例手足口病患儿随机分为治疗组80例，对照组76例。两组均用常规抗病毒治疗，治疗组加用藿香正气口服液治疗，以此来研究藿香正气口服液治疗手足口病患儿的效果。结果发现治疗组手足口病患儿的痊愈率为72.5%，明显优于对照组的48.7%（$P < 0.01$），无一例并发症发生。结论：在常规治疗基础上加用藿香正气口服液治疗小儿手足口病的疗效显著。

【参考文献】

［1］张雄飞．藿香正气散的药理及临床研究进展［J］．当代医学（学术版），2008（05）：137-139.

［2］汪曼云．藿香正气散治疗诺如病毒感染性腹泻22例［J］．内蒙古中医药，2010，29（06）：8.

［3］赵明德．藿香正气汤加减治疗婴幼儿秋季腹泻102例

疗效观察［J］.中国社区医师（医学专业），2011，13（36）：184.

［4］李庆洁.藿香正气散联合西药治疗轮状病毒肠炎206例［J］.现代中医药，2010，30（02）：42-43.

［5］马淑平，王晓燕.藿香正气散配合西药治疗儿童轮状病毒肠炎80例［J］.陕西中医，2012，33（11）：1463.

［6］李丽.藿香正气滴丸治疗小儿病毒性肠炎的临床效果观察［J］.中国医药指南，2017，15（24）：172-173.

［7］刘彬.藿香正气滴丸治疗小儿病毒性肠炎的临床效果评价研究［J］.世界最新医学信息文摘，2015，15（A2）：184.

［8］杨玉红，董玉秋，宋永华，贾雷，潭颖.藿香正气口服液治疗小儿手足口病疗效观察［J］.中成药，2009，31（04）：501-503.

金莲清热泡腾片

【药品名称】金莲清热泡腾片（中盛海天）。

【剂型】片剂。

【主要成分】金莲花、大青叶、生石膏、知母、生地黄、玄参、苦杏仁（炒）。

【性状】本品为棕黄色至棕褐色的片剂，味酸甜，微苦。

【适应证/功能主治】清热解毒，利咽生津，止咳祛痰。主治外感热证。症见高热、口渴、咽干、咽痛、咳嗽、痰稠，也可适用于流行性感冒、上呼吸道感染见上述症候者。

【规格型号】4 g×12 片。

【用法用量】加热水适量，泡腾溶解后口服。成人一次 2 片，一日 4 次，高热时每四小时一次；小儿 1 岁以下每次 1 片，一日 3 次，高热时每日 4 次；1～15 岁每次 1～2 片，一日 4 次，高热时每四小时一次；或遵医嘱。

【不良反应】尚不明确。

【禁忌】尚不明确。

【注意事项】虚寒泄泻者不宜服用。

【药理作用】如正在服用其他药品，使用本品前请咨询医师或药师。

【贮藏】密封。

【包装】4 g×12 片/盒。

【有效期】24 个月。

【批准文号】国药准字 Z20103076。

【**生产企业**】天津中盛海天制药有限公司。

【**临床研究**】

1. 对小儿手足口病的治疗

1.1 对于小儿手足口病的单独治疗

史宁等[1]利用 Meta 分析方法对金莲清热泡腾片治疗小儿手足口病的研究文献进行综合分析结果显示，其在总有效率、退热时间、症状缓解、疱疹消退时间、皮疹消退时间、口腔溃疡好转、病程时间缩短等方面优于常规治疗组。

1.2 联合自制复方连芩双层缓释药膜治疗小儿手足口病

张翠平等[2]认为采用自制复方连芩双层缓释药膜与金莲清热泡腾片联合常规方法对小儿手足口病进行治疗，临床疗效较好、中医症候改善明显，能够使患儿临床症状消退时间明显缩短，无明显不良反应，具有较高临床应用价值。

2. 在 HFMD 患儿中的治疗效果非常显著

李莎等[3]认为金莲清热泡腾片中金莲花、大青叶成分具有清热解毒、抗病毒作用，为君药；生石膏、知母为臣药，助君药清气分之热；生地、玄参为佐药，可清热生津以除烦，滋阴增液以润燥；苦杏仁可理肺、化痰、止咳，与生石膏、知母同用可清肺之痰热。因此，金莲清热泡腾片具有清热解毒、利咽生津、止咳祛痰的功效，用于外感热证。根据中医证候辨证原则，对 HFMD 患儿分别给予化湿解毒和清热解毒治疗，符合国家中医药管理局《中医药治疗手足口病临床技术指南（2012 年版）》的基本规范。金莲清热泡腾片与柴黄冲剂进行对比研究的结果显示，金莲清热泡腾片组治疗 3 天和 5 天后的治愈率分别较柴黄冲剂组高；而下呼吸道感染率，以及体温恢复正常、口腔疱疹愈合及皮疹消退时间，均分别较柴黄冲剂组低或短，并且差异均有统计学意义（$P < 0.05$）。这提示，与柴黄冲剂相比，金莲清热泡腾片治疗普通型 HFMD，具有治愈率高、下呼吸道感染发生率少、临床症状改善时间显著缩短的优势。何善辉[4]和郝娟芝[5]等的研究结果也显示，金莲清热泡腾片在 HFMD 患儿中的治疗效果非常显著。

【参考文献】

［1］史宁，郭宏举，王欢，张毓敏，汤晴，潘敏翔，常李荣.金莲清热泡腾片治疗小儿手足口病的 Meta 分析［J］.解放军药学学报，2017，33（01）：102-105.

［2］张翠平，付艳颖，谢艳飞，王振彪.自制复方连芩双层缓释药膜与金莲清热泡腾片联合常规方法治疗小儿手足口病的临床效果观察［J］.临床合理用药杂志，2016，9（07）：84-86.

［3］李莎，张伟.中医药治疗儿童手足口病的临床疗效［J］.中华妇幼临床医学杂志（电子版），2017，13（03）：354-357.

［4］何善辉.金莲清热泡腾片联合利巴韦林治疗手足口病的疗效分析［J］.华西医学，2012，27（10）：1513-1514.

［5］郝娟芝，樊建淑，刘霞，栾婕，孟昭艳.金莲清热泡腾片治疗手足口病疗效观察［J］.中国现代药物应用，2015，9（05）：146-147.

金振口服液

【**药品名称**】金振口服液。

【**剂型**】合剂。

【**主要成分**】山羊角、平贝母、大黄、黄芩、青礞石、生石膏、人工牛黄、甘草。辅料为甜菊素。

【**性状**】本品为棕黄色至棕红色的液体；气芳香，味甜、微苦。

【**适应证/功能主治**】清热解毒，祛痰止咳。用于小儿急性支气管炎符合痰热咳嗽者，表现为发热咳嗽、咳吐黄痰、咳吐不爽、舌质红、苔黄腻等。

【**规格型号**】每支装 10 mL。

【**用法用量**】口服，6 个月至 1 岁，一次 5 mL，一日 3 次；2 ~ 3 岁，一次 10 mL，一日 2 次；4 ~ 7 岁，一次 10 mL，一日 3 次；8 ~ 14 岁，一次 15 mL，一日 3 次，疗程为 5 ~ 7 天；或遵医嘱。

【**不良反应**】偶见用药后便溏，停药后即可恢复正常。

【**禁忌**】风寒咳嗽或体虚久咳者忌服。

【**注意事项**】①忌辛辣、生冷、油腻食物；②不宜在服药期间同时服用滋补性中药；③脾胃虚弱，大便稀溏者慎用；④婴儿及糖尿病患儿应在医师指导下服用；⑤风寒闭肺、内伤久咳者不适用；⑥发热体温超过 38.5℃的患者，应去医院就诊；⑦服药 3 天症状无缓解，应去医院就诊；⑧对该药物过敏者禁用，过敏体质者慎用；⑨该药品性状发生改变时禁止使用；⑩儿童必须在成人监护下使用；⑪请将该药品放在儿童不能接触的地方；⑫如正在使用其他药品，使用该药品前请咨

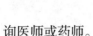

询医师或药师。

【药物相互作用】如与其他药物同时使用可能会发生药物相互作用，详情请咨询医师或药师。

【贮藏】密封，不超过20℃。

【包装】10 mL×6支/盒（10 mL×10支/盒）。

【批准文号】国药准字 Z10970018。

【生产企业】江苏康缘药业股份有限公司。

【抗病毒研究】

1. 对LPS致急性肺损伤模型小鼠NF-κB、MAPK信号通路的影响

宗绍波等[1]认为高剂量脂多糖（LPS）能够成功激活NF-κB，MAPK炎症信号通路，诱导释放大量的炎症因子，最终形成级联放大的瀑布样炎症反应及继发性肺损伤。而金振口服液能够有效降低ALI模型小鼠肺组织中炎症因子水平，改善由过度炎症反应造成的肺组织损伤，其作用机制可能是通过抑制p65、IκBα、ERK$_{1/2}$、p38多个蛋白磷酸化，阻断NF-κB、MAPK信号通路的激活与信号传导，从而发挥治疗作用。这也验证了金振口服液多成分、多途径、多靶点的效应特点。但也有研究显示MAPK也可通过活化NF-κB调控下游炎症因子的转录表达，可见细胞内信号通路之间存在复杂的交汇作用[2]，因此金振口服液对上述炎症信号通路的调控作用还有待进一步探究。

2. 抗甲型H1N1流感病毒

萧伟等[3]通过体外细胞培养法和体内建立病毒感染动物模型研究了金振口服液的抗甲型H1N1流感病毒作用。体内、外实验结果均显示金振口服液具有一定的抗甲型H1N1流感病毒

作用，体外细胞实验证明金振口服液能直接抑制甲型 H1N1 流感病毒；体内抗病毒实验通过存活率、平均存活时间、鼠肺实变、鼠肺内病毒滴度（$TCID_{50}$）及鼠肺病理切片等多个参数评定显示金振口服液具有一定的抗甲型 H1N1 流感病毒活性。因此认为金振口服液能有效控制肺部炎症反应的程度和范围，局限病灶的蔓延，显著减轻小鼠肺部组织的病理损害，从而保护了肺功能，这可能是应用金振口服液治疗后，小鼠死亡率明显降低、生存时间明显延长的直接原因。

3. 抗 SARS 病毒

萧伟等[4]通过体外细胞培养的方法，取一定量的 SARS 相关冠状病毒 BI-01 株加入培养好的 $VeroE_6$ 细胞中，置于 37℃、5%CO_2 培养箱吸附 2 h，吸出病毒液，再分别加入不同浓度的药物稀释液，在同样条件下培养 4 ~ 5 天，观察细胞病变情况。结果发现金振口服液抑制冠状病毒半数有效浓度（IC_{50}）为 2.0 μg/m，治疗指数（TI）为 35。因此得出结论：金振口服液对 SARS 病毒有较好的抑制作用。

【临床研究】

1. 支气管炎患儿治疗前后血清炎性因子水平改变比较

舒毅芳等[5]研究发现治疗后，患儿血清 hs-CRP、TNF-α、IL-4、IL-8 水平显著减低（$P > 0.05$），观察组治疗后的 hs-CRP、TNF-α、IL-4、IL-8 水平显著低于对照组治疗后的水平，差异有统计学意义（$P < 0.05$）。另外，肺功能是反映气道阻塞状态的重要指标，可以体现小儿支气管炎的治疗效果。观察组治疗后肺功能指标 FEV1、FEV1%、FEC% 的水平与本组治疗前相比均有显著改善（$P < 0.05$），且改善幅度均大

于对照组（$P < 0.05$），说明金振口服液对于改善小儿支气管炎的临床症状效果显著。

2. 对治疗小儿肺热咳嗽有较好的疗效

石毓民等[6]发现金振口服液具有宣肺清热祛痰作用，与急支糖浆比较，在镇咳祛痰方面疗效更好，同时有一定平喘作用，由于病例数较少，平喘、肺部体征消失及其他症状改善方面与对照组比较未见明显差异。治疗组显效率明显高于对照组，故金振口服液对治疗小儿肺热咳嗽有较好的疗效。

【参考文献】

［1］宗绍波，孙兰，吕耀中，周军，王振中，萧伟. 金振口服液对 LPS 致急性肺损伤模型小鼠 NF-κB，MAPK 信号通路的影响［J］. 中国实验方剂学杂志：1-5.

［2］刘辉，姚咏明. 细胞内炎症信号通路交汇作用研究进展［J］. 中国病理生理杂志，2005（08）：1607-1613.

［3］萧伟，郑丽舒，尚强，刘涛，孙兰，王振中. 金振口服液抗甲型 H1N1 流感病毒作用实验研究［J］. 中草药，2009，40（09）：1443-1445.

［4］萧伟，徐兰兰，霍翠翠，张孝法，孙兰，王振中，王京燕. 金振口服液对 SARS 病毒抑制作用的实验研究［J］. 南京中医药大学学报，2008（05）：343-344.

［5］舒毅芳，牛小玲，吴杰. 金振口服液治疗小儿支气管炎的临床疗效观察［J］. 贵州医药，2018（01）：48-50.

［6］时毓民. 金振口服液临床对照疗效小结［A］. 中国中西医结合学会儿科分会. 第十一次全国中西医结合儿科学术会议论文汇编［C］. 2004：2.

抗病毒颗粒

【**药品名称**】抗病毒颗粒。

【**剂型**】颗粒剂。

【**主要成分**】板蓝根，忍冬藤，山豆根，鱼腥草，重楼，贯众，白芷，青蒿，川射干。

【**性状**】本品为棕黄色至棕褐色的颗粒；味甜、略苦。

【**适应证/功能主治**】清热解毒，用于病毒性感冒。

【**规格型号**】每袋装 12 g。

【**用法用量**】开水冲服。含糖型：一次 12～24 g，一日 3 次；无糖型：一次 3～6 g，一日 3 次。

【**不良反应**】尚不明确。

【**禁忌**】孕妇禁用；糖尿病患者禁用。

【**注意事项**】①忌烟、酒及辛辣、生冷、油腻食物；②不宜在服药期间同时服用滋补性中药；③适用于风热感冒，症见发热、微恶风、有汗、口渴、鼻流浊涕、咽喉肿痛、咳吐黄痰；④高血压、心脏病、肝病、肾病等慢性病严重者应在医师指导下服用；⑤本品不宜长期服用，服药 3 天症状无缓解，应去医院就诊；⑥对本品过敏者禁用，过敏体质者慎用；⑦本品性状发生改变时禁止使用；⑧请将本品放在儿童不能接触的地方；⑨如正在使用其他药品，使用本品前请咨询医师或药师。

【**孕妇及哺乳期妇女用药**】本品尚未有孕妇使用的临床研究资料。

【**儿童用药**】请在医师指导下用药。

【老人用药】请在医师指导下用药。

【药物相互作用】如与其他药物同时使用可能会发生药物相互作用，详情请咨询医师或药师。

【药理毒理】对小鼠流感病毒性肺炎有保护作用；对致热大鼠体温有明显抑制作用；抑制小鼠耳郭炎症；对小鼠棉球肉芽组织增生有明显抑制作用。

【贮藏】密封保存。

【有效期】36 个月。

【批准文号】国药准字 Z20010127。

【生产企业】四川光大制药有限公司。

【抗病毒研究】

体内研究：

抗甲 1 型流感病毒 FM_1 株

张诚光等[1]采用甲 1 型流感病毒 FM_1 株造模各组分别灌注不同剂量的抗病毒颗粒、板蓝根冲剂、病毒唑及蒸馏水，观察不同组小鼠存活时间及存活率，结果显示抗病毒颗粒组小鼠存活率明显提高，存活时间明显延长，说明抗病毒颗粒具有较好的抗病毒作用。

体外研究：

1. 抗 RSV 病毒

肖四飞等[2]在讨论抗病毒颗粒对呼吸道合胞病毒（RSV）的体外抑制作用时，以病毒唑为阳性对照药，采用细胞培养技术，观察抗病毒颗粒在人喉癌传代细胞（Hep-2）中对 RSV 的抑制作用。结果显示在 Hep-2 细胞中，抗病毒颗粒 CC_{50} 为 9.05，EC_{50} 为 0.62，TI 为 2.085，且对 RSV 抑制作用存在明显的量—

效关系，有明显的抑制作用。

2. 抗腺病毒3型和7型、呼吸道合胞病毒、副流感病毒、甲型流感病毒1型和3型、单疱病毒1型、柯萨奇病毒

曹晖等[3]依据细胞培养技术，观察了抗病毒颗粒对腺病毒3型和7型、呼吸道合胞病毒、副流感病毒、甲型流感病毒1型和3型、单疱病毒1型、柯萨奇病毒的抑制作用，结果显示抗病毒颗粒对上述8种病毒均有不同程度的体外抑制效果。

【临床研究】

1. 治疗小儿上呼吸道感染

车碧英等[4]将医院收治的108例上呼吸道感染患儿随机分成两组，对照组给予利巴韦林治疗，观察组给予抗病毒颗粒联合小儿氨酚黄那敏颗粒治疗。结果：观察组治疗总有效率为94.44%，高于对照组的79.63%（$P < 0.05$），抗病毒颗粒联合小儿氨酚黄那敏颗粒治疗小儿上呼吸道感染临床疗效可靠，可以缩短患儿症状消失时间，值得在临床上推广使用。马雪梅等[5]选取160例上呼吸道感染患儿，随机分为观察组和对照组，对照组给予双黄连治疗，观察组给予抗病毒颗粒联合氨酚黄那敏颗粒治疗，比较两组治疗方法的临床效果。结果：观察组治疗总有效率92.50%（74/80），显著高于对照组总有效率78.75%（63/80）（$P < 0.05$），说明抗病毒颗粒与氨酚黄那敏颗粒治疗小儿上呼吸道感染临床效果显著，减轻了患儿的呼吸道症状，缩短了病程，降低了并发症的发生。

2. 治疗病毒性感冒

梁超等[6]通过对照观察两种不同辅料的抗病毒颗粒，研究该药物对治疗病毒性感冒的临床疗效以及安全性，结果显示 A 组（以甘露醇为辅料）总显效率为 85.48%，总有效率为 96.77%。B 组（以糊精为辅料）总显效率为 88.71%，总有效率为 98.39%。结果说明改变辅料并不会影响药物的疗效，且未观察到明显不良反应，各项安全性的指标未见异常变化，安全可靠。

3. 有效地抑制疱疹病毒复制

陈碧云等[7]将 70 例生殖器疱疹患者随机分为观察组 42 例和对照组 28 例。两组均应用阿昔洛韦治疗，观察组加用抗病毒颗粒。结果显示：观察组总有效率为 88%，对照组总有效率为 68%，两组比较差异有显著性（$P < 0.05$）。说明阿昔洛韦联合抗病毒颗粒能够有效地抑制疱疹病毒复制，治疗生殖器疱疹的临床疗效显著。

【参考文献】

［1］张诚光，许家骝，罗霄山.抗病毒颗粒治疗流感的实验研究［J］.吉林中医药，2004（05）：55-56.

［2］肖四飞，陈生，曲敬来，高雪，刘晓香.抗病毒颗粒体外抑制呼吸道合胞病毒的实验研究［J］.中国中医急症，2008（04）：521-522.

［3］曹晖.201401-07 ZY-26 抗病毒颗粒抗新发传染性疾病的技术发明及其应用［A］.中华中医药学会.第四次中华中医药科技成果论坛论文集［C］.2014：1.

［4］车碧英.抗病毒颗粒联合小儿氨酚黄那敏颗粒治疗小儿上呼吸道感染的疗效观察［J］.临床合理用药杂志，2016，9（02）：67-68.

［5］马雪梅，刘晓花.抗病毒颗粒与氨酚黄那敏颗粒在小儿上呼吸道感染治疗中的应用［J］.中外女性健康研究，

2017（19）：61-63.

[6]梁超，谭漪，余洁.两种不同辅料的抗病毒颗粒治疗病毒性感冒的临床观察（附：124例病例报告）[J].中药药理与临床，2000（03）：40-42.

[7]陈碧云，谭雪玲，李达仁.阿昔洛韦联合中药抗病毒颗粒治疗生殖器疱疹[J].广东医学，2004（07）：846-847.

抗病毒口服液

目前生产本品的有湖北午时药业股份有限公司、江苏新先制药有限公司、远大医药黄石飞云制药有限公司等。选取湖北午时药业股份有限公司生产的抗病毒口服液为例。

【药品名称】抗病毒口服液。

【剂型】合剂。

【主要成分】板蓝根、石膏、芦荟、生地黄、郁金、知母、石菖蒲、广藿香、连翘。

【性状】本品为棕红色液体；味辛、微苦。

【适应证/功能主治】清热祛湿，凉血解毒。用于风热感冒，流感。

【规格型号】每支 10 mL。

【用法用量】口服，一次 10 mL，一日 2～3 次（早饭前和午、晚饭后各服一次）。

【不良反应】尚不明确。

【禁忌】孕妇、哺乳期妇女禁用。

【注意事项】①忌烟、酒及辛辣、生冷、油腻食物；②不宜在服药期间同时服用滋补性中药；③适用于风热感冒，症见发热、微恶风、有汗、口渴、鼻流浊涕、咽喉肿痛、咳吐黄痰；④高热体温超过 38.5℃的患者，应去医院就诊。脾胃虚寒泄泻者慎服；⑤高血压、心脏病、肝病、糖尿病、肾病等慢性病严重者应在医师指导下服用；⑥本品不宜长期服用，服药 3 天症状无缓解，应去医院就诊；⑦严格按用法用量服用，儿童、年老体弱者应在医师指导下服用；⑧对本品过敏者禁用，过敏体质者慎用；⑨本品性状发生改变时禁止使用；⑩儿童必须在成人监护下使用；⑪请将本品放在儿童不能接触的地方；⑫如正在使用其他药品，使用本品前请咨询医师或药师。

【药物相互作用】如与其他药物同时使用可能会发生药物相互作用，详情请咨询医师或药师。

【药理毒理】药理实验表明抗病毒口服液主要有解热、抗病毒作用。①解热：本品以 1.5 g/kg 的剂量能明显对抗由于三联疫苗所致家兔体温升高作用；与阳性对照药扑热息痛比较，降低体温时间虽较扑热息痛慢，但降低体温持续时间长达 3 小时，并没有出现体温在 3 小时升高的反跳现象；②抗病毒：本品经稀释 4 倍后用细胞培养法和鸡胚法均有抑制流感甲 3 型病毒、新城鸡瘟病毒和合胞病毒作用。在整体动物试验法中，流感甲 3 型病毒感染小鼠未用抗病毒口服液组 100% 因肺炎死亡。而注射 5.0 g/kg 抗病毒口服液的小鼠死亡率降低 47%。死亡的小鼠存活时间延长（3±1.2）天。

【贮藏】密封，置阴凉处保存（不超过 20℃）。

【包装】钠钙玻璃管制口服液体瓶装，10 mL/支 × 10 支/盒。

【有效期】24 个月。

【批准文号】国药准字 Z19994092。

【生产企业】湖北午时药业股份有限公司。

【抗病毒研究】

抗流感病毒

张建民，庹玉玲等[1]采用细胞培养法，在细胞水平上进行实验，研究抗病毒口服液的抗病毒作用。实验证明抗病毒口服液对甲 1、甲 3、乙型流感病毒，副流感病毒 I 型，单纯疱疹病毒（HSV）在细胞外有直接中和杀伤作用；对甲 1、甲 3、乙型流感病毒在细胞内的繁殖有抑制作用，其作用随药物浓度的降低而减弱。此药对 Ad3 病毒没有抑制作用，对单纯疱疹病毒（HSV）、副流感病毒 I 型在细胞内的繁殖亦无抑制作用。

【临床研究】

1. 预防甲型 H1N1 流感

夏本立，石静[2]将甲流接触者分为密切接触组和一般接触组，分别给予治疗量与预防量的抗病毒口服液，并以未接触者为对照组，用药 2 周后检测血清中甲流抗体滴度。结果：与患者有接触的人员其血清抗体阳性率高于无接触组，组间存在显著差异性（$P < 0.05$）；服用治疗量的与患者有密切接触的人员其整体抗体阳性率低于一般接触者（$P < 0.05$），说明药物作用效果明显。实验表明抗病毒口服液具有预防甲型 H1N1 流感的效果。

韦悫[3]将呼吸道反复感染患儿 40 例，随机分为实验组及对照组，对照组患儿采用常规的抗病毒方法进行治疗，实验组患儿在常规抗病毒治疗的基础上结合使用抗病毒口服液进行治疗，观察对比两组患儿的疗效。结果：实验组患儿治疗总有效率达 95.0%，临床疗效优于对照组患儿，差异有统计学意义（$P < 0.05$）；实验组患儿的咳嗽停止时间、干湿啰音消失时间、气喘消失时间均短于对照组患儿，差异有统计学意义（$P < 0.05$）。结论：小儿呼吸道反复感染多以病毒感染为主，采用常规的抗病毒药物联合抗病毒口服液进行治疗，患儿症状改善明显，疗效显著，值得在临床上推广使用。

袁秋丽[4]将 71 例急性上呼吸道感染患儿根据治疗方式分

组，单纯采用利巴韦林治疗的 35 例作为对照组，另外采用抗病毒口服液联合利巴韦林治疗的 36 例作为观察组，观察对比两组临床疗效。结果发现观察组总有效率为 94.4%，明显高于对照组的 74.3%，统计学结果具有显著差异（$P < 0.05$）。实验证明抗病毒口服液联合利巴韦林治疗小儿急性上呼吸道感染的疗效显著，值得临床推广。与朱秋玲，严鹏科等[5]研究结论一致。

于春丽[6]选取 86 例患者，分为研究组和对照组，研究抗病毒口服液联合氨酚黄那敏颗粒治疗小儿上呼吸道感染，结果发现研究组的治疗总有效率为 95.35%，对照组的治疗总有效率为 83.72%，两组比较差异有统计学意义（$P < 0.05$）。实验表明抗病毒口服液联合氨酚黄那敏颗粒治疗小儿上呼吸道感染，临床疗效显著，不良反应少，值得临床推广及应用。

2. 治疗乙型脑炎病毒（JEV）引起的流行性乙型脑炎

李耘，董梦久等[7]选择流行性乙型脑炎患者 61 例，随机分为对照组 40 例，队列研究组 21 例。两组患者再各自分为中药治疗组和西药对照组。结果发现队列研究组的中药治疗组临床有效率为 81.82%，显著优于西药对照组的 40.00%（$P < 0.05$），并且在降低体温、缓解抽搐、意识恢复、平均住院时间方面均显著优于对照组（$P < 0.05$）。实验结论为抗病毒口服液治疗流行性乙型脑炎重型、极重型患者，具有较好疗效。

3. 治疗手足口病

区建坤[8]将 300 例手足口病普通病例患者随机分成对照组和治疗组各 150 例。在对患者进行常规退热治疗和对症治疗的基础上，对照组使用利巴韦林喷雾剂进行治疗，治疗组使用抗病毒口服液进行治疗。结果：治疗组总有效率为 98.0%，明显优于对照组的83.3%，差异显著，具有统计学意义（$P < 0.05$）。对手足口病普通病例患者采用抗病毒口服液进行治疗，效果显著，能缩短治疗时间，减轻痛苦，值得在临床上推广应用。

董巧丽，柏金秀等[9]将285例手足口病普通病例患儿随机分为对照组、单一治疗组和联合治疗组各95例，在常规退热等对症治疗基础上，分别给予利巴韦林气雾剂、抗病毒口服液、利巴韦林气雾剂联合抗病毒口服液治疗。结果发现在退热时间、疱疹消退时间、手足皮疹消退时间及总有效率方面联合治疗组优于单一治疗组，而单一治疗组优于对照组（$P < 0.05$）。实验表明抗病毒口服液治疗手足口病普通病例临床疗效明显，与利巴韦林气雾剂联合使用效果更好。

4. 治疗疱疹性咽峡炎、疱疹性口炎

将360例疱疹性咽峡炎患儿随机分为对照组、单一治疗组和联合治疗组共三组，分别给予利巴韦林气雾剂、抗病毒口服液、利巴韦林气雾剂联合抗病毒口服液治疗。观察治疗结果发现抗病毒口服液治疗组退热时间、疱疹消退时间及总有效率与利巴韦林气雾剂对照组无统计学差异（$P > 0.05$），二者联合治疗能进一步缩短退热时间和疱疹消退时间，提高总有效率（$P < 0.05$）。实验证明抗病毒口服液治疗疱疹性咽峡炎临床疗效明确，与利巴韦林气雾剂联合使用效果更佳[10]。

荆爱霞，孙素杰等[11]将50例疱疹性咽峡炎患者进行分组实验研究，对比抗病毒口服液和病毒唑治疗效果。结果发现抗病毒口服液疗效明显优于病毒唑对照组，且口感良好，适合临床推广应用。

冯海荣[12]将原发性疱疹性口炎107例随机分为治疗组57

例，对照组 50 例，治疗组应用抗病毒口服液。结果发现治疗组痊愈率 63.16%、总有效率 92.98%；对照组痊愈率 44.00%、总有效率 78.00%。两组痊愈率和总有效率比较均有显著性差异（$P < 0.05$）。赵文华，赵庆国等[13]选取原发性疱疹性口炎患者 110 例进行研究，结果发现抗病毒口服液使用方便、口感好、无明显不良反应，因此可以作为临床治疗原发性疱疹性口炎的首选药物。

5. 治疗小儿轮状病毒肠炎

韩淑芬[14]研究抗病毒口服液治疗小儿轮状病毒肠炎时，通过观察治疗组和对照组临床治疗效果，结果发现抗病毒口服液治疗轮状病毒肠炎疗效优于其他病毒类。与连朝辉，翁坤荣[15]研究结论一致。

【参考文献】

［1］张建民，庹玉玲，关晶.抗病毒口服液的抗病毒作用实验研究［J］.北京医学，2008（07）：445-446.

［2］夏本立，石静.抗病毒口服液预防甲型 H1N1 流感的效果观察［J］.职业与健康，2010，26（10）：1143-1144.

［3］韦恧.抗病毒口服液治疗小儿呼吸道反复感染临床观察［J］.内科，2014，9（04）：411-412.

［4］袁秋丽.抗病毒口服液联合利巴韦林治疗小儿急性上呼吸道感染的疗效观察［J］.北方药学，2017，14（11）：106-107.

［5］朱秋玲，严鹏科，李军.抗病毒口服液联合利巴韦林治疗小儿急性上呼吸道感染的疗效观察［J］.检验医学与临床，2016，13（22）：3255-3256.

［6］于春丽.抗病毒口服液联合氨酚黄那敏颗粒治疗小儿上

呼吸道感染的疗效分析［J］.中外女性健康研究，2016（16）：175.

［7］李耘，董梦久，刘志勇，谢颖兰，涂晋文.抗病毒口服液治疗流行性乙型脑炎临床观察［J］.中华中医药杂志，2014，29（06）：2058-2060.

［8］区建坤.抗病毒口服液治疗手足口病普通病例的疗效观察［J］.现代诊断与治疗，2013，24（14）：3181-3182.

［9］董巧丽，柏金秀，杨小巍，孙东明，许月红.抗病毒口服液治疗手足口病普通病例的疗效观察［J］.儿科药学杂志，2012，18（06）：27-29.

［10］云南省第一人民医院儿科.抗病毒口服液治疗疱疹性咽峡炎的疗效观察［J］.中国临床药理学与治疗学，2011，16（07）：796-799.

［11］荆爱霞，孙素杰，赵志霞.抗病毒口服液治疗小儿疱疹性咽峡炎50例［J］.云南中医中药杂志，2008（07）：37-38.

［12］冯海荣.抗病毒口服液治疗原发性疱疹性口炎疗效观察［J］.河北中医，2003（05）：342-343.

［13］赵文华，赵庆国，霍明进，孟宪红.抗病毒口服液治疗原发性疱疹性口炎［J］.中国中医药信息杂志，2003（03）：67-68.

［14］韩淑芬.抗病毒口服液治疗小儿轮状病毒肠炎疗效观察［J］.黑河科技，1999（01）：44-45.

［15］连朝辉，翁坤荣.抗病毒口服液治疗小儿轮状病毒肠炎31例疗效观察［J］.新医学，1996（10）：30-31.

苦黄注射液

【**药品名称**】苦黄注射液。

【**剂型**】注射剂。

【**主要成分**】苦参、大黄、大青叶、茵陈、春柴胡。辅料为聚山梨酯 80、氢氧化钠。

【**性状**】本品为橙红色至棕红色的透明液体。

【**适应证/功能主治**】清热利湿，疏肝退黄。主治湿热黄疸，也用于黄疸型病毒性肝炎。

【**规格型号**】每支装 10 mL。

【**用法用量**】静脉滴注。可用 5% 或 10% 葡萄糖注射液稀释，每 500 mL 葡萄糖注射液最多可稀释本品 60 mL。一次 10 ~ 60 mL，一日 1 次，15 天为一疗程；或遵医嘱。

【**不良反应**】用药期间个别患者出现轻度消化道症状；个别患者可见过敏性休克、急性喉头水肿、药疹、药物热等过敏反应。

【**禁忌**】过敏体质禁用；严重心、肾功能不全者禁用。

【**注意事项**】①使用剂量应逐日增加，第一天 10 mL、第二天 20 mL、第三天 30 ~ 60 mL；②滴速不宜过快（30 滴/min），每 500 mL 稀释液应在 3 ~ 4 小时缓慢滴入；③本品尚无妊娠期说明。

【**药物相互作用**】尚无本品与其他药物相互作用的信息。

【**药理毒理**】本品经大白鼠利胆实验表明，有促进胆汁分泌和增加胆红素排量的作用；对小鼠机体的免疫功能有调节作用。

【贮藏】密封，遮光。

【包装】10 mL×6 支/盒。

【有效期】18 个月。

【批准文号】国药准字 Z10960004。

【生产企业】常熟雷允上制药有限公司。

【临床研究】

1. 苦黄注射液为治疗病毒性肝炎常用药，其临床应用表现在：

1.1 评价治疗病毒性肝炎的有效性和安全性

赵君等[1]系统评价苦黄注射液治疗病毒性肝炎的有效性和安全性。系统全面检索国内外 8 大电子数据库及临床试验，收集关于苦黄注射液治疗病毒性肝炎的随机对照试验。根据 Cochrane Handbook 5.1 评价标准，2 人进行文献筛选、资料提取和质量评价。对最终纳入的文献采用 Rev Man 5.3 软件进行 Meta 分析或仅做描述性分析。共计纳入 32 篇文献，涉及 3 188 例患者，男性 1 951 例（61.2%），女性 859 例（26.9%），未知男女有 378 例（11.9%），所纳入的临床研究总体质量偏低。由于研究疾病复杂，干预措施不尽相同，大部分研究按疾病分类进行描述性分析：重度黄疸型病毒性肝炎的试验组总有效率优于对照组；黄疸型肝炎试验组在退黄、肝功能复常率方面优于对照组；在少数 Meta 分析中，对于黄疸型病毒性肝炎，在苦黄注射液组对比综合治疗组中，前者总有效率高于后者 [RR=1.35，95%CI=（1.10，1.66），P=0.61]。另外，当苦黄注射液滴速过快时会出现头晕、心慌、恶心呕吐及皮疹等不良反应，减慢滴速可缓解。根据现有证据，苦黄注射液对病毒性肝炎有一定的疗效,但由于大部分研究未对病毒性肝炎进行病原学、临床表现分类以及干预措施的多样性,导致临床异质性较大,各研究间的可比性较差,加之研究质量普遍偏低,影响结果的准确性,需要更多设计严谨、高质量、多中心随机双盲对照试验以增加证据强度。

1.2 评价该药对黄疸型病毒性肝炎退黄降酶的有效性和安全性

牟金金等[2]系统评价苦黄注射液对黄疸型病毒性肝炎退黄降酶的有效性和安全性。计算机检索 Cochrane 图书馆、PubMed、中国生物医学文献数据库(CBM)、维普中文科技期刊数据库(VIP)、中国期刊全文数据库(CNKI)、中文生物医学期刊文献数据库(CMCC)及万方数据库,对纳入的随机及半随机对照试验进行质量评价,并用 RevMan5.0 软件进行Meta 分析。结果表明,共纳入 7 项研究,合计患者 726 例,对于急性黄疸型肝炎,苦黄注射液降低总胆红素(TBIL)和丙氨酸氨基转移酶(ALT)疗效与腺苷蛋氨酸相当[WMD=16.69,95%CI(−4.11,37.48)];[WMD=14.87,95%CI(−90.49,120.22)];对慢性肝炎,其降 TBIL 和 ALT 疗效均不及腺苷蛋氨酸[WMD=41.87,95%C(I31.12,52.63)];[WMD=79.64,95%CI(50.06,109.22)];亚组分析显示,剂量大于 30 mL组降 ALT 效果与腺苷蛋氨酸相当[WMD=58.49,95%C(I−34.45,151.43)]。现有资料未提示严重不良反应。说明苦黄注射液治疗黄疸型病毒性肝炎有一定的退黄降酶效果,增加剂量可能提高降酶疗效。其疗效和安全性尚待更多高质量研究予以进一步证实。

1.3 治疗 HBeAg 阳性慢性乙肝的临床疗效及对患者免疫功能的影响

廉华等[3]观察苦黄注射液、复方甘草酸苷、阿德福韦酯三联疗法治疗 HBeAg 阳性慢性乙肝的临床疗效及对患者免疫功能的影响。选择 100 例 HBeAg 阳性慢性乙肝患者作为研究对象，随机分为观察组 50 例和对照组 50 例，对照组口服复方甘草酸苷片 50 mg，每天 3 次，口服阿德福韦酯 10 mg，每天 1 次，连续服用 52 周，观察组在对照组治疗基础上再静脉点滴苦黄注射液，每次 40 mL，每天 1 次，连续静脉点滴 6 周，治疗前后进行肝功能指标、T 细胞亚群、HBV DNA 检测，评价临床疗效，记录不良反应发生情况。结果：观察组和对照组治疗后 ALT、AST、TBil、DBil、ALP、GGT 水平均较治疗前明显下降（P 均 < 0.05），观察组治疗后 ALT、AST、TBil、DBil、ALP、GGT 水平均明显低于对照组（P 均 < 0.05）。观察组和对照组治疗后 CD3+、CD4+、CD4+/CD8+ 均较治疗前明显升高（P 均 < 0.05），观察组治疗后 CD3+、CD4+、CD4+/CD8+ 均明显高于对照组（P 均 < 0.05）。观察组 HBV DNA 转阴率、临床总有效率均明显高于对照组（P 均 < 0.05）。两组患者治疗过程中均未发现明显不良反应。说明苦黄注射液与复方甘草酸苷、阿德福韦酯联合治疗 HBeAg 阳性慢性乙肝可起到协同起效作用，能够有效改善肝功能，抑制病毒复制，同时对免疫功能具有一定调节作用，值得临床推广使用。

1.4 辅助治疗黄疸型病毒性肝炎的临床效果及对患者肝功能的影响

陈世雄等[4]为探讨苦黄注射液辅助治疗黄疸型病毒性肝炎

的临床效果及对患者肝功能的影响，选取黄梅县人民医院收治的 124 例黄疸型病毒性肝炎患者，随机分为研究组和对照组各 62 例。两组患者均采用常规护肝等治疗措施，研究组加用苦黄注射液进行辅助治疗，对比两组的临床疗效。结果表明，治疗后研究组和对照组的血清总胆红素（TBIL）、直接胆红素（DBIL）、丙氨酸氨基转移酶（ALT）、天冬氨酸转氨酶（AST）、γ–谷氨酰转肽酶（γ–GT）较本组治疗前均显著降低（$P < 0.05$），治疗后研究组患者的 TBIL、DBIL、ALT、AST 水平显著低于对照组患者（$P < 0.05$）。治疗后研究组和对照组的巩膜黄染、身黄、尿黄、纳差、肝区叩痛、倦怠乏力积分较本组治疗前均显著降低（$P < 0.05$），治疗后研究组患者的巩膜黄染、身黄、尿黄、纳差、肝区叩痛、倦怠乏力积分显著低于对照组患者（$P < 0.05$）。治疗后研究组显效率 88.71%，显著高于对照组 72.58%（$P < 0.05$）。说明苦黄注射液辅助治疗黄疸型病毒性肝炎具有显著的临床效果，患者的肝功能恢复效果更好。

1.5 治疗病毒性肝炎高胆红素血症

叶晓丽等[5]为探讨复方甘草酸单胺 S 联合苦黄注射液治疗病毒性肝炎高胆红素血症效果情况，分析了南京市溧水区人民医院 2012 年 1 月至 2015 年 5 月 80 例病毒性肝炎高胆红素血症患者的临床资料，依据治疗方式不同分为对照组 40 例和联合治疗组 40 例。观察两组病毒性肝炎高胆红素血症患者临床治疗总有效率情况。结果：联合治疗组病毒性肝炎高胆红素血症患者临床治疗总有效率高于对照组，$\chi^2=16.22$，$P < 0.05$，差异有统计学意义。结果表明，复方甘草酸单胺 S 联合苦黄注射液治疗病毒性肝炎高胆红素血症临床症状改善明显，疗效良好，值得

抗病毒中成药的研究与应用

推广应用。

1.6 治疗高黄疸病毒性肝炎

张玲等[6]观察苦黄注射液治疗高黄疸病毒性肝炎的疗效及安全性。160例高黄疸病毒性肝炎患者随机分为治疗组和对照组各80例，治疗组给予苦黄注射液60 mL，静滴，每日1次；对照组给予门冬氨酸钾镁40 mL，静滴，每日1次。同时，两组病例均给予相同的护肝降酶药物治疗。结果显示，治疗组亚急性重型肝炎及慢性重型肝炎总有效率显著优于对照组（$P < 0.01$），淤胆型肝炎两组无显著差异；亚急性重型肝炎及淤胆型肝炎总胆红素显著下降，与对照组比较有显著差异（$P < 0.01$），慢性重型肝炎总胆红素下降两组无显著差异。说明苦黄注射液治疗高黄疸病毒性肝炎疗效显著，不良反应小。

1.7 治疗黄疸型病毒性肝炎

曾昕等[7]为研究苦黄注射液治疗黄疸型病毒性肝炎的疗效，选取68例黄疸型病毒性肝炎患者，并随机分为治疗组和对照组各34例，对比两组患者的治疗效果。结果：治疗组患者总有效率为88.24%，对照组患者治疗总有效率为61.76%，治疗组患者总有效率显著优于对照组，差异有统计学意义（$P < 0.05$）；两组患者不良反应发生率差异无统计学意义（$P > 0.05$）。结论：苦黄注射液治疗黄疸型病毒性肝炎效果显著，值得临床推广应用。

2. 治疗肺脾湿热型小儿普通型手足口病

陈青为等[8]研究苦黄散外洗对肺脾湿热型小儿普通型手足口病的治疗效果，选取广西梧州市中医院诊治的肺脾湿热型普通型手足口病患儿80例，随机分为对照组和观察组，其中对照组采取单磷酸阿糖腺苷等抗病毒治疗，观察组在对照组的基础上给予苦黄散外洗，观察两组患儿的病情恢复情况，并从体温复常时间、皮疹消退时间、症状改善等方面对治疗效果进行评价。结果显示，观察组有效率为92.50%，对照组为70.00%，两组比较差异具有统计学意义（$P < 0.05$）；观察组体温复常时间为（3.34 ± 1.56）天，明显少于对照组的（5.45 ± 2.43）天，差异有统计学意义（$P < 0.05$）；观察组皮疹消退时间为（6.12 ± 1.69）天，与对照组的（10.38 ± 2.25）天比较，差异有统计学意义（$P < 0.05$）。说明在西医治疗的基础上，使用苦黄散外洗治疗小儿普通型手足口病，可提高临床疗效，缩短发热时间，加快皮疹消退，有效促进患儿康复。

【参考文献】

［1］赵君，廖星，赵晖，杨静，邹雯，王乐，支英杰．苦黄注射液治疗病毒性肝炎的有效性和安全性：随机对照试验的系统评价和 Meta 分析［J］．中国中药杂志，2017，42（20）：4007-4026.

［2］年金金，杨敏，唐尧．苦黄注射液对黄疸型病毒性肝炎退黄降酶效果及安全性的系统评价［J］．中国药房，2011，22（32）：3044-3047.

［3］廉华，周涛，胡莲，张华强．苦黄注射液、复方甘草酸苷、阿德福韦酯三联疗法治疗 HBeAg 阳性慢性乙型肝炎的临床疗效及对患者免疫功能的影响［J］．现代中西医结合杂志，2017，26（12）：1314-1316.

［4］陈世雄，周莉，黄仑峰．苦黄注射液治疗黄疸型病毒性肝炎的疗效及对肝功能的影响［J］．临床与病理杂志，2016，36（05）：630-634.

抗病毒中成药的研究与应用

［5］叶晓丽．复方甘草酸单胺S联合苦黄注射液治疗病毒性肝炎高胆红素血症的效果分析［J］.中国医药指南，2017，15（12）：184.

［6］张玲，钱梅艳.苦黄注射液治疗高黄疸病毒性肝炎80例［J］.河南中医，2011，31（04）：358-359.

［7］曾昕.苦黄注射液治疗黄疸型病毒性肝炎疗效分析［J］.亚太传统医药，2013，9（12）：174-175.

［8］陈青，岑杨成，钟斌，李明明，赵辉，李妍，廖泽辉，潘娟.苦黄散治疗普通型手足口病肺脾湿热证临床研究［J］.蛇志，2016，28（04）：407-409.

·138·

蓝芩口服液

【**药品名称**】蓝芩口服液。

【**剂型**】合剂。

【**主要成分**】板蓝根、黄芩、栀子、黄柏、胖大海。辅料为蔗糖、苯甲酸钠、聚山梨酯。

【**性状**】本品为棕红色澄清液体；味甜，微苦。

【**适应证/功能主治**】清热解毒，利咽消肿。用于急性咽炎，肺胃实热证所致咽痛、咽干、咽部灼热。

【**规格型号**】每支装 10 mL。

【**用法用量**】口服。一次 20 mL，一日 3 次。

【**不良反应**】个别患者服药后出现轻度腹泻，一般可自行缓解。

【**禁忌**】尚不明确。

【**注意事项**】①忌烟酒、辛辣、鱼腥食物；②不宜在服药期间同时服用温补性中药；③糖尿病患者应在医师指导下服用；④脾虚便溏者慎用；⑤风寒感冒者，症见恶寒发热、无汗、鼻流清涕者慎用；⑥服药 3 天症状无缓解，应去医院就诊；⑦对本品过敏者禁用，过敏体质者慎用；⑧本品性状发生改变时禁止使用；⑨请将本品放在儿童不能接触的地方；⑩如正在使用其他药品，使用本品前请咨询医师或药师。

【**孕妇及哺乳期妇女用药**】慎用。

【**儿童用药**】请在医师指导下服用。

【**老人用药**】请在医师指导下服用。

【药物相互作用】如与其他药物同时使用可能会发生药物相互作用，详情请咨询医师或药师。

【药理毒理】①退热：对伤寒、副伤寒三联菌苗引起的发热反应有明显的退热作用，对鲜啤酒酵母致热大鼠亦有较好的退热作用；②抗炎：对二甲苯引起的小鼠耳肿胀有明显的抑制作用，对角叉菜胶引起的大鼠足跖肿胀也有明显的抑制作用。

【贮藏】密封，置阴凉（不超过20℃）处，在贮藏期间允许有少量轻摇易散的沉淀。

【包装】管制口服液瓶装。每盒6支。

【有效期】36个月。

【批准文号】国药准字 Z19991005。

【生产企业】扬子江药业集团有限公司。

【临床研究】

1. 对治疗上呼吸道感染有一定的疗效

史明杰等[1]将上呼吸道感染160例，按照一定标准分为治疗组与对照组各80例，治疗组口服蓝芩口服液10～20 mL/次，按年龄阶段3～5岁10 mL/次、6～8岁15 mL/次、10岁以上20 mL/次，每日2次；对照组口服吗啉胍及中药。结果：80例服用蓝芩口服液治疗的患儿中（治疗组），72例痊愈，5例好转，3例无效；80例口服吗啉胍加其他中药治疗的患儿中（对照组），36例痊愈（45%），32例好转，12例无效；说明蓝芩口服液具有抗菌和抗病毒的双重作用，同时也解决了抗生素的耐药问题，值得临床推广。温慧等[2]讨论了蓝芩口服液治疗急性上呼吸道感染的临床疗效，对照组130例，给予三氮唑核苷，疗程3～5天，对于高热的患者采用解热镇痛剂治疗，对于合并细菌感染的患者采用抗生素进行治疗；治疗组 126 例在此基础上加用蓝芩口服液，3 次/天，10 mL/次。结果表明：上呼吸道感染症状改善总有效率治疗组为 92.1%，对照组为 76.9%，说明蓝芩口服液对治疗上呼吸道感染有一定的疗效。

2. 联合利巴韦林气雾剂治疗手足口病临床效果显著

要冬颖等[3]通过对所在医院的 88 例手足口病患者分组试验，以蓝芩口服液联合利巴韦林药物组对比利巴韦林单一药物组，从患者临床症状、病毒转阴情况等得出以下结论：实验组患者的 EV71 病毒的转阴率为 92.31%、总肠道病毒转阴率为 92.68%，明显高于对照组患者；说明口服液联合利巴韦林气雾剂治疗手足口病临床效果显著，可加快患者临床症状改善的程度，提高临床病毒的转阴率。

3. 临床治疗小儿疱疹性咽峡炎效果显著

吴文玉等[4]将 280 例疱疹性咽峡炎患儿随机分为对照组与实验组，对照组给予利巴韦林治疗，实验组在对照组治疗基础上予以蓝芩口服液治疗并对比两组的治疗情况，结果显示：实验组治疗总有效率为 98.57%，显著高于对照组的 92.86%，说明蓝芩口服液在临床治疗小儿疱疹性咽峡炎中效果显著，值得应用。

4. 对巨细胞病毒感染合并听力损害有一定疗效

卞秋翔等[5]随机将 60 例确诊为巨细胞病毒（CMV）感染合并听力损害的患儿分为更昔洛韦治疗组（对照组）和蓝芩口服液治疗组（实验组）各 30 例，连续观察 4~6 个月，结果显示：蓝芩口服液对巨细胞病毒感染合并听力损害有一定疗效，无明显不良反应。

5. 缓解咽痛时间

赵敬敬等[6]选取95例早期就诊的流感样患者，随机分成三组，分别给予喜炎平注射液、磷酸奥司他韦颗粒、蓝芩口服液治疗；结果显示：蓝芩口服液组咽痛缓解时间最短，与其他两组比较差异均有统计学意义（$P < 0.05$）。说明蓝芩口服液对于治疗流感样病例有效。

【参考文献】

[1] 史明杰. 蓝芩口服液治疗上呼吸道感染临床疗效分析[J]. 中外医疗，2010，29（10）：103.

[2] 温慧，甄党霞. 蓝芩口服液治疗急性上呼吸道感染的疗效观察[J]. 吉林医学，2012，33（15）：3201.

[3] 要冬颖，王乾，王园园，赵鑫，赵颖，朱松梅，刘芳. 手足口病应用利巴韦林气雾剂联合蓝芩口服液治疗的临床效果评价[J]. 中华中医药学刊，2016，34（04）：867-869.

[4] 吴文玉. 蓝芩口服液治疗小儿疱疹性咽峡炎的临床效果及安全性探讨[J]. 中国现代药物应用，2018，12（01）：113-114.

[5] 卞秋翔，王军. 蓝芩口服液治疗巨细胞病毒感染合并听力损害的临床研究[J]. 儿科药学杂志，2012，18（12）：9-13.

[6] 赵敬敬，李玉玲. 喜炎平注射液、磷酸奥司他韦颗粒、蓝芩口服液治疗流感样病例的临床效果研究[J]. 中国医学创新，2017，14（06）：40-43.

连花清瘟胶囊

【药品名称】连花清瘟胶囊。

【剂型】胶囊剂。

【主要成分】连翘、金银花、炙麻黄、炒苦杏仁、石膏、板蓝根、绵马贯众、鱼腥草、广藿香、大黄、红景天、薄荷脑、甘草。

【性状】本品为胶囊剂，内容为棕黄色至黄褐色颗粒，味微苦，气微香。

【适应证/功能主治】清瘟解毒，宣肺泄热。用于治疗流行性感冒属热毒袭肺证，症见发热或高热，恶寒，肌肉酸痛，鼻塞流涕，咳嗽，头痛，咽干咽痛，舌偏红，苔黄或黄腻等。

【规格型号】每粒装 0.35 g。

【用法用量】口服。一次 4 粒，一日 3 次。

【不良反应】尚不明确。

【禁忌】尚不明确。

【注意事项】①忌烟、酒及辛辣、生冷、油腻食物；②不宜在服药期间同时服用滋补性中药；③风寒感冒者不适用；④高血压、心脏病患者慎用，肝病、糖尿病、肾病等慢性病严重者应在医师指导下服用；⑤儿童、孕妇、哺乳期妇女、年老体弱及脾虚便溏者应在医师指导下服用；⑥发热体温超过 38.5℃的患者，应去医院就诊；⑦严格按用法用量服用，本品不宜长期服用；⑧服药 3 天症状无缓解，应去医院就诊；⑨对本品过敏者禁用，过敏体质者慎用；⑩本品性状发生改变时禁止使用；

⑪ 儿童必须在成人监护下使用；⑫ 请将本品放在儿童不能接触的地方；⑬ 如正在使用其他药品，使用本品前请咨询医师或药师；⑭ 运动员慎用；⑮ 打开防潮袋后，请注意防潮。

【药理作用】临床前药理学试验表明：本品口服给药可降低流感病毒感染小鼠的肺指数；减少金黄色葡萄球菌感染小鼠48 小时死亡数；本品对三联菌苗致家兔发热有解热作用；可抑制二甲苯致小鼠耳肿胀，抑制角叉菜胶致大鼠足肿胀，降低醋酸所致小鼠腹腔毛细血管通透性；本品还具有一定的止咳、化痰和调节免疫功能。体外试验表明：本品对流感病毒，副流感病毒 1 型，呼吸道合胞病毒（RSV），腺病毒 3 型和 7 型（ADV_3 和 ADV_7），单纯疱疹病毒 1 型和 2 型，SARS 病毒，金黄色葡萄球菌，甲、乙型溶血性链球菌，肺炎球菌，流感杆菌均有一定的抑制作用。

【药物相互作用】如与其他药物同时使用可能会发生药物相互作用，详情请咨询医师或药师。

【贮藏】密封，置阴凉处。

【包装】0.35 g×12 粒 ×2 板 / 盒。

【有效期】30 个月。

【批准文号】国药准字 Z20040063。

【生产企业】石家庄以岭药业股份有限公司。

【抗病毒研究】

1. 抗流感病毒

1.1　抗甲型流感病毒

莫红缨等[1]研究连花清瘟胶囊体外抗甲型流感病毒的作用。以利巴韦林作阳性对照药物，采用存留细胞结晶紫染色法测定连花清瘟胶囊不同给药方式对甲型流感病毒 H3N2 的体外抑制作用及其时效关系。结果：连花清瘟胶囊具有多环节抗甲型流感病毒的作用，综合抑制作用，对病毒吸附的预防作用，抑制病毒吸附后的复制增殖作用以及直接杀伤病毒的作用，这 4 种作用的半数有效浓度（EC_{50}）分别为 0.042 g/mL，0.031 g/mL，0.051 g/mL，0.050 g/mL，以预防给药方式抗流感病毒的作用最强。随药物作用时间的延长，连花清瘟胶囊的低浓度抗病毒有效率呈减少趋势，在高浓度时（≥ 0.031 g/mL）其抗病毒能力基本不变。同时连花清瘟胶囊可明显降低病毒的感染性。结论：连花清瘟胶囊具有明显的体外抗甲型流感病毒作用。

1.2 抗流感病毒 FM_1、副流感病毒

郭海等[2]观察连花清瘟胶囊对流感病毒 FM_1、副流感病毒仙台株感染小鼠肺指数的影响。用流感病毒 FM_1、副流感病毒仙台株滴鼻感染小鼠建立模型，随机分为正常对照组，模型对照组，利巴韦林组，连花清瘟高、中、低剂量组，观察小鼠的一般情况、肺指数。结果表明，连花清瘟中剂量对流感病毒 FM_1、副流感病毒仙台株感染后小鼠的肺指数增高均有显著的降低作用（$P < 0.05$，$P < 0.01$）；低剂量仅对流感病毒 FM_1 感染后小鼠的肺指数有降低作用（$P < 0.05$）。说明连花清瘟胶囊对流感病毒 FM_1、副流感病毒仙台株感染小鼠的肺损害有抑制作用。

2. 抗呼吸道病毒

杨进等[3]观察连花清瘟胶囊对呼吸道病毒感染的影响。将 60 只 NIH 小鼠随机分为正常组、模型组、连花清瘟治疗组、防感挥发油治疗组、防感喷雾剂组和病毒唑治疗组，每组

12只，给药 7 天后观察药物对小鼠肺指数影响和肺组织 TNF-α、IFN-γ 含量的影响。结果：模型组小鼠肺指数显著增高（$P < 0.01$），连花清瘟胶囊组和防感挥发油组、喷雾组能明显降低病毒感染小鼠的肺部炎症引起的肺指数增加（$P < 0.05$）；模型组小鼠肺组织匀浆中 TNF-α、IFN-γ 水平显著升高（$P < 0.01$），连花清瘟治疗组能显著降低 TNF-α 的含量（$P < 0.01$）。结果表明，连花清瘟明显改善肺部感染，具有抗呼吸道病毒的作用。

3. 抗呼吸道合胞病毒（RSV）

丁月文等[4]观察连花清瘟颗粒体内抗呼吸道合胞病毒（RSV）感染的药效作用。采用 BALB/C 小鼠 RSV 感染模型，通过观察小鼠质量变化、肺病毒滴度、肺内炎症因子 mRNA 表达及肺组织病理变化评价药物的体内抗病毒药效。结果表明，连花清瘟颗粒高剂量组可显著降低 RSV 感染小鼠肺内病毒滴度（$P < 0.05$）。连花清瘟高、低剂量组可显著降低 RSV 感染小鼠肺内炎症因子 IL-6，IL-1β mRNA 的表达量（$P < 0.01$）；肺组织病理检查结果显示：连花清瘟颗粒高、低剂量组均可以缓解病毒所致肺组织病理性炎症。说明连花清瘟颗粒可有效抑制 RSV 感染小鼠肺内病毒滴度，对小鼠病毒性肺炎具有一定的改善作用。

4. 抗柯萨奇病毒 B_4（CVB$_4$）

刘钊等[5]采用中药连花清瘟胶囊进行体外抗柯萨奇病毒 B_4（CVB$_4$）的研究。通过观察病毒引起的细胞病变效应（CPE）、MTT 法检测细胞活性，作为考核药物抗病毒作用。结果表明，中药连花清瘟胶囊对 CVB$_4$ 有直接灭活作用，并能

阻止 CVB_4 的吸附细胞和抑制 CVB_4 在 Hep-2 细胞内的生物合成，其半数抑制浓度（IC_{50}）分别为 410.00 μg/mL，343.13 μg/mL 和 410.32 μg/mL，治疗指数（TI）分别为 2.67、3.20 和 2.66，其中抗病毒吸附作用最强（$P < 0.01$）。在 100 ~ 1 600 μg/mL 范围内连花清瘟胶囊与 CVB_4 抑制率呈明显的量效关系（$P < 0.05$），在 500 μg/mL 时能抑制 CVB_4 在 Hep-2 细胞内的增殖大于 50%。研究表明中药连花清瘟胶囊能有效地抑制 CVB_4 在 Hep-2 细胞中的增殖，其抗病毒作用表现为直接灭活病毒，阻断病毒吸附细胞和抑制病毒进入细胞之后的复制增殖。

5. 抗 SARS 相关冠状病毒

朱舜亚等[6]探讨三种中药处方对 Vero-E_6 细胞内 SARS 相关冠状病毒的抑制作用。取一定量的 SARS 相关冠状病毒 BJ01 株加入培养好的 Vero-E_6 细胞中，置于 37℃、5% CO_2 孵箱吸附 2 h，吸出病毒液，再分别加入不同浓度的药物稀释液，在同样条件下培养 48 ~ 72 h，观察细胞病变情况。迪康注射液、连花清瘟胶囊和复方连蒲颗粒应用后，Vero-E_6 细胞内 SARS-COV 的半数有效浓度（EC_{50}）分别为 0.056、0.11 和 0.49 mg/mL，治疗指数 TI 分别为 53.6、40.3 和 44.0。说明上述三种中药处方在体外对 SARS-COV 有一定抑制作用。

【临床研究】

1. 治疗感冒

1.1 治疗流感

陈丽云等[7]分析连花清瘟胶囊抗流感病毒的药理学机制。选择 2015 年 2 月至 2016 年 7 月呼吸内科收治的 94 例流感患者，采用随机数字表法分组，对照组、观察组各 47 例，对照组给予磷酸奥司他韦胶囊，观察组给予磷酸奥司他韦胶囊联合连花清瘟胶囊，对比相关指标。结果显示，观察组退热、呼吸道症状改善、全身症状改善、住院时间均低于对照组，差异有统计学意义（$P < 0.05$）；72 h 后，组间比较观察组 CRP、TNF-α、IL-6 低于对照组，组内比较两组指标均低于治疗前；组间比较观察组 $CD4^+/CD8^+$ 高于对照组，组内比较两组均高于治疗前，差异有统计学意义（$P < 0.05$）；72 h 后，观察组病毒感染实验室转阴率为 91.49%（43/47），高于对照组 57.45%（27/47），差异有统计学意义（$P < 0.05$）。结果表明，连花清瘟胶囊通过调节免疫、退热、化痰止咳等作用，减轻流感病毒损害。

黄建红等[8]探讨连花清瘟胶囊治疗流行性感冒的临床疗效。收治流行性感冒患者 200 例，随机分成观察组和对照组各 100 例，对照组给予利巴韦林治疗，观察组在对照组基础上给予口服连花清瘟胶囊治疗。结果表明，治疗后观察组恶心、发热、咽痛和鼻塞流涕症状明显低于对照组（$P < 0.05$），观察组治疗总有效率高于对照组（$P < 0.05$）。证明连花清瘟胶囊治疗流行性感冒疗效显著，症状恢复快。

1.2 治疗甲型 H1N1 流感

刘更新等[9]观察连花清瘟胶囊治疗甲型 H1N1 流感的有效性和安全性。采用随机、开放、阳性药物对照试验设计，将 124 例经病毒核酸检测阳性的甲型 H1N1 流感住院患者随机分为两组，试验组 64 例，给予连花清瘟胶囊口服，4 粒 / 次，3 次 / 天；对照组 60 例，给予磷酸奥司他韦胶囊，75 mg/ 次，2 次 / 天，疗程均为 5 天。试验期间进行病毒核酸检测及主要流感样症状记录，观察患者病毒核酸转阴时间及流感样症状缓解时间，同时进行血、尿、便常规，生化，心电图检查及不良反应观察以评价连花清瘟胶囊的安全性。

郭文明等[10]探讨连花清瘟胶囊联合金荞麦片治疗甲型H1N1流感患者的疗效。选取2013年1月至2014年12月在三台县人民医院首次接受治疗的102例甲型H1N1流感患者，随机分为两组，各51例。试验组采用连花清瘟胶囊联合金荞麦片治疗，对照组采用磷酸奥司他韦胶囊治疗，比较两种治疗方案的效果。结果表明，连花清瘟胶囊联合金荞麦片治疗甲型H1N1流感患者，疗效显著、起效快、安全性高，优于单用磷酸奥司他韦胶囊。

1.3 治疗病毒性感冒

何春华等[11]探讨连花清瘟胶囊在社区病毒性感冒治疗中的疗效。选取2013年1月到2014年4月社区收治的113例病毒性感冒患者作为本次研究的对象，并将其随机分为对照组（$n=56$例）与观察组（$n=57$例）。观察组给予连花清瘟胶囊治疗，对照组给予感冒片治疗，对比两组治疗总效率及不良反应。结果表明，连花清瘟胶囊的疗效显著、安全性好，可以作为治疗病毒性感冒的一线药物。

2. 治疗急性上呼吸道感染

张秀玲等[12]观察并分析连花清瘟胶囊治疗急性上呼吸道感染的疗效及安全性，以供参考。选取2015年4月至2016年8月之间本院所接收的急性上呼吸道感染患者90例，随机分为两组，分别为对照组与治疗组，两组患者数均为45例，给予对照组患者口服维生素C银翘片，每天服用3次，每次口服2片；给予治疗组患者口服连花清瘟胶囊，每天服用3次，每次口服

4 片，两组患者均坚持服用两个疗程，一个疗程 4 天。比较两组患者的治疗总有效率与不良反应的发生率。结果表明，连花清瘟胶囊能够有效治疗急性上呼吸道感染，降低不良反应的发生率，值得进一步在临床上推广与使用。

3. 治疗手足口病

张谨等[13]探讨连花清瘟制剂联合康复新药治疗手足口病的临床疗效。选取 HFMD 患儿 136 例，随机分为治疗组和对照组，对照组采用利巴韦林治疗，治疗组采用连花清瘟颗粒 1 ~ 2 袋或连花清瘟胶囊 2 ~ 3 粒口服，每日 3 次，康复新液 4 mL 漱服或喷洒口腔及手足肛周等部位，每日 10 余次，3 天为一疗程，连用 2 个疗程。观察两组临床症状及体征改善时间。结果表明，治疗组总有效率为 97.1%，显著高于对照组的 77.9%，且热退时间、开始进食时间、疱疹消退时间均短于对照组，两组比较差异具有统计学意义（$P < 0.05$）。说明连花清瘟制剂联合康复新液治疗 HFMD 疗效较好，患者依从性好，无明显不良反应。

4. 治疗慢性咽喉炎

李杨等[14]观察连花清瘟胶囊治疗慢性咽喉炎的临床疗效。选取慢性咽喉炎患者 80 例，按随机数字表法分为治疗组（40 例）与对照组（40 例），两组均接受相同的抗生素治疗（头孢呋辛酯片），治疗组加用连花清瘟胶囊。通过为期 14 天的治疗，对两组治疗前后的血液常规生化检查、临床症状及疗效进行比较。结果显示，治疗组血液常规生化检查和临床症状均优于对照组，差异均具有统计学意义（$P < 0.05$）。治疗组治疗有效率明显高于对照组（$P < 0.05$）。表明在抗生素治疗基础上，采用连花清瘟胶囊治疗慢性咽喉炎的疗效优于单纯抗生素治疗疗效。

5. 治疗单纯疱疹病毒性角膜炎（HSK）

杜淑娟等[15]在西医常规治疗基础上加用连花清瘟颗粒治疗单纯疱疹病毒性角膜炎（HSK）43例，并与单纯西医常规治疗41例对照观察。结果表明，在西医常规治疗基础上加用连花清瘟颗粒治疗HSK临床疗效明显优于单纯西医常规治疗，可以明显提高患者免疫力，促进病情恢复，提高治愈率及总有效率，且远期疗效良好，复发率低，安全可靠，值得临床借鉴参考。

【参考文献】

［1］莫红缨，柯昌文，郑劲平，钟南山.连花清瘟胶囊体外抗甲型流感病毒的实验研究［J］.中药新药与临床药理，2007（01）：5-9.

［2］郭海，杨进，龚婕宁，张庆宏.连花清瘟胶囊对小鼠病毒感染后肺指数的影响［J］.河南中医，2007（03）：35-36.

［3］杨进.连花清瘟胶囊抗呼吸道病毒感染的实验研究［A］.世界中医药学会联合会.世界中医药学会联合会络病专业委员会成立大会暨第一届学术年会论文汇编［C］.2012：4.

［4］丁月文，曾丽娟，李润峰，王玉涛，陈俏妍，杨子峰，张奉学.连花清瘟颗粒抗呼吸道合胞病毒感染BALB/c小鼠的药效作用研究［J］.广州中医药大学学报，2016，33（04）：540-544.

［5］刘钊，石福忠，杨占秋.连花清瘟胶囊抗柯萨奇B_4病毒作用的实验研究［J］.中南民族大学学报（自然科学版），2012，31（01）：20-24.

［6］朱舜亚，李晓荭，魏云玲，杨佩英，秦鄂德.三种中药处方对SARS相关冠状病毒体外抑制作用的初步研究［J］.生物技术通讯，2003（05）：390-392.

［7］陈丽云，王银娣，黄汉．连花清瘟胶囊抗流感病毒临床疗效观察［J］．甘肃医药，2017，36（08）：666-667．

［8］黄建红．连花清瘟胶囊治疗流行性感冒的临床疗效观察［J］．中国社区医师，2017，33（08）：90．

［9］刘更新．连花清瘟胶囊治疗甲型H1N1流感随机对照临床研究［A］．中国工程院医药卫生学部、中华中医药学会、中华医学会、中国中西医结合学会、中国医师协会．络病学基础与临床研究（7）［C］．2011：3．

［10］郭文明．连花清瘟胶囊联合金荞麦片治疗甲型H1N1流感疗效研究［J］．成都医学院学报，2015，10（03）：357-359．

［11］何春华．连花清瘟胶囊在社区病毒性感冒治疗中的疗效探讨［J］．大家健康（学术版），2014，8（17）：261-262．

［12］张秀玲．连花清瘟胶囊治疗急性上呼吸道感染的疗效及安全性［J］．中西医结合心血管病电子杂志，2016，4（34）：68．

［13］张谨，余云芳，杨春秀，侯凌云．连花清瘟制剂联合康复新治疗手足口病疗效观察［J］．疑难病杂志，2010，9（07）：524-525．

［14］李杨．连花清瘟胶囊治疗慢性咽喉炎的临床疗效观察［J］．中国民康医学，2017，29（13）：65-66．

［15］杜淑娟，耿韶辉，袁洪恩，穆展，林丽霞，纪思真．连花清瘟颗粒治疗单纯疱疹病毒性角膜炎43例［J］．河北中医，2015，37（07）：1064-1065．

羚羊感冒胶囊

主要生产厂家有：山西黄河中药有限公司、承德天原药业股份有限公司、太阳石（唐山）药业有限公司等，选取山西黄河中药有限公司生产的羚羊感冒胶囊为例。

【药品名称】羚羊感冒胶囊。

【剂型】胶囊剂。

【主要成分】羚羊角、金银花、淡竹叶、薄荷油（或薄荷脑）、甘草、牛蒡子、淡豆豉、荆芥、连翘、桔梗。辅料为滑石粉、硬脂酸镁。

【性状】本品为胶囊剂，内容物显黄棕色；气香，味凉、苦而后微甜。

【适应证／功能主治】清热解表。用于流行性感冒，伤风咳嗽，头晕发热，咽喉肿痛。

【规格型号】每粒装 0.42 g。

【用法用量】口服，一次 2 粒，一日 2～3 次。

【不良反应】尚不明确。

【禁忌】孕妇禁用。

【注意事项】①忌烟、酒及辛辣、生冷、油腻食物；②不宜在服药期间同时服用滋补性中药；③高热体温超过 38.5℃的患者，请上医院就诊；④高血压、心脏病、肝病、糖尿病、肾病等慢性病严重者应在医师指导下服用；⑤服药 3 天症状无缓解，应去医院就诊；⑥儿童、年老体弱者应在医师指导下服用；⑦对本品过敏者禁用，过敏体质者慎用；⑧本品性状发生改变时禁止使用；⑨儿童必须在成人监护下使用；⑩请将本品放在儿童不能接触的地方；⑪ 如正在使用其他药品，使用本品前请咨询医师或药师。

【药物相互作用】如与其他药物同时使用可能会发生药物相互作用，详情请咨询医师或药师。

【贮藏】密封。

【包装】0.42 g×10 粒 ×2 板 / 盒。

【有效期】24 个月。

【批准文号】国药准字 Z14021672。

【生产企业】山西黄河中药有限公司。

【抗病毒研究】

抗流感病毒

杨竞等通过整体实验，观察羚羊感冒胶囊对感染病毒小鼠存活率的影响、对家兔内毒性发热模型体温的影响、对小鼠雾化氨水致咳模型的影响，以及对大鼠足跖肿胀程度的影响。结果表明，羚羊感冒胶囊可提高感染流感病毒小鼠的存活率，降低注射致热剂后的家兔肛门体温，减少雾化氨水刺激后小鼠的咳嗽次数，降低大鼠足跖肿胀率。说明羚羊感冒胶囊具有抗流感病毒、解热、镇咳及抗炎作用。

【临床研究】

治疗儿童上呼吸道感染

陆志芳等[1]选取 2007 年 7 月至 2009 年 7 月南京医科大学附属南京第一医院儿科门诊收治的上呼吸道感染患儿 160 例，用羚羊感冒口服液治疗儿童上感结果表明，联合服用羚羊感冒口服液，退热时间快，症状减轻较快。羚羊感冒口服液各种成分协同作用，加强了其退热、抗菌、抗炎、抗过敏、镇痛、增强免疫等作用，既消除了感冒引起的各种症状，又对感冒具有病因治疗作用，无明显的不良反应，因此具有较好的临床应用前景，值得在儿科临床中推广应用。

【参考文献】

［1］陆志芳，张莉，王晓花，郦银芳．羚羊感冒口服液治疗儿童急性上呼吸道感染的疗效观察［J］．山西医药杂志（下半月刊），2010，39（11）：1105-1106.

羚羊感冒片

本品除深圳市益生堂药业有限公司生产外，还有上海华源制药安徽广生药业有限公司、北京同仁堂科技发展股份有限公司制药厂、商丘市金马药业有限公司等生产该药。

【**药品名称**】羚羊感冒片。

【**剂型**】片剂。

【**主要成分**】羚羊角、牛蒡子、淡豆豉、金银花、荆芥、连翘、淡竹叶、桔梗、薄荷油（或薄荷脑）。

【**性状**】本品为糖衣片，除去糖衣后，显黄棕色；气香，味甜。

【**适应证 / 功能主治**】辛凉透表，清热解毒。主治外感风热，风温初起，发热，头痛，咳嗽，咽痛，舌苔薄黄，脉浮数等病症。

【**规格型号**】0.26 g × 24 片。

【**用法用量**】口服，一次 4 ~ 6 片，一日 2 次。

【**不良反应**】尚不明确。

【**禁忌**】孕妇忌服。

【**注意事项**】①忌烟、酒及辛辣、生冷、油腻食物；②不宜在服药期间同时服用滋补性中药；③风寒感冒者不适用；④有高血压、心脏病、肝病、糖尿病、肾病等慢性病严重者应在医师指导下服用；⑤儿童、孕妇、哺乳期妇女、年老体弱及脾虚便溏者应在医师指导下服用；⑥发热体温超过 38.5℃的患者，应去医院就诊；⑦服药 3 天症状无缓解，应去医院就诊；⑧对本品过敏者禁用，过敏体质者慎用；⑨本品性状发生改变时禁止使用；⑩儿童必须在成人监护下使用；⑪ 请将本品放在儿童不能接触的地方；⑫ 如正在使用其他药品，使用本品前请咨询医师或药师。

【药物相互作用】如与其他药物同时使用可能会发生药物相互作用，详情请咨询医师或药师。

【贮藏】密封。

【包装】24 片 / 盒。

【有效期】24 个月。

【批准文号】国药准字 Z44020834。

【生产企业】深圳市益生堂药业有限公司。

本品除羚羊感冒片外，还有羚羊感冒胶囊、羚羊感冒口服液等剂型。

【抗病毒研究】

抗流感病毒

杨竞等[1]通过整体实验观察羚羊感冒片对感染病毒小鼠存活率的影响，对家兔内毒性发热模型体温的影响，对小鼠雾化氨水致咳模型的影响，以及对大鼠足跖肿胀程度的影响。结果表明，羚羊感冒片可提高感染流感病毒小鼠的存活率，降低注射致热剂后的家兔肛门体温，减少雾化氨水刺激后小鼠的咳嗽次数，降低大鼠足跖肿胀率。说明羚羊感冒片具有抗流感病毒、解热、镇咳及抗炎作用。

【临床应用】

治疗儿童上呼吸道感染

陆志芳等[2]选取 2007 年 7 月至 2009 年 7 月南京医科大学附属南京第一医院儿科门诊收治的上呼吸道感染患儿 160 例，

用羚羊感冒口服液治疗儿童上呼吸道感染。结果表明：联合服
用羚羊感冒口服液，退热时间快，症状减轻较快。羚羊感冒口
服液各种成分协同作用，加强了其退热、抗菌、抗炎、抗过敏、
镇痛、增强免疫等作用，既消除了感冒引起的各种症状，且对
感冒具有病因治疗作用，无明显不良反应，因此具有较好的临
床应用前景，值得在儿科临床中推广应用。

【参考文献】

［1］杨竞，肖红，胡晓鹰.羚羊感冒片的药理研究［J］.
基层中药杂志，2000（06）：5-6.

［2］陆志芳，张莉，王晓花，郦银芳.羚羊感冒口服液治
疗儿童急性上呼吸道感染的疗效观察［J］.山西医药杂志（下半
月刊），2010，39（11）：1105-1106.

裸花紫珠颗粒

【药品名称】裸花紫珠颗粒。

【剂型】颗粒剂。

【主要成分】裸花紫珠。

【性状】本品为棕褐色颗粒；味甜、微涩。

【功能主治】消炎，解毒，收敛，止血。用于细菌感染引起的炎症，急性传染性肝炎，呼吸道和消化道出血。

【规格型号】每袋装 3 g（含干浸膏 0.8 g）。

【用法用量】开水冲服，一次 1 袋，一日 3 ~ 4 次。

【不良反应】尚不明确。

【禁忌】尚不明确。

【注意事项】尚不明确。

【贮藏】密封。

【批准文号】国药准字 Z20060378。

【生产企业】江西普正制药有限公司。

【抗病毒研究】

抗单纯疱疹 1 型病毒

周芹芹等[1]研究裸花紫珠不同提取部位体外抗单纯疱疹病毒 1 型（HSV-1）的活性，为进一步分离纯化寻找抗 HSV-1 的活性组分做准备。系统分离法制备裸花紫珠石油醚、乙酸乙酯、正丁醇部位以及相应的敲除部位，采用 HSV-1 感染的 Hep-2 细胞体外模型，进行体外抗 HSV-1 活性评价，将制备的各部位抗病毒活性与全成分进行比较，确定裸花紫珠体外抗 HSV-1 的活性部位。结果显示，裸花紫珠乙酸乙酯部位的治疗指数 TI 与全成分组相当，正丁醇部位和敲出石油醚部位的 TI 略低于全成分组，其他组无效。说明乙酸乙酯部位为裸花紫珠抗 HSV-1 的主要药效部位。

周芹芹[2]对裸花紫珠抗 HSV-1 的活性物质进行追踪，分离纯化并鉴定其抗 HSV 活性成分，对分离所得的成分进行抗 HSV 活性确认，同时进行抗炎、调节免疫的相关活性研究，阐释其抗 HSV 机理。结果表明，裸花紫珠在抗 HSV 方面具有多成分、多靶点的特点，其既可以直接抑制病毒，也可以通过调节免疫来增强机体的抗 HSV 活力，同时降低机体炎性因子的释放，控制病毒对机体的损害从而达到治疗病毒性疾病的效果。

【临床研究】

1. 治疗带状疱疹

1.1 裸花紫珠分散片加阿昔洛韦等治疗带状疱疹

唐慧东等[3]观察裸花紫珠分散片加阿昔洛韦等治疗带状疱疹的临床疗效及不良反应。选择带状疱疹 496 例，随机分为观察组 257 例和对照组 239 例。对照组采用口服阿昔洛韦片 0.2 g，每天 5 次；吲哚美辛胶囊 25 mg，每天 3 次；维生素 B_6 0.1 g、维生素 B_{12} 0.5 μg 肌肉注射，每天 1 次。观察组在对照组的基础上，增加裸花紫珠分散片，每次 4 片，每天 2 次。7 天为 1 个疗程，观察两组临床疗效、起效时间及不良反应等。结果表明，观察组临床有效 248 例，占 96.5%；对照组 193 例，占 80.7%。两组比较，差异非常显著（$P < 0.01$）。观察组起效时间（2.8 ± 1.9）天，显著短于对照组的（4.1 ± 2.6）天（$P < 0.05$）。两组均未出现明显不良反应。说明常规加裸花

紫珠分散片治疗带状疱疹起效快、疗效好，且安全。

1.2 阿昔洛韦联合裸花紫珠分散片治疗带状疱疹

孔凤利等[4]观察阿昔洛韦联合裸花紫珠分散片治疗带状疱疹的效果。将带状疱疹患者80例随机分为对照组和治疗组，两组均采用阿昔洛韦治疗，治疗组另口服裸花紫珠分散片并用其碾粉局部外敷。结果表明，对照组显效率为35.00%，有效率为32.50%，总有效率为67.50%；治疗组显效率为50.00%，有效率为42.50%，总有效率为92.50%，水疱开始干涸和完全结痂时间均短于对照组，疗效明显优于对照组（$P < 0.01$）。说明阿昔洛韦联合裸花紫珠分散片治疗带状疱疹疗效确切，值得临床推广应用。

2. 治疗儿童 EB 病毒感染

刘静瑛等[5]观察裸花紫珠胶囊治疗儿童EB病毒感染的临床效果。将192例EB病毒感染的儿童随机分为对照组和观察组，对照组给予阿昔洛韦治疗，观察组使用裸花紫珠胶囊治疗，对比两组EB病毒感染儿童各种症状恢复时间和临床疗效。结果表明，治疗组EB病毒感染儿童各种症状恢复时间均快于对照组，临床疗效优于对照组，差异均具有统计学意义（均 $P < 0.05$）。说明阿昔洛韦和裸花紫珠胶囊均能有效治疗儿童EB病毒感染，但是裸花紫珠胶囊治疗速度快，疗效明显，且相对于阿昔洛韦治疗无不良反应，值得临床推广。

3. 治疗病毒性腹泻

杨冬梅等[6]观察裸花紫珠片联合思连康治疗病毒性腹泻的疗效。将患者随机分成治疗组和对照组，治疗组口服裸花紫珠片和思联康；对照组给予病毒唑、普鲁本辛等。结果表明，治疗组总有效率94.4%，对照组总有效率66.7%（$P < 0.05$），治疗组明显高于对照组。说明裸花紫珠联合思连康治疗病毒性腹泻疗效确切。

【参考文献】

[1]周芹芹，侯林，田景振，姚庆强.裸花紫珠不同提取部位体外抗单纯疱疹病毒Ⅰ型作用研究［J］.山东中医杂志，2017，36（04）：329-330.

［2］周芹芹.裸花紫珠抗单纯疱疹病毒Ⅰ型药效物质基础研究［D］.济南大学，2017.

［3］唐慧东.常规加裸花紫珠治疗带状疱疹疗效观察［J］.人民军医，2012，55（11）：1092-1093.

［4］孔凤利.阿昔洛韦联合裸花紫珠分散片治疗带状疱疹40例［J］.中国药业，2010，19（05）：50-51.

［5］刘静瑛.裸花紫珠胶囊治疗儿童EB病毒感染临床观察［J］.河北医学，2016，22（07）：1217-1218.

［6］杨冬梅，赖登红，孔安礼.裸花紫珠片联合思连康治疗病毒性腹泻36例［J］.江西中医药，2010，41（02）：35-36.

牛黄解毒片

本品除国药集团德众（佛山）药业有限公司（原佛山德众药业有限公司）生产外，还有上海皇象铁力蓝天制药有限公司，漳州市生物化学制药厂有限公司，河南兴源制药有限公司等公司生产该药。

【**药品名称**】牛黄解毒片。

【**剂型**】片剂。

【**主要成分**】人工牛黄、雄黄、石膏、大黄、黄芩、桔梗、冰片、甘草。

【**性状**】本品为薄膜衣片，除去包衣后显棕黄色，有冰片香气，味微苦，辛。

【**适应证/功能主治**】用于肺胃蕴热引起的头目眩晕，口鼻生疮，风火牙痛，暴发火眼，咽喉疼痛等。

【**规格型号**】18片。

【**用法用量**】口服，一次3片，一日2～3次。

【**不良反应**】平素脾胃虚弱、大便溏薄、过敏体质者以及小儿，多次服用或大剂量应用可能出现不良反应。

【**禁忌**】孕妇禁用；新生儿禁用。

【**注意事项**】①忌烟酒及辛辣、油腻食物；②高血压、心脏病、肝病、糖尿病、肾病等慢性病患者应在医师指导下服用；③服药后大便次数每日2～3次者，应减量；④服药三天后症状无改善或加重者，应立即停药并去医院就诊；⑤小儿、年老体弱者及脾胃虚寒者慎用；⑥如正在使用其他药品，使用本品前请咨询医师；⑦超剂量及长时间服用，必须在医师及药师指导下进行；⑧不宜与强心苷类、生物碱类、抗生素类或异烟肼、维生素 B_1 等药物合用；⑨特异性或过敏体质者不宜使用。

【药物相互作用】如与其他药物同时使用可能会发生药物相互作用，详情请咨询医师或药师。

【贮藏】密封。

【包装】每盒 18 粒。

【有效期】24 个月。

【批准文号】国药准字 Z44021569。

【生产企业】国药集团德众（佛山）药业有限公司（原佛山德众药业有限公司）。

本品除有牛黄解毒片，还有牛黄解毒丸、牛黄解毒软胶囊等多种剂型。

【抗病毒研究】

抗流感病毒

杨士友等[1]在去雄黄牛黄解毒片抗流感病毒作用研究中，对去雄黄前后的牛黄解毒片的抗病毒作用进行了研究，实验方法如下：①对流感病毒致小鼠死亡率及存活时间的影响：小鼠随机分为 6 组，按下表剂量静脉给药，连续 5 天，给药后第 2 天各组动物用乙醚轻度麻醉，以 10 倍 LD_{50} 的 PR/8 病毒液滴鼻感染，每只小鼠 0.03 mL，感染后第四天开始出现症状，表现为耸毛、毛无光泽、消瘦、食量差、蜷缩、呼吸异常直至死亡。记录各组动物死亡数及死亡天数，连续观察 14 天，部分给药鼠能逐渐恢复，14 天未死亡者，存活时间以 14 天计算。实验结果显示：去雄黄牛黄解毒片 2 g/kg 能明显降低小鼠的死亡率，延长染毒后的平均存活时间，中小剂量组及牛黄解毒片也有一定效果，但无统计学意义。②对流感病毒所致小鼠肺炎的影响：小鼠 70 只，随机分 7 组，给药途径和剂量同上，除正常对照组外，将小鼠用乙醚麻醉，以 15 倍 LD_{50} 流感病毒鼠肺适应株 PR/8 滴鼻感染，每只 0.03 mL，从感染前一天开始给药，连续 5 天，感染 4 天后，称取小鼠体重，并处死解剖，观察肺部病变，感染后肺部呈不同程度肝样实变，病毒对照组最为严重。摘取全肺称重，并计算肺指数值，求出肺指数抑制率。肺指数 = 肺重（g）/ 体重（g）× 100%。肺指数值越大，病变程度越严重。由此得出结果：去雄黄牛黄解毒片和牛黄解毒片以 2 g/kg 静脉给药，连续 5 天，均可使 PR/8 感染的小鼠肺指数显著降低，说明有明显的抑制流感病毒所致小鼠肺炎的效果。因此：去雄黄牛黄解毒片与牛黄解毒片均有抗流感病毒作用。

【临床应用】

1. 治疗带状疱疹

彭敏等[2]在用牛黄解毒片治疗带状疱疹的临床效果探析中，将 40 例带状疱疹患者随机分为对照组和治疗组，各 20 例。两组患者的一般资料相比差异无统计学意义（$P > 0.05$），具有可比性。实验方法为：两组患者应用单磷酸阿糖腺苷粉针进行治疗，其用法是：将此药 200 mg 用 250 mL 浓度为 0.9% 的 NaCL 溶液溶解后进行静脉滴注，每日用药 1 次，共 7 天。在此基础上，在治疗组患者患处的皮肤上外用牛黄解毒片进行治疗。此药的用法是：将适量的牛黄解毒片研成细末，用少许浓度为 0.9% 的 NaCL 溶液调成稀糊状，涂于患处，用湿纱布覆盖，每日用药 3 次，共用药 7 天。在对两组患者进行治疗期间嘱其摄入清淡饮食，禁止食用有刺激性的食物。为出现严重疼痛的患者口服维生素B$_1$进行治疗。结果显示：与对照组患者相比，治疗组患者治疗的总有效率较高，差异有统计学意义，$P < 0.05$。由此进一步得出结论：带状疱疹的病因为感染水痘—带状疱疹病毒。此病患者患处的皮肤上可出现疱疹，并可发生明显的神经痛。中医认为，带状疱疹的发生与热毒侵袭皮肤有关。牛黄解毒片是我国传统的中成药，由牛黄、石膏、冰片、大黄、黄芩、雄黄、甘草等药物组成。在此方中，牛黄、黄芩清热解毒，冰片、石膏清热消炎，大黄泻热、通腑、通经，黄连、黄柏有抗病毒的作用，雄黄、冰片有止痛的作用。上述诸药合用可起到抗病毒、消炎、清热解毒、消肿止痛的作用。本次研究的结果显示，用牛黄解毒片治疗带状疱疹可取得理想的效果，能显著减轻患者的临床症状。

谢明亮等[3]在牛黄解毒片的临床新应用研究中，为了研究牛黄解毒片在临床中的新用途，将带状疱疹患者48例随机分为治疗组和对照组各24例。两组同时给予抗病毒、抗感染处理。皮疹处疼痛严重者，给予口服维生素B$_1$。在此基础上，治疗组局部给予牛黄解毒片磨成粉状外部湿敷，以7天为一疗程。比较治疗一疗程后两组的疗效和不良反应。实验结果显示：治疗组治疗效果明显高于对照组，差异具有统计学意义（$P < 0.05$）。两组在治疗期间，均无严重不良反应。由此得出结论：牛黄解毒片外用治疗热象明显的皮肤病效果显著。

蒋金灿等[4]在牛黄解毒片外敷治疗带状疱疹15例疗效观察中，采用牛黄解毒加食醋调糊外敷治疗头与躯干部带状疱疹，结果15例皆于3天内起效，5～7天治愈。本组15例治疗结果说明，中药牛黄解毒片治疗带状疱疹确有疗效，且快速、方便、无明显不良反应，原药易得，很适合地方基层医院使用，另与聚肌胞合用，阻滞了病毒的繁殖与播散，更能促进皮损的结痂脱落及局部炎症的吸收。

张蓉华等[5]研究牛黄解毒片治疗带状疱疹，选取10例患者，实验方法为：将牛黄解毒片2～3片（根据疱疹多少而定）碾成粉末后用醋或凉开水调成糊状，涂于患处，每日一次。亦可同时内服牛黄解毒片2片，每日3次。实验结果为：用药1～2次后，10例均有不同程度疼痛减轻或消失，水疱开始萎缩，红色丘疹不再形成水疱。继用3～5日，水疱结痂，并有部分脱痂，无新的疱疹出现。除1例疼痛持续1周外，其余均在5日内痊愈。进一步讨论得出：中成药治疗带状疱疹报道不少，但应用牛黄解毒片尚未见报道。牛黄解毒片成分中大黄、黄芩、牛黄等均有清热、解毒功能；石膏、冰片有清热消炎作用。近代研究认为，黄柏、黄连有抗病毒功能，牛黄有中枢镇静作用，甘草具有类皮质激素作用，故可达到抗病毒、消炎、解毒和镇痛的综合功效。本疗法简便、价廉、疗程短，无任何不良反应。

2.治疗单纯性疱疹性口腔溃疡，口角疱疹

王小平等[6]在内外结合治疗病毒感染34例中，选取男14例，女20例；年龄最大者68岁，最小者4岁；其中单纯性疱疹性口腔溃疡12例，口角疱疹14例，水痘、带状疱疹8例。治疗方法为：内服牛黄解毒片，局部采用氯霉素注射液外敷；先用消毒针将水疱挑破，挤净疱液，再在该处涂上氯霉素注射液，干后再涂，反复用药。治疗结果为：痊愈16例，显效10例，好转4例，无效4例，总有效率88%。因此得出结论：牛黄解

毒片对病毒感染疾病有一定的治疗作用。

3.治疗流行性腮腺炎

吴敦煌等[7]研究牛黄解毒丸外治流行性腮腺炎，选取30例患者，治疗方法为：取牛黄解毒丸（本品中含牛黄、大黄、雄黄、石膏等）4丸，加入95%酒精100 mL浸泡，用玻璃棒不断搅动，至药物充分溶解备用。使用时以75%酒精清洁消毒两侧腮腺区皮肤，取牛黄解毒丸配制液10 mL均匀涂于患处，1小时1次，待体温下降至正常后，减少涂药次数（1天3次），7天为一疗程。实验结果为：30例中，治愈26例，占86.67%；有效4例，占13.33%；总有效率100%。由此得出结论：牛黄解毒丸中含牛黄、大黄、雄黄、石膏等，具有清热、解毒、泻火、消肿散结之功用。采用牛黄解毒丸外治流行性腮腺炎，疗效满意，未发现药物不良反应。本方法药少价廉，实用简便，值得临床推广应用。

【参考文献】

[1]杨士友，裴月梅，梁启勇，罗运满，吴冬明，倪大石.去雄黄牛黄解毒片抗流感病毒作用的研究［J］.中药药理与临床，2001（03）：6-7.

[2]彭敏.用牛黄解毒片治疗带状疱疹的临床效果探析[J].当代医药论丛，2017，15（08）：101-102.

[3]谢明亮.牛黄解毒片的临床新应用研究［J］.中国医药导刊，2013，15（11）：1917-1918.

[4]蒋金仙.牛黄解毒片外敷治疗带状疱疹15例疗效观察［J］.苏州医学院学报，1996（06）：1168.

[5]张蓉华，陈鸿.牛黄解毒片治疗带状疱疹10例［J］.

九江医学，1995（04）：249.

　　［6］王小平. 内外结合治疗病毒感染 34 例［J］. 湖南中医杂志，1990（04）：48.

　　［7］吴敦煌，周虎珍，田贤江. 牛黄解毒丸外治流行性腮腺炎 30 例［J］. 中医外治杂志，2007（06）：58.

牛黄上清片

本品除河南省百泉制药有限公司生产外，还有唐山心合制药有限公司，河北安国药业集团有限公司，药都制药集团股份有限公司等生产该药。

【**药品名称**】牛黄上清片。

【**剂型**】片剂。

【**主要成分**】人工牛黄、黄连、黄芩、大黄、栀子、地黄、当归、川芎、赤芍、荆芥穗、菊花、连翘、黄柏、桔梗、薄荷、白芷、甘草、石膏、冰片。辅料为硬脂酸镁、淀粉、蔗糖、滑石粉、明胶、柠檬黄。

【**性状**】本品为黄色的糖衣片，除去糖衣后显棕褐色；味凉、苦。

【**适应证 / 功能主治**】清热泻火，散风止痛。用于热毒内盛、风火上攻所致的头痛眩晕、目赤耳鸣、咽喉肿痛、口舌生疮、牙龈肿痛、大便燥结。

【**规格型号**】12 片 / 板。

【**用法用量**】口服。一次 4 片，一日 2 次。

【**不良反应**】尚不明确。

【**禁忌**】孕妇禁用。

【**注意事项**】①忌食辛辣食物；②不宜在服药期间同时服用温补性中成药；③有心脏病、肝病、肾病等慢性病严重者或正在接受其他治疗的患者应在医师指导下服用；④按照用法用量服用，小儿、年老体弱、大便溏软者，应在医师指导下服用；

⑤服药三天后症状未改善，应去医院就诊；⑥对本品过敏者禁用，过敏体质者慎用；⑦本品性状发生改变时禁止使用；⑧儿童必须在成人监护下使用；⑨请将本品放在儿童不能接触的地方；⑩如正在使用其他药品，使用本品前请咨询医师或药师。

【药物相互作用】如与其他药物同时使用可能会发生药物相互作用，详情请咨询医师或药师。

【贮藏】密封。

【包装】12 片 ×4 板。

【有效期】36 个月。

【批准文号】国药准字 Z41021548。

【生产企业】河南省百泉制药有限公司。

本品除牛黄上清片外，还有牛黄上清胶囊，牛黄上清丸等剂型。

【临床研究】

治疗咽炎

李艳等[1]在牛黄上清胶囊对急性咽炎疾病的治疗效果分析中，为了探讨和分析牛黄上清胶囊对急性咽炎疾病的治疗效果，设计实验方法为：选择 80 例急性咽炎患者，按照患者入院顺序分为甲组和乙组。甲组 41 例，乙组 39 例。乙组患者通过阿莫西林克拉维酸钾分散片进行治疗，甲组患者通过牛黄上清胶囊进行治疗，对比甲乙两组患者的治疗效果和症状改善时间。结果：甲组患者治疗的总有效率（95.12%）高于乙组患者（79.49%），差异对比存在统计学意义（x^2=4.467，P=0.035）。甲组患者的咽痛改善时间为（3.11±0.57）天，乙组患者为（4.29±0.81）天，差异对比存在统计学意义（t=7.565，

P=0.000）。甲组患者的咽痛咽部黏膜充血水肿改善时间为（3.44±0.59）天，乙组患者为（4.52±0.61）天，差异对比存在统计学意义（t=8.050，P=0.001）。由此得出结论：在急性咽炎治疗中，牛黄上清胶囊的应用效果良好，患者治疗有效率很高，并且使患者症状得到快速改善，值得推广。

杨文等[2]在牛黄上清胶囊治疗急性咽炎的疗效观察中，为了探讨牛黄上清胶囊治疗急性咽炎的疗效观察，设计实验方法为：将80例急性咽炎患者随机分为治疗组和对照组各40例。治疗组口服牛黄上清胶囊，3粒/次，2次/天，联合阿莫西林克拉维酸钾分散片，2片/次，3次/天；对照组给予阿莫西林克拉维酸钾分散片，2片/次，3次/天。疗程均为6天，观察咽痛、咽部黏膜充血和水肿等临床症状、恢复时间及临床疗效。实验结果：治疗组显效率92.5%，明显高于对照组77.5%的显效率（P < 0.05）。由此得出结论：牛黄上清胶囊联合阿莫西林克拉维酸钾分散片治疗急性咽炎有较好的临床疗效。

【参考文献】

［1］李艳. 牛黄上清胶囊对急性咽炎的治疗效果分析［J］. 中国医药指南，2017，15（26）：93-194.

［2］杨文，霍小燕. 牛黄上清胶囊治疗急性咽炎的疗效观察［J］. 内蒙古中医药，2014，33（29）：36.

蒲地蓝消炎片

本品除广东国医堂制药股份有限公司生产外，还有天津中新药业集团股份有限公司隆顺榕制药厂生产该药。

【**药品名称**】蒲地蓝消炎片。

【**剂型**】片剂。

【**主要成分**】蒲公英，黄芩，苦地丁，板蓝根。

【**性状**】本品为棕红色片，味苦。

【**适应证/功能主治**】清热解毒，抗炎消肿。用于疖肿、咽炎、扁桃体炎。

【**规格型号**】0.31 g×48 片。

【**用法用量**】口服，每片 0.3 g，一次 5 ~ 8 片；每片 0.6 g，一次 3 ~ 4 片，一日 4 次。

【**不良反应**】尚不明确。

【**禁忌**】对本品过敏者慎用。

【**注意事项**】①忌食辛辣刺激性食物；②用药期间不宜同时服用温热性药物；③孕妇及脾胃虚寒者，症见腹痛、喜暖、泄泻慎用；④儿童、哺乳期妇女、年老体弱及糖尿病患者应在医师指导下服用；⑤疮疖较重或局部变软化脓，或扁桃体有化脓及全身高热者应到医院就诊；⑥服药 3 天症状无缓解，应去医院就诊；⑦对本品过敏者禁用，过敏体质者慎用；⑧本品性状发生改变时禁止使用；⑨儿童必须在成人监护下使用；⑩请将本品放在儿童不能接触的地方；⑪ 如正在使用其他药品，使用本品前请咨询医师或药师。

【**药理作用**】尚不明确。

【**贮藏**】密封。

【**包装**】铝塑板装，每板 12 片，每盒 24 片。

【**有效期**】24 个月。

【**批准文号**】国药准字 Z20063596。

【**生产企业**】广东国医堂制药股份有限公司。

本品除蒲地蓝消炎片外，还有蒲地蓝消炎口服液等剂型。

【**临床研究**】

1. 治疗流行性腮腺炎

梁俊凤等[1]研究蒲地蓝消炎口服液联合更昔洛韦治疗流行性腮腺炎的效果。实验方法为：选取 2016 年 1 月至 2017 年 5 月清丰县人民医院收治的 82 例流行性腮腺炎患儿，将其随机分为对照组与观察组，各 41 例。对照组给予更昔洛韦治疗，在对照组基础上观察组予以蒲地蓝消炎口服液治疗。比较两组治疗效果、症状改善情况及不良反应发生率。实验结果为：观察组无效 2 例，有效 18 例，治愈 21 例，总有效率为 95.12%（39/41）；对照组无效 9 例，有效 14 例，治愈 18 例，总有效率为 78.05%（32/41），观察组总有效率高于对照组，差异有统计学意义（x^2=5.145，$P < 0.05$）。观察组腮肿消失、发热消退、腺体疼痛消失时间短于对照组，不良反应发生率低于对照组，差异有统计学意义（$P < 0.05$）。由此得出结论：蒲地蓝消炎口服液联合更昔洛韦治疗流行性腮腺炎患儿效果显著，不良反应较少。

2. 治疗手足口病

张春生等[2]在利巴韦林气雾剂联合蒲地蓝消炎片治疗手足口病疗效分析中，为了探讨利巴韦林气雾剂联合蒲地蓝消炎片的临床治疗效果，从 137 例手足口病患儿中随机抽取 40 例作为本次临床研究对象，以均分方式随机将其分为两组。对照组 20 例，予以患儿利巴韦林治疗；实验组 20 例，在利巴韦林治疗的同时联合蒲地蓝辅助治疗，两组疗程均为 5 天。治疗期间密切观察并记录患儿临床症状变化情况，治疗完成后对比两组疗效并进行评估。实验结果为：治疗期间，实验组患儿发热、疱疹各项体征的好转、消退所耗时间均比对照组少，治愈所用时间也比对照组短；治疗结束后，实验组有效 19 例，有效率 95.0%（19/20），对照组有效 13 例，有效率 65.0%（13/20）。实验组有效率高于对照组（$P < 0.05$）。由此得出结论：使用利巴韦林气雾剂联合蒲地蓝对手足口病进行治疗，临床效果明显，用药方便，安全可靠，适宜婴幼儿使用。

杜晓芳等[3]研究蒲地蓝消炎口服液对手足口病患儿血清 hs-CRP 的影响及临床疗效，方法为：将 124 例手足口病患儿随机分为观察组（$n=62$ 例）及对照组（$n=62$ 例），对照组给予利巴韦林颗粒口服治疗，观察组给予蒲地蓝消炎口服液治疗，疗程均为 5 天。观察两组患儿治疗前后的血清 hs-CRP 水平、临床症状消退时间以及临床疗效。结果：观察组治疗后 3 天、5 天、7 天的血清 hs-CRP 水平均低于对照组（均 $P < 0.05$）；观察组血清 hs-CRP 下降的优良率（90.3%）显著高于对照组（75.8%）（$P < 0.05$）；观察组发热、皮疹、口腔溃疡消退时间以及临床痊愈时间均短于对照组（均 $P < 0.05$）；观察组治疗总有效率（95.2%）显著高于对照组（83.9%）（$P < 0.05$）；两组治疗期间均未出现严重的药物不良反应。结论：蒲地蓝消炎口服液能够显著降低手足口病患儿血清 hs-CRP 水平，且临床治疗疗效

抗病毒中成药的研究与应用

显著，安全性好，值得推广。

3. 治疗儿童急性上呼吸道感染

邱秀娟等[4]在蒲地蓝消炎口服液联合利巴韦林气雾剂治疗儿童急性上呼吸道感染疗效观察中，为了更有效治疗儿童急性上呼吸道感染，设计实验方法为：将200例患者随机分为单用蒲地蓝消炎口服液组和蒲地蓝消炎口服液加利巴韦林气雾剂组。实验结果显示：蒲地蓝消炎口服液组总有效率81%，蒲地蓝消炎口服液加利巴韦林气雾剂组总有效率95%。由此得出结论：蒲地蓝消炎口服液加利巴韦林气雾剂治疗儿童急性上呼吸道感染的疗效显著。

4. 治疗儿童疱疹性咽峡炎

杨爱卿等[5]在治疗100例儿童疱疹性咽峡炎临床疗效观察中，设计实验方法为：将100例患儿随机分为观察组和对照组各50例，两组均常规应用利巴韦林、头孢哌酮舒巴坦（山东罗欣药业股份有限公司）、炎琥宁治疗的同时，观察组给予口服蒲地蓝消炎口服液，6个月～1岁5 mL/次，每日2次，口服；1～2岁10 mL/次，每日2次，口服；2～7岁10 mL/次，每日3次，口服，治疗5～7天。观察体温、流涎消失时间、疱疹及溃疡消退时间、总病程。结果：观察组平均退热时间、流涎消失时间、疱疹及溃疡消退时间、总病程均优于对照组，差异有统计学意义（$P < 0.01$）。由此得出结论：在常规治疗基础上加用蒲地蓝消炎口服液治疗儿童疱疹性咽峡炎，可明显提高疗效，缩短病程，值得推广。

5. 治疗儿童急性扁桃体炎

丁樱等[6]在不同剂量蒲地蓝消炎口服液治疗儿童急性扁桃

· 176 ·

体炎 128 例疗效观察中，将 128 例患儿随机分配，A 组 42 例，B 组 46 例，C 组 40 例。治疗方法为：A、B、C 3 组患儿在给予相同药物、剂量和疗程的抗菌和（或）抗病毒、退热等常规综合治疗的基础上分别加用蒲地蓝消炎口服液（江苏济川制药有限公司生产，由蒲公英、苦地丁、黄芩、板蓝根等药物组成，每 10 mL 分别含蒲公英生药 5 g，苦地丁 1.25 g，黄芩 1.88 g，板蓝根 1.88 g）0.5、1.0、1.5 mL/（kg·d），分 3 次口服，连服 7 天。7 天为一个疗程，每天观察并记录症状、体征及不良反应。实验结果为：B 和 C 组临床疗效明显高于 A 组（Z_1=4.836，Z_2=4.747，$P < 0.01$）；B 组和 C 组临床疗效相当（Z=0.300，$P > 0.05$）。由此得出结论：蒲地蓝消炎口服液是天然植物抗生素，具有抗炎、抗菌、抗病毒的作用，组方以蒲公英为主，辅以苦地丁、黄芩、板蓝根清热解毒、抗炎消肿。笔者应用 3 种不同剂量的蒲地蓝消炎口服液治疗儿童急性扁桃体炎，应用 1.0 mL/（kg·d）的剂量时临床疗效显著，优于 0.5 mL/（kg·d）剂量组。与 1.5 mL 剂量组总有效率比较差异无统计意义，但不良反应却明显减少。本药的疗效和剂量呈现一定的正相关性，同时三组的不良反应和剂量却呈现一定的负相关性。综合上述三种不同剂量的蒲地蓝消炎口服液对儿童急性扁桃体炎的治疗作用，笔者认为给予蒲地蓝消炎口服液 1.0 mL/（kg·d），疗效显著，安全性好，是临床上一种合理的用药剂量，值得进一步探讨和推广。

【参考文献】

[1] 梁俊凤.蒲地蓝消炎口服液联合更昔洛韦治疗流行性

腮腺炎的效果观察［J］.河南医学研究，2018（01）.

　　［2］杜晓芳.蒲地蓝消炎口服液对手足口病患儿血清hs-CRP的影响及临床疗效分析［J］.现代实用医学，2016，28（01）：88-90.

　　［3］张春生，史倩瑶.利巴韦林气雾剂联合蒲地蓝消炎片治疗手足口病疗效分析［J］.中国卫生标准管理，2015，6（17）：105-107.

　　［4］邱秀娟.蒲地蓝消炎口服液联合利巴韦林气雾剂治疗儿童急性上呼吸道感染疗效观察［J］.中国社区医师，2013，15（23）：67.

　　［5］杨爱卿.儿童疱疹性咽峡炎治疗100例疗效观察［J］.基层医学论坛，2012，16（35）：4738-4739.

　　［6］丁樱，闫永彬，张霞，刘玉清.不同剂量蒲地蓝消炎口服液治疗儿童急性扁桃体炎128例疗效观察［J］.中国中西医结合杂志，2012，32（03）：384.

蒲公英片

目前生产本品的有哈药集团世一堂制药厂、陕西春晖药业有限公司、通化万通药业股份有限公司等企业。

【药品名称】蒲公英片。

【剂型】片剂。

【主要成分】蒲公英。

【性状】本品为糖衣片,除去糖衣后显棕褐色,味微咸,苦涩。

【适应证/功能主治】清热解毒。用于咽喉肿痛(急性扁桃体炎)、疮疖、乳痈发热,也可用于热淋。

【规格型号】每片含干浸膏0.3克。

【用法用量】口服,一次3～5片,一日4次。

【不良反应】尚不明确。

【禁忌】尚不明确。

【注意事项】①忌烟酒、辛辣、鱼腥食物;②不宜在服药期间同时服用温补性中药;③孕妇慎用。糖尿病患者、儿童应在医师指导下服用;④脾虚大便溏者慎用;⑤属风寒感冒咽痛者,症见恶寒发热、无汗、鼻流清涕者慎用;⑥扁桃体有化脓及全身高热,疮疖较重或局部变软化脓或已破溃者应到医院就诊;⑦服药3天症状无缓解,应去医院就诊;⑧对本品过敏者禁用,过敏体质者慎用;⑨本品性状发生改变时禁止使用;⑩儿童必须在成人监护下使用;⑪请将本品放在儿童不能接触的地方;⑫如正在使用其他药品,使用本品前请咨询医师或药师。

【药物相互作用】如与其他药物同时使用可能会发生药物

相互作用，详情请咨询医师或药师。

【药理毒理】药理学实验表明：本品具有抗菌、抗炎等作用。蒲公英对金黄色葡萄球菌和溶血性链球菌有较强的杀菌作用，对肺炎双球菌、脑膜炎球菌、白喉杆菌、绿脓杆菌、变形杆菌、痢疾杆菌、伤寒杆菌及卡他球菌等也有一定的杀菌作用；对某些病毒、真菌以及钩端螺旋体也有抑制作用。其 1 ：80 的水煎剂能延缓 E-CHO$_{11}$ 病毒及疱疹病毒引起的细胞病变。其煎剂在体外能显著提高人外周血淋巴细胞母细胞转化率，有激发机体免疫功能的作用。故临床主要用于治疗急性乳腺炎、胃溃疡及浅表性胃炎、上呼吸道感染、急性扁桃体炎、疮疖等疾病。

【贮藏】密封。

【包装】12 片 ×3 板 / 盒或 60 片 ×1 瓶 / 盒。

【有效期】36 个月。

【批准文号】国药准字 Z23020170。

【生产企业】哈药集团世一堂制药厂。

【抗病毒研究】

1. 抗单纯疱疹病毒 1 型（HSV-1）

曾佳，吕锡旌等[1]等研究伐昔洛韦联合蒲公英片治疗成人复发性单纯疱疹临床疗效时，使患者口服蒲公英片和盐酸伐昔洛韦，对照组只口服盐酸伐昔洛韦。对比观察结果发现伐昔洛韦联合蒲公英片治疗成人复发性单纯疱疹复发率少于单纯使用伐昔洛韦片治疗。该试验证明蒲公英片对疱疹病毒感染有抑制作用，不良反应较少。

2. 抗甲型 H1N1 流感病毒

王晓丹，夏晓玲等[2]研究公英有机萃取物的抗甲型 H1N1

流感病毒作用时，用乙醇萃取而得到蒲公英的乙醇萃取物，然后依次采用乙酸乙酯、正丁醇、石油醚、水萃取蒲公英的乙醇萃取物，得到不同溶剂的萃取物；选用狗肾传代 MDCK 细胞作为病毒的宿主对病毒进行培养和扩增，通过血凝效价和 RT-PCR 实验，间接或直接检测蒲公英不同萃取物对病毒的中和作用和增殖抑制作用。结果发现蒲公英乙酸乙酯萃取物和石油醚萃取物在体外有明显的抗甲型 H1N1 流感病毒的作用。

【临床研究】

1. 治疗病毒性角膜炎

杨相泽，黄芳等[3]研究蒲公英熏蒸辅助治疗病毒性角膜炎时，将 80 例上皮型单纯疱疹病毒性角膜炎患者随机分为两组。治疗组（$n=40$）给予阿昔洛韦滴眼辅以蒲公英熏蒸；对照组（$n=40$）给予阿昔洛韦滴眼，观察治疗效果及不良反应。结果发现治疗组治愈率为 92.5%，有效率达 100%；对照组治愈率 80%，有效率 95%。实验证明蒲公英熏蒸辅助治疗单纯疱疹病毒性角膜炎安全有效，可加速角膜上皮损伤修复。

2. 治疗乳腺囊性增生

王海霞等[4]采用蒲公英片和小金丸联合治疗乳腺囊性增生患者 54 例，结果：总有效率 94.4%，缩小肿块的有效率为 85%，是治疗乳腺囊性增生较理想的方案。

3. 治疗腮腺炎

王新等[5]研究单味蒲公英治疗流行性腮腺炎时，使 50 例男女年龄不同的患者每日服用不同次数的蒲公英散，结果发现治疗效果显著，随着服用天数增加，患者均获得痊愈。由此证明蒲公英具有抑制腮腺病毒的作用。

乔盛军[6]研究蒲公英蛇毒青黛治疗流行腮腺炎时，用鲜蒲公英、蛇落叶适量捣烂，然后外敷 248 例流行性腮腺炎患儿肿痛处。结果发现 248 例流行性腮腺炎患儿（化脓性除外）全部治愈，3 天内治愈率达 90%。

【参考文献】

［1］曾佳，吕锡旌，王燕，李述刚，贾雪松，杨青，波丽西，王亚妹.伐昔洛韦联合蒲公英片治疗成人复发性单纯疱疹临床疗效观察［J］.中国医学文摘（皮肤科学），2014，31（05）：277-278.

［2］王晓丹，夏晓玲，赵玉娇，王新华，张荣平，孙强明.蒲公英有机萃取物的抗甲型 H1N1 流感病毒作用［J］.中国现代应用药学，2015，32（12）：1423-1427.

［3］杨相泽，黄芳，王新红.蒲公英熏蒸辅助治疗病毒性角膜炎［J］.中国现代药物应用，2012，6（04）：95-96.

［4］王海霞，李迎.小金丸和蒲公英片治疗乳腺囊性增生病54例疗效观察[J].中国社区医师(医学专业)，2012,14(19)：219.

［5］王新，王兰，王洲.单味蒲公英治疗流行性腮腺炎50例［J］.中国社区医师，2002（11）：32.

［6］乔盛军.蒲公英蛇莓青黛治疗流行腮腺炎248例［A］.中国中西医结合学会青年工作委员会.第五次全国中西医结合中青年学术研讨会论文汇编［C］.2004：2.

芩连胶囊

本品除四川迪康科技药业股份有限公司成都迪康制药公司生产外，还有吉林敖东集团力源制药股份有限公司等生产该药。

【药品名称】芩连胶囊。

【剂型】胶囊剂。

【主要成分】黄芩、连翘、黄连、黄柏、赤芍、甘草。

【性状】本品为胶囊剂，内容物为棕黄色的颗粒；气微，味苦。

【适应证/功能主治】清热解毒，消肿止痛。用于脏腑蕴热，头痛目赤，口鼻生疮，热痢腹痛，湿热带下，疮疖肿痛。

【规格型号】0.44 g×18 片。

【用法用量】口服，一次4粒，一日2～3次。

【不良反应】尚不明确。

【禁忌】尚不明确。

【注意事项】①忌烟、酒及辛辣食物；②不宜在服药期间同时服用滋补性中药；③有高血压、心脏病、肝病、糖尿病、肾病等慢性病严重者应在医师指导下服用；④服药后大便次数增多且不成形者，应酌情减量；⑤儿童、孕妇、哺乳期妇女、年老体弱及脾虚便溏者应在医师指导下服用；⑥服药3天症状无缓解，应去医院就诊；⑦对本品过敏者禁用，过敏体质者慎用；⑧本品性状发生改变时禁止使用；⑨儿童必须在成人监护下使用；⑩请将本品放在儿童不能接触的地方；⑪ 如正在使用其他药品，使用本品前请咨询医师或药师。

【**药物相互作用**】如与其他药品一起服用可能会发生药物相互作用，详情请咨询医师或药师。

【**药理作用**】尚不明确。

【**贮藏**】密封。

【**包装**】铝塑泡罩包装，18 粒 / 盒。

【**有效期**】18 个月。

【**批准文号**】国药准字 Z20063022。

【**生产企业**】四川迪康科技药业股份有限公司成都迪康制药公司。

本品除芩连胶囊外，还有芩连片等剂型。

【**抗病毒研究**】

抗流感病毒

黄海等[1]研究芩连胶囊在体内外的抗流感病毒活性，实验方法采用 MTT 法检测芩连胶囊对体外模型 MDCK 细胞的毒性浓度。采用 CPE 法测定芩连胶囊体外抑制流感有效浓度。动物模型为昆明种小鼠，口服给药，一天一次，共给药 6 天。通过观察小鼠病死率、生命延长率及肺病变程度指标判定其抗流感病毒作用。实验结果显示：芩连胶囊在体外能有效抑制流感 A3 病毒 CPE 的产生；口服芩连胶囊，能减少流感病毒 MFI 感染小鼠的病死率，延长存活时间，减轻小鼠肺组织病变程度。由此得出结论：芩连胶囊在体内外均有良好的抗流感病毒活性。

【**参考文献**】

[1] 黄海，冯美卿，陈洪宝，周珮. 芩连胶囊抗流感病毒活性的体内外实验 [J]. 中国临床药学杂志，2007（01）：16-20.

清开灵口服液

【药品名称】清开灵口服液。

【剂型】口服液。

【主要成分】胆酸，珍珠母，猪去氧胆酸，栀子，水牛角，板蓝根，黄芩苷，金银花。

【性状】本品为棕红色的液体；味甜，微苦。

【适应证／功能主治】清热解毒，镇静安神。用于外感风热时毒，火毒内盛所致的高热不退、烦躁不安、咽喉肿痛、舌质红绛、苔黄、脉数者；上呼吸道感染，病毒性感冒，急性化脓性扁桃体炎，急性咽炎，急性气管炎，高热。

【规格型号】每支 10 mL。

【用法用量】口服。一次 20～30 mL，一日 2 次。

【不良反应】尚不明确。

【禁忌】久病体虚患者如出现腹泻时慎用。

【注意事项】①忌烟、酒及辛辣、生冷、油腻食物；②不宜在服药期间同时服用滋补性中药；③风寒感冒者不适用。久病体虚患者如出现腹泻时慎用；④有高血压、心脏病、肝病、糖尿病、肾病等慢性病严重者应在医师指导下服用；⑤儿童、孕妇、哺乳期妇女、年老体弱及脾虚便溏者应在医师指导下服用；⑥发热体温超过 38.5℃的患者，应去医院就诊；⑦服药 3 天症状无缓解，应去医院就诊；⑧对本品过敏者禁用，过敏体质者慎用；⑨本品性状发生改变时禁止使用；⑩儿童必须在成人监护下使用；⑪请将本品放在儿童不能接触的地方；⑫如正在使用其他药品，使用本品前请咨询医师或药师。

【孕妇及哺乳期妇女用药】本品尚未有孕妇使用的临床研究资料。

【儿童用药】请在医师指导下用药。

【老人用药】请在医师指导下用药。

【药物相互作用】如与其他药物同时使用可能会发生药物相互作用，详情请咨询医师或药师。

【贮藏】密封，遮光。

【包装】玻璃瓶，每支装 10 mL，6 支 / 盒。

【有效期】24 个月。

【批准文号】国药准字 Z10880028。

【生产企业】山西太行药业股份有限公司。

除此药外还有其他剂型的类似药品，如清开灵胶囊、清开灵注射液、清开灵滴丸、清开灵颗粒等，但因其药理作用有较大的差异，因此不做详细介绍。

【抗病毒研究】

体内研究

清开灵口服液的抗流感病毒作用

周雪梦等[1]建立 H9N2 亚型禽流感病毒鼠肺适应株人工感染 BALB/C 小鼠模型，以肺指数抑制率、生命保护率和肺病毒滴度为主要评价指标，研究清开灵口服液对感染 H9N2 亚型禽流感病毒小鼠的防治效果；以脾指数、胸腺指数和 T 细胞亚群比率（CD4+/CD8+）为主要评价指标，探讨清开灵口服液对感染流感病毒小鼠免疫功能的影响。结果：清开灵口服液均能显著抑制 H9N2 亚型禽流感病毒引起的小鼠肺炎实变，攻毒后第 4

天小鼠肺指数抑制率为 34.1%。清开灵口服液对感染小鼠有显著的生命保护作用，存活率为 70.0%，显著高于病毒对照组的存活率（30.0%），鼠肺病毒滴度显著低于病毒组（$P < 0.01$）。清开灵口服液对感染病毒后小鼠脾脏和胸腺萎缩具有显著的抑制作用，并能提升感染小鼠脾脏中 $CD4^+/CD8^+$ 值。结论：清开灵口服液具有显著的抗禽流感病毒作用，对病毒复制的抑制及对病毒感染导致的小鼠免疫功能下降的调节作用是其发挥抗病毒功效的重要机制。

体外研究

1. 抗流感病毒作用

1.1 清开灵口服液的抗流感病毒作用

何维英等[2]以利巴韦林和达菲作为阳性对照药，采用 CPE 法观察清开灵口服液对流感病毒 A/H1N1、流感病毒 A/H3N2 和流感病毒 /B 的抑制作用，结果显示清开灵口服液对流感病毒 A/H3N2 具有较强的抑制活性。

1.2 清开灵软胶囊的抗 H1N1、H5N1 和 H7N9 流感病毒作用

赵利华等[3]通过测定细胞培养液上清血凝滴度（HA）和半数组织培养感染剂量（$TCID_{50}$），评价清开灵软胶囊制剂前体和利巴韦林注射液不同给药方式（灭活、治疗、中和、预防）对 H1N1、H5N1 和 H7N9 流感病毒的抑制作用，并且通过 MTT 法测定清开灵软胶囊制剂前体和利巴韦林注射液不同给药方式体外抗 H1N1 流感病毒作用。清开灵软胶囊制剂前体的最大无毒浓度为 0.391 mg/mL，利巴韦林注射液的最大无毒浓度为 3.907 μg/mL。清开灵软胶囊制剂前体以预防方式给药可以明显

抑制流感病毒增殖，能显著降低 H1N1、H5N1 和 H7N9 流感病毒的 HA 和 $TCID_{50}$，以治疗方式给药能明显降低 H1N1 流感病毒的 HA 和 $TCID_{50}$（$P < 0.05$ 或 $P < 0.01$）。清开灵软胶囊制剂前体和利巴韦林注射液抗 H1N1 流感病毒的半数有效浓度分别为 0.25 mg/mL、2.19 µg/mL，治疗指数分别为 5.32、95.89。结果表明清开灵软胶囊制剂前体对 H1N1、H5N1、H7N9 流感病毒具有明显的预防作用，且对 H1N1 流感病毒具有良好的治疗作用。赵利华[4]研究认为清开灵注射液具有明显的体外抗 H1N1、H5N1、H7N9 流感病毒作用。

2. 清开灵注射液的抗 2 型登革热病毒的作用

范东瀛等[5]稀释清开灵至不同质量浓度（72.000、63.000、54.000、45.000、22.500、11.250 mg/mL），同时稀释利巴韦林注射液（简称利巴韦林，12.500、6.250、3.125、1.563、0.781、0.391 mg/mL）作为阳性对照，生理盐水为空白对照，利用 MTT 比色法分别检测上述药物对人肝癌细胞 HepG2 株的细胞毒性作用，清开灵具有明显的体外抗 2 型登革热病毒（DENV2）的作用，且以预防联合治疗给药方式抗病毒作用最佳。清开灵的安全范围较大，便于临床上剂量的灵活运用。

【临床研究】

1. 对清开灵口服液治疗甲型 H1N1 流感疗效观察

田耕等[6]将入选患者随机分为两组。其中清开灵口服液治疗组（观察组）40 例，男性 16 例，女性 24 例，年龄 18 ~ 40 岁，平均年龄（22.9 ± 4.4）岁。磷酸奥司他韦胶囊治疗组（对照组）20 例，观察组口服清开灵口服液 30 mL，每日 2 次，7 天为 1 个疗程；对照组口服磷酸奥司他韦胶囊，75 mg，每日 2 次，7

天为1个疗程。结果显示，所有入选患者在治疗疗程结束时均达到临床痊愈的标准。两组患者中部分患者出现消化道症状如恶心、呕吐或腹泻，多数患者出现全身中毒症状，如头痛、全身乏力、关节痛和全身酸痛等，提示感染甲型H1N1流感病毒。两组患者均临床痊愈，因此可以初步认为，清开灵口服液与磷酸奥司他韦胶囊对治疗轻症甲型H1N1流感同样有效。

2. 清开灵注射液抗病毒性肝炎作用

杨文芳等[7]选择2015年7月～2016年7月，到医院就诊的病毒性肝炎引起肝功能异常患者120例，采用随机分组的方法，分为对照组和观察组，每组患者60例。对照组采用常规方法进行抗病毒治疗，观察组使用清开灵注射液联合胸腺肽注射液进行治疗。治疗后，对比两组患者的治疗前后肝功能指标。结果：治疗前，两组患者各项肝功能指标无显著差异（$P > 0.05$）；治疗后，观察组患者在A/G、γ-GT、ALT、TBiL等指标上，均优于对照组患者（$P < 0.05$）。结论：使用清开灵注射液联合胸腺肽注射液，对病毒性肝炎引起的肝功能异常患者进行治疗，可有效改善患者各项肝功能指标，取得更好的临床疗效。

3. 清开灵注射液抗手足口病病毒作用

林静等[8]将28例成人普通型手足口病患者随机分为西药组（9例）、中药组（10例）和结合组（9例），西药组患者采用利巴韦林气雾剂或利巴韦林注射液治疗；中药组患者口服清开灵颗粒，6 g/次，一天三次，并联用康复新液；结合组患者服用清开灵颗粒（用法用量同中药组），再联合康复新液外用加利巴韦林气雾剂或利巴韦林注射液治疗。三组疗程均为3～7天。结果：中药组患者在退热时间、疱疹、手足皮疹消退时间、血乳酸降低值上均显著优于西药组患者（$P < 0.05$）；此外，结合组患者在退热时间、血白细胞（WBC）计数降低、肝酶降低方面与中药组比较，差异均无统计学意义（$P > 0.05$）；但在皮疹、疱疹消退时间及血中性粒细胞计数降低，急性时相反应减轻，血乳酸降低方面均显著优于中药组（$P < 0.05$）。朱金霞[9]和沈文良[10]等人的研究也分别显示，薄芝糖肽联合清开灵颗粒和利巴韦林注射液联合清开灵颗粒治疗手足口病的效果显著。

4. 清开灵注射液的抗肠道病毒作用

包雪芬[11]将60例肠道病毒感染患者随机分为利巴韦林组与清开灵组（各30例），两组患者均给予纠正酸中毒、补充体液、口服蒙脱石散等常规治疗，在此基础上，利巴韦林组患者给予注射用利巴韦林联合注射用氨苄青霉素静脉滴注；清开灵组患者给予清开灵注射液10 mL/次，静脉滴注。结果：利巴韦林组患者的总有效率为76.67%，显著低于清开灵组患者的93.33%（$P < 0.05$）；利巴韦林组患者发热、皮疹、水样蛋花样便的消失时间均显著长于清开灵组患者（$P < 0.05$）；此外，利巴韦林组患者的不良反应发生率显著高于清开灵组患者（$P < 0.05$）。

5. 清开灵滴丸抗单纯疱疹病毒1型的作用

郭旗艳等[12]选择2008年3月～2010年2月的患儿60例，全部病例均符合原发性疱疹性口炎诊断标准，起病均在3天内，男34例，女26例；年龄6个月～5岁。将60例患儿随机分为治疗组30例，对照组30例。两组患儿均口服利巴韦林颗粒10～15 mg/（kg·d），分3次冲服。治疗组同时口服清开灵滴丸5～15粒，每日3次。两组连续治疗7天，均给予对症处

理，禁用刺激性药物及食物，预防感染，补液、补充热量。观
察临床疗效、药物不良反应，结果表明治疗组发热消失时间，
疱疹消失时间，拒食、流涎、烦躁及颌下淋巴结肿大消失天数
明显短于对照组。

【参考文献】

［1］周雪梦，陆春妮，元文宝，等.清开灵和双黄连口
服液体内抗禽流感病毒作用［J］.中草药，2011，42（7）：
1351-1356.

［2］何维英，高荣梅，等.10种中成药体外抗流感病毒活
性研究［J］.药学学报，2010，45（3）：395-398.

［3］赵利华，陈全姣.清开灵软胶囊制剂体外抗H1N1、
H5N1和H7N9流感病毒作用［J］.中医杂志，2016，57（3）：
250-253.

［4］赵利华，陈全姣.清开灵注射液体对H1N1、H5N1、
和H7N9流感病毒的作用研究［J］.中药新药与临床药理，
2015，26（5）：644-648.

［5］范东瀛，高娜，安静，等.清开灵注射液体外抗2型
登革热病毒的作用［J］.微生物学免疫学进展，2017，45（5）：
34-40.

［6］田耕，王晶，等.清开灵口服液治疗甲型H1N1流感
疗效观察［J］.2011年6月第18卷第6期

［7］杨文芳.清开灵注射液联合胸腺肽注射液用于病毒性
肝炎引起的肝功能异常的疗效分析［J］.2018，30（1）：153-
154.

［8］林静，林志益，涂荣祖.康复新液联用清开灵治疗28

例成人手足口病疗效观察［J］.辽宁中医杂志，2014，41（1）：2146-2148.

［9］朱金霞，彭其文.薄芝糖肽联合清开灵颗粒治疗小儿手足口病疗效观察［J］.海峡药学，2015，27（3）：174-175.

［10］沈文良，项淑英，赵从普.清开灵颗粒联合利巴韦林注射液治疗普通型手足口病55例疗效观察［J］.中医临床研究，2014，7（6）：94-95.

［11］包雪芬.利巴韦林与清开灵治疗肠道病毒感染的临床对比研究［J］.中国中西医结合消化杂志，2015，23（10）：733-735.

［12］郭琪艳.清开灵滴丸佐治原发性疱疹性口炎30例［J］.中国民间疗法，2011，19（9）：41-42.

清热解毒口服液

【**药品名称**】清热解毒口服液。

【**剂型**】口服液。

【**主要成分**】石膏、金银花、玄参、地黄、连翘、栀子、甜地丁、黄芩、龙胆、板蓝根、知母、麦冬。

【**性状**】本品为棕红色的液体、味甜、微苦。

【**适应证 / 功能主治**】清热解毒。用于热毒壅盛所致的发热面赤、烦躁口渴、咽喉肿痛；流感、上呼吸道感染见上述证候者。

【**规格型号**】每支装 10 mL。

【**用法用量**】口服。一次 10～20 mL，一日 3 次，儿童酌减；或遵医嘱。

【**不良反应**】偶见皮疹、荨麻疹、药物热及粒细胞减少。长期大量用药会导致肝肾功能异常。

【**禁忌**】对本品过敏者禁用；脾胃虚寒及气虚疮疡脓清者忌用；严重肝肾功能不全者禁用。

【**注意事项**】①忌烟、酒及辛辣、生冷、油腻食物；②不宜在服药期间同时服用滋补性中药；③风寒感冒者不适用；④糖尿病患者及高血压、心脏病、肝病、肾病等慢性病严重者应在医师指导下服用；⑤儿童、孕妇、哺乳期妇女、年老体弱及脾虚便溏者应在医师指导下服用；⑥发热体温超过38.5℃的患者，应去医院就诊；⑦服药 3 天症状无缓解，应去医院就诊；⑧对本品过敏者禁用，过敏体质者慎用；⑨本品性状发生改变时禁止使用；⑩儿童必须在成人监护下使用；⑪请将本品放在儿童不能接触的地方。

【孕妇及哺乳期妇女用药】 本品尚未有孕妇使用的临床研究资料。

【儿童用药】 请在医师指导下用药。

【老人用药】 请在医师指导下用药。

【药物相互作用】 ①与其他解热镇痛药并用，有增加肾毒性的危险。②如与其他药物同时使用可能会发生药物相互作用，详情请咨询医师或药师。若要避免这种情况，可以采用外用退热贴的方式。

【贮藏】 密封。

【包装】 10 mL×10 支 ×80 盒。

【有效期】 24 个月。

【批准文号】 国药准字 Z23021526。

【生产企业】 石家庄四药有限公司。

【抗病毒研究】

除此药外还有其他剂型的类似药品，如清热解毒胶囊等，但因其药理作用有较大的差异，因此不做详细介绍。

体内研究

抗甲型流感病毒

王保宁等[1]将 BALB/C 小鼠随机均分为正常对照组，流感病毒感染模型组，利巴韦林组，连花清瘟胶囊组及清热解毒口服液高、中、低剂量组。小鼠感染流感病毒后静脉给药，以生存情况、死亡保护率及延长生命率作为指标，观察清热解毒口服液抗流感病毒的作用。结果表明清热解毒口服液各剂量组均能减轻感染小鼠的发病症状，死亡保护率为 50% ~ 60%，延长生命率为 61.56% ~ 73.84%。与阳性药物利巴韦林片及连花清瘟胶囊比较，差异无统计学意义，清热解毒口服液在 BALB/C 小鼠体内有抗甲型 H1N1 流感病毒的作用，其机制有待深入研究。同样贺凤兰等[2]等认为清热解毒软胶囊（ADSC）对小鼠具有一定的体内抗甲型 H1N1 流感病毒的作用。

体外研究

1. 抗流感病毒作用

何维英等[3]以利巴韦林和达菲作为阳性对照药，采用 CPE 法观察清热解毒口服液对流感病毒 A/H1N1、流感病毒 A/H3N2 的抑制作用，结果显示清开灵口服液对流感病毒 A/H1N1 具有较强的抑制活性。

2. 抗甲型 H1N1 流感病毒作用

贺凤兰等[4]研究清热解毒软胶囊抗甲型 H1N1 流感病毒作用，观察甲型 H1N1 流感病毒感染 MDCK 细胞后引起的细胞病变效应（CPE），并用 MTT 法检测细胞活性，采用治疗指数（TI）作为药物体外抗病毒效果的评价指标。以磷酸奥司他韦胶囊（达菲）作为阳性对照药物，从药物对病毒入侵细胞的阻断作用、直接灭活作用及增殖抑制作用 3 种方式检测清热解毒软胶囊抗甲型 H1N1 流感病毒的效果。结果表明清热解毒软胶囊可以明显抑制甲型 H1N1 流感病毒引起的细胞病变效应（CPE），对甲型 H1N1 流感病毒入侵细胞的阻断作用、直接灭活作用及增殖抑制作用的 TI 分别为 15.5 ± 0.71，0.55 ± 0.07，6.4 ± 1.27；达菲 3 种作用方式的 TI 分别为 0.4 ± 0.14，1.88 ± 0.29，4.6 ± 0.15。与达菲组比较，清热解毒软胶囊体外具有明显的阻断甲型 H1N1

流感病毒入侵细胞作用，其抗流感病毒主要机制可能是阻断病毒入侵细胞，对细胞具有保护作用。

3. 抗呼吸道病毒作用

侯天禄等[5]体外培养 MDCK、HEL 和 A549 细胞，分别接种流感病毒 H1N1、腺病毒 AV1 和呼吸道合胞病毒 RSV1，给予外感清热方进行干预，以病毒唑作为对照。采用 MTT 法检测药物对细胞的毒性和对病毒的治疗指数，采用红细胞凝集实验和观察细胞病变（CPE）进行分析，研究该方抗呼吸道病毒活性。外感清热方对 H1N1 的 IC_{50} 为 0.028 mg/mL，TI 为 2.07。预防给药在 0.01 mg/mL 时红细胞凝集实验为阴性，表明该方能够阻断 H1N1 病毒入侵，有预防作用。治疗给药在 0.01 mg/mL 时红细胞凝集实验为阴性，表明该方对病毒有治疗作用。直接杀伤实验中该方能够降低病毒滴度 1 个梯度。在 0.005 mg/mL 时抗 AV1 红细胞凝集实验为阴性，表明该方能够抑制 AV1。镜下观察 CPE 表明 0.01 mg/mL 以上浓度的中药能够抑制 RSV1，进一步证实了外感清热解毒方具有较好的抗 H1N1、AV1 和 RSV1 的活性，具有高效低毒的特点。

【临床研究】

抗小儿手足口病

张成妹[6]使用随机平行对照方法，将 60 例门诊患儿按就诊顺序编号法随机分为两组。对照组 30 例给予利巴韦林颗粒，15 ~ 20 mg/（kg·d），口服，3 次/天；西瓜霜口腔喷雾，3 次/天。治疗组给予清热解毒口服液，1 ~ 3 岁 5 mL，≥3 岁 10 mL 口服，3 次/天，口腔黏膜给予口腔炎喷雾剂。观测临床症状、不良反应。连续治疗一疗程（5 天），判定疗效。治疗组显效 18 例，有效 10 例，无效 2 例，总有效率 93.30%；对照组显效 6 例，有效 15 例，无效 9 例，总有效率 70.00%；治疗组总有效率高于对照组（$P < 0.05$）。表明清热解毒口服液联合口腔炎喷雾剂治疗小儿手足口病，不良反应小，疗效好，值得推广。

【参考文献】

［1］王保宁，张玉芬，任来峰，等.清热解毒口服液在小鼠体内抗甲型流感病毒的实验研究［J］.华西药学杂志，2012，27（3）：287-288.

［2］贺凤兰，刘强，周杰，等.清热解毒软胶囊体内抗甲型 H1N1 流感病毒的作用研究［J］.中国药房，2017，28（4）：497-500.

［3］何维英，高荣梅，等.10 种中成药体外抗流感病毒活性研究［J］.药学学报，2010，45（3）：395-398.

［4］贺凤兰，刘强，刘媛媛，等.欧意清热解毒软胶囊体外抗甲型 H1N1 流感病毒作用［J］.2011，36（14）：1993-1996.

［5］侯天禄，詹恬恬，奚安，等.外感清热解毒方抗呼吸道病毒活性的体外实验研究［J］.世界中医药，2016，11（10）：2089-2093.

［6］张成妹.清热解毒口服液联合口腔炎喷雾剂治疗小儿手足口病随机平行对照研究［J］.实用中医内科杂志，2013，27（3）：6-7.

热毒宁注射液

【**药品名称**】热毒宁注射液。

【**剂型**】注射剂。

【**主要成分**】青蒿、金银花、栀子。辅料为：聚山梨酯80。

【**性状**】本品为淡黄棕色至红棕色的澄明液体。

【**适应证/功能主治**】清热、疏风、解毒。用于外感风热所致感冒、咳嗽，症见高热、微恶风寒、头痛身痛、咳嗽、痰黄；上呼吸道感染、急性支气管炎见上述症候者。

【**规格型号**】10 mL×6支。

【**用法用量**】静脉滴注。成人剂量：一次20 mL，以5%葡萄糖注射液或0.9%氯化钠注射液250 mL稀释后使用，滴速为每分钟30～60滴，一日1次。上呼吸道感染患者疗程为三日，急性气管—支气管炎患者疗程为五日；或遵医嘱。儿童剂量：3～5岁，最高剂量不超过10 mL，以5%葡萄糖注射液或0.9%氯化钠注射液50～100 mL稀释后静脉滴注，滴速为每分钟30～40滴，一日1次；6～10岁，一次10 mL，以5%葡萄糖注射液或0.9%氯化钠注射液100～200 mL稀释后静脉滴注，滴速为每分钟30～60滴，一日1次；11～13岁，一次15 mL，以5%葡萄糖注射液或0.9%氯化钠注射液200～250 mL稀释后静脉滴注，滴速为每分钟30～60滴，一日1次；14～17岁，一次20 mL，以5%葡萄糖注射液或0.9%氯化钠注射液250 mL稀释后静脉滴注，滴速为每分钟30～60滴，一日1次；或遵医嘱。本品使用后需用 5% 葡萄糖注射液或 0.9% 氯化钠注射液冲洗输液管后，方可使用第二种药物。

【不良反应】 ①个别患者可出现头晕、胸闷、口干、腹泻、恶心呕吐；②偶见全身发红、瘙痒或皮疹等过敏反应。

【禁忌】 对本品过敏者禁用；有药物过敏史者慎用。

【注意事项】 ①本品不宜与其他药物在同一容器内混合使用，与青霉素类、氨基苷类和大环内酯类等药物配伍使用可产生浑浊或沉淀；②临床试验曾有给药后实验室检查血 T-BIL、D-BIL 增高，与药物可能相关，用药后请定期检测血 T-BIL 、D-BIL；③既往有溶血（血胆红素轻度增高或尿胆原阳性者）现象发生者慎用；④溶液配制浓度不低于 1∶4（药液∶溶媒）；⑤本品是纯中药制剂，保存不当可能影响产品质量，使用前请认真检查，如发现本品出现浑浊、沉淀、变色、漏气或瓶身细微破裂者，均不能使用。如经 5% 葡萄糖注射液或 0.9% 氯化钠注射液 200 mL 稀释后，出现浑浊亦不得使用；⑥本品滴速过快可能导致头昏、胸闷和局部皮疹。

【孕妇及哺乳期妇女用药】 本品尚未有孕妇使用的临床研究资料。

【儿童用药】 请在医师指导下用药。

【老人用药】 请在医师指导下用药。

【药物相互作用】 如与其他药物同时使用可能会发生药物相互作用，详情请咨询医师或药师。

【药理毒理】 药理学试验表明：本品对 2，4- 二硝基苯酚、大肠杆菌引起的大鼠发热以及三联疫苗引起的家兔发热有解热作用；可延长流感病毒感染小鼠的平均存活时间，对流感病毒感染小鼠的肺指数有一定降低作用；对金黄色葡萄球菌感染小鼠和肺炎克雷伯菌感染小鼠的死亡率有一定降低作用；可抑制二甲苯所致小鼠耳郭肿胀；提高小鼠血清碳粒廓清指数，提高血清溶血素水平，增强羊红细胞致小鼠迟发型超敏反应；抑制醋酸所致小鼠扭体疼痛反应。

【贮藏】避光保存，置阴凉处。

【包装】18 片 ×4 板 / 盒。

【有效期】18 个月。

【批准文号】国药准字 Z20050217。

【生产企业】江苏康缘药业股份有限公司（国产）。

【抗病毒研究】

体内研究

1. 抗甲型 H1N1 流感病毒

王振中等[1]研究热毒宁注射液体内抗甲型 H1N1 流感病毒的作用及其机制时，采用甲型 H1N1 流感病毒滴鼻感染 BALB/C 小鼠制备肺炎模型，结果发现热毒宁注射液能提高病毒感染小鼠的存活率、延长小鼠平均存活时间，其作用机制可能与提高 γ 干扰素（IFN-γ）水平，降低 IL-6、TNF-α 水平有关。该实验证明热毒宁注射液对甲型 H1N1 流感病毒存在一定的抑制作用，对甲型 H1N1 流感病毒感染小鼠具有一定的保护作用。唐陆平等[2]将感染甲型 H1N1 流感病毒后的小鼠腹腔注射热毒宁注射液，记录小鼠的体质量、死亡率、组织病理变化、肺指数等，该实验初步证明了热毒宁注射液对于甲型 H1N1 流感病毒存在一定的抑制作用。

2. 抗柯萨奇病毒 A16 型

曹泽彧等[3]对 5 日龄 ICR 乳鼠模型研究表明,热毒宁注射液明显缓解 CoxA16 导致的乳鼠死亡,延长乳鼠生存时间和恢复乳鼠生长抑制;同时热毒宁注射液可缓解病毒感染导致的临床症状。李海波等[4]采用流感病毒致应激负荷小鼠模型对热毒宁注射液及其分离部位进行了活性评价,确定大孔吸附树脂 95% 乙醇洗脱部位为热毒宁注射液抗病毒活性部位。

体外研究

1. 抗甲型 H1N1 流感病毒

孙兰等[4]通过测定流感病毒 NA 的荧光强度值来判断热毒宁注射液及其组分对流感病毒 NA 是否存在抑制作用,结果发现热毒宁注射液对 H1N1、H3N2、B 流感病毒 NA 抑制活性较好,热毒宁注射液及其有机酸类成分均对流感病毒神经氨酸酶的活性存在抑制作用。孙兰等[5]以奥司他韦为阳性对照,采用 CPE 和 MTT 法观察热毒宁注射液对甲型 H1N1 流感病毒的抑制作用,结果显示热毒宁注射液具有体外抗甲型 H1N1 流感病毒的作用。李海波等[6]采用检测流感病毒神经氨酸酶活性的方法,对分离得到的黄酮类化合物进行了体外抗甲型流感病毒(A/PR/8/34H1N1)的活性测试。结果认为木犀草素为热毒宁注射液抗病毒活性成分之一。

2. 抗柯萨奇病毒 A16 型

曹泽彧等[7]研究认为热毒宁注射液(生药 5.0 mg/mL)显著抑制 75 $TCID_{50}$ 和 50 $TCID_{50}$ 柯萨奇病毒 A16 型(CoxA16)引起的细胞病变。

3. 抗鼠巨细胞病毒

左丽娜等[8]采用鼠巨细胞病毒性肺炎模型，研究热毒宁注射液对肺内鼠巨细胞病毒的抑制作用，将 BALB/C 小鼠随机分为 5 组，通过 HE 染色法观察肺组织的病理学变化，并通过实时定量 PCR 检测肺组织的鼠巨细胞病毒 DNA 量，ELISA 测定肺组织 IFN-γ 及 IL-6 的水平。结果显示，热毒宁可抑制肺内鼠巨细胞病毒的复制增殖，抑制 IFN-γ 及 IL-6 的表达。

4. 抗登革热病毒

通过采用检测海肾荧光素酶（Rluc）报告基因的表达水平来反映病毒感染水平的方法，对分离得到的化合物进行了体外抗登革热病毒的活性测试。结果从热毒宁注射液分离得到的化合物（2E，6S）-8-［α-Larabinopyranosyl-（1″-6′）-β-D-glucopyranosyloxy］-2，6-dimethylct-2-eno-1，2″-lactone 具有体外抗登革热病毒的活性[9]。李海波[10]采用体外抗呼吸道合胞病毒、肠道病毒 71 型（EV71）、甲型流感病毒 H3N2 以及甲型流感病毒 H1N1 对分离得到的 36 个化合物进行了体外抗病毒活性评价，活性结果显示：异绿原酸 C 及其甲酯、异绿原酸 B、木犀草素、槲皮素和京尼平，对流感病毒（H1N1）表现出一定的抑制效果，其中木犀草素和异绿原酸 C 甲酯的 EC_{50} 值小于 50 μm，SI 值大于 10，可以关注，有待进一步研究；此外，槲皮素、木犀草素、异绿原酸 B 甲酯、异绿原酸 C 及其甲酯、异绿原酸 A 及其甲酯还表现出一定的体外抑制流感病毒（H3N2）的活性，木犀草素的 EC_{50} 值小于 50 μm，SI 值大于 10，且在显微镜下可观察到明显的细胞保护作用，值得关注，有待进行深入研究；而体外抗 EV71 病毒的活性结果显示，异鼠李素和木犀草素有一定的抑制活性，但其细胞毒性较大，选择指数（SI）较小，其体外抑制 EV71 病毒的活性可能是其细胞毒性造成的；咖啡酰奎宁酸类化合物（新绿原酸及其甲酯，隐绿原酸及其甲酯，异绿原酸 A、B、C 及它们的甲酯化产物）均对 RSV 表现出高效低毒的抗病毒效果，其中 4 个单取代的咖啡酰奎宁酸及其甲酯化产物的 EC_{50} 在 $10 \sim 30$ um 之间，SI（选择指数）大于 30；6 个二咖啡酰奎宁酸类化合物的 EC_{50} 小于 $10 \mu m$，SI（选择指数）大于 100，提示该类成分具有较好的体外抗 RSV 病毒活性。曹泽彧[11]对热毒宁注射液进行分离后，研究抗病毒活性及量效关系结果表明，组分 7（RDN7）和组分 8（RDN18）具有较好的抗 Cox A16 活性，半数有效浓度（EC_{50}）分别为 460 mg/L、92 mg/L，治疗指数（TI）分别为 1.44、2.40；RDN6 和 RDN17 具有较好的抗 EV71 活性，EC_{50} 分别为 395 mg/L、378 mg/L，TI 分别为 2.22、1.10。病毒载量研究表明，RDN7 极显著降低 Vero 细胞中 Cox A16 病毒载量（$P < 0.01$），RDN6、RDN17 极显著地降低 Vero 细胞中 EV71 病毒载量（$P < 0.01$），而 RDN18 则没有上述活性。

【临床研究】

吴彩霞等[12]查阅 $2007 \sim 2013$ 年相关文献，对热毒宁注射液的临床应用进行归纳、总结。认为热毒宁注射液在临床上被广泛应用于急性上呼吸道感染、小儿手足口病、轮状病毒性腹泻、小儿疱疹性咽峡炎、甲型 H1N1 流感、流行性腮腺炎、病毒性脑炎、带状疱疹等病毒感染性疾病。

龙彪等[13]将收治的 110 例小儿轮状病毒肠炎患者分为两组（$n=55$），对照组患儿实施常规西医治疗并应用利巴韦林，观察组患儿在对照组基础上加用热毒宁注射液，观察两组患儿治疗前后的临床症状、心肌酶谱、血清炎性因子水平的变化。结果表明在小儿轮状病毒肠炎的临床治疗中辅助应用热毒宁注射液，能有效降低血清炎性因子水平，加快症状消退，提高治疗效果。庄桃[14]观察热毒宁注射液治疗小儿病毒性上呼吸道感染的临床疗效。方法选取2011年6月至2013年12月广汉市妇幼保健院收治的病毒性上呼吸道感染患儿78例，将所有患儿按入院顺序编号后随机分为治疗组和对照组，各39例。对照组患儿给予利巴韦林抗病毒治疗，治疗组患儿在对照组治疗基础上给予热毒宁注射液治疗，均治疗3天。比较两组患儿治疗后临床疗效、临床症状消失时间及不良反应发生情况。结论：热毒宁注射液治疗小儿病毒性上呼吸道感染的临床疗效良好，能明显改善患儿临床症状，且安全性高。

【参考文献】

［1］王振中，鲍琳琳，孙兰，等.热毒宁注射液抗甲型H1N1流感病毒作用机制研究［J］.中草药，2014，45（1）：90-93.

［2］TANG L P, MAO Z F, LI X X, et al. Re Du Ning, a patented Chinese medicine, reduces the susceptibility to H1N1influenza of mice loaded with restraint stress［J］. Eur J Integr Med, 2014, 6（6）：637-645.

［3］曹泽彧，常秀娟，赵忠鹏，等.热毒宁注射液抗A16型柯萨奇病毒的研究［J］.中草药2014，10（45），1450-1455.

［4］孙兰，刘艾林，王振中，等.热毒宁注射液及其组分对流感病毒神经氨酸酶的抑制作用研究［J］.现代药物与临床，2014，29（1）：27-31.

［5］孙兰，段书敏，周军，等.热毒宁注射液体外抑制甲型

H1N1 流感病毒的研究 [J].现代药物与临床, 2014, 29（8）：848-851.

[6] 李海波, 于洋, 王振中, 等.热毒宁注射液抗病毒活性成分研究（Ⅰ）[J].中草药, 2014, 12（45）, 1682-1688.

[7] 曹泽彧, 常秀娟, 赵忠鹏, 等.热毒宁注射液抗A16型柯萨奇病毒的研究 [J].中草药 2014, 10（45）, 1450-1455.

[8] 左丽娜, 陈玉玲, 张文辉, 等.热毒宁注射液抑制肺内鼠巨细胞病毒的复制增殖并下调IFN-γ及IL-6的表达 [J].细胞与分子免疫学杂志, 2013, 29（12）：1242-1250.

[9] 李海波, 于洋, 王振中, 等.热毒宁注射液抗病毒活性成分研究（Ⅲ）[J].中草药 2016, 10（47）, 1643-1649.

[10] 李海波.热毒宁注射液药效物质基础研究 [D].南京中医药大学 2013.

[11] 曹泽彧, 谢雪, 牛莹, 等.热毒宁注射液组分抗CoxA16 和 EV71 病毒活性研究 [J].中国实验方剂学杂志 2015, 21（14）：107-110.

[12] 吴彩霞, 张娟娟, 顾雪竹, 等.热毒宁注射液的临床应用概况 [J].中国药房, 2014, 07（25）, 666-669.

[13] 龙彪, 曾冬梅, 罗莉.热毒宁注射液辅助治疗小儿轮状病毒肠炎对血清炎性因子水平的影响 [J], 中药材, 2017, 40（7）, 1740-1742.

[14] 龙彪, 曾冬梅, 罗莉.热毒宁注射液治疗小儿病毒性上呼吸道感染的临床疗效观察 [J], 实用心脑肺血管病杂志, 2015, 23（2）, 110-111.

生脉散

【方剂名称】生脉散。

【剂型】散剂。

【处方】人参9g，麦门冬9g，五味子6g。

【适应证/功能主治】益气生津，敛阴止汗。主治：温热、暑热耗气伤阴证。症见汗多神疲，体倦乏力，气短懒言，咽干口渴，舌干红少苔，脉虚数；久咳伤肺，气阴两虚证。症见干咳少痰，短气自汗，口干舌燥，脉虚数。

【用法用量】用法：长流水煎，不拘时服。现代用法：水煎服。用量：人参9g，麦门冬9g，五味子6g。

【禁忌】若属外邪未解，或暑病热盛，气阴未伤者，均不宜用。

【注意事项】若属外邪未解，或暑病热盛，气阴未伤者，均不宜用本方。久咳肺虚，亦应在阴伤气耗，纯虚无邪之时，方可使用。

【药理作用】①对心脏、血管及血液流变学的影响；②对中枢神经及内分泌系统的影响；③对免疫功能的影响；④抗应激，抗氧化，抗衰老等强壮作用；⑤对病原微生物的作用。

【抗病毒研究】

1. 抗流感病毒

1.1　抗甲型 H1N1 流感病毒

刘清泉等[1]观察中医药在甲型 H1N1 流感防治中的作用，基于中医疫病理论制订甲型 H1N1 流感治疗方案。选取 2009 年

5 月至 2010 年 1 月的甲型 H1N1 流感轻型患者及近 30 例重症患者作为样本，充分利用现有资料，采用观察性研究和个案分析研究方法，分析总结我国甲型 H1N1 流感危重病例发病特点、临床症状、并发症、疾病发展演变规律、死亡原因、中医证候特点、中医核心病机以及中药干预效果，进一步完善中医对甲型 H1N1 流感危重病例的认识水平和救治水平，力求进一步降低病死率，制订了一个辨证治疗方案。其中，危重症辨证治疗方案中提到可用中药注射剂进行治疗，包括生脉注射液等其他注射液。此外，在把握重症患者的不同病理阶段进行辨证论治时，可以加用生脉注射液顾护正气。

1.2 抗 H7N9 禽流感病毒

王泽议等[2]在 H7N9 禽流感病毒中医专家共识中，根据该病发展过程中的 4 种情况分别提出了临床诊治方法，其中在病情加重这一阶段，多出现毒热壅肺、损及肺络。症见持续发热，或壮热不退，咳嗽，乏力，喘憋气促，或伴痰中带血，舌质红或暗红，苔黄或腻，脉数等现象。参考方剂为：生脉散等其他方剂。

2. 抗柯萨奇病毒 B_3

张凤英等[3]在黄芩茎叶提取物与生脉饮抗柯萨奇病毒 B_3 的体外研究中，探讨了黄芩茎叶提取物及生脉饮体外抗柯萨奇病毒 B_3（CVB_3）的作用。方法：应用细胞感染模型按照药物对 Hela 细胞及 CVB_3 不同作用方式分为直接抗病毒作用组、增强细胞抗病毒作用组、对感染细胞保护作用组及正交设计组。采用光镜观察并结合 MTT 测定方法进行综合判断。结果：与病毒对照组比较，黄芩茎叶提取物、生脉饮对细胞病变有抑制作用（$P < 0.05$）。由此得出结论：黄芩茎叶提取物、生脉饮均有直接抗病毒作用以及对未感染或已感染 Hela 细胞具有保护作用。

【临床研究】

1. 治疗心肌炎

1.1 治疗病毒性心肌炎

赵德友等[4]在生脉散与磷酸肌酸钠联合大剂量维生素 C 治疗病毒性心肌炎（VMC）临床疗效的对比观察中，设计实验方法为：将 120 例 VMC 患者按照随机数字表法分为 A 组与 B 组，各 60 例。两组均予以常规治疗，A 组在常规治疗的基础上加用生脉散及大剂量维生素 C 治疗，B 组则加用磷酸肌酸钠联合大剂量维生素 C 治疗，比较两组的临床疗效及安全性。实验结果显示：A 组的临床疗效总有效率及心电图总有效率分别为 93.33%、71.67%，均显著高于 B 组的 75.00%、55.00%（$P < 0.05$）；治疗后两组中医证候积分均显著降低，且 A 组降低幅度更为显著（$P < 0.05$）；两组心肌酶谱（AST、LDH、CK 及 CK-MB）、心功能指标（SV、CO、CI 及 EF）均获得显著改善，且 A 组改善更为明显（$P < 0.05$）；两组均未见不良反应。由此得出结论：生脉散联合大剂量维生素 C 治疗 VMC 的疗效优于磷酸肌酸钠联合大剂量维生素 C，能够改善患者的心肌酶谱以及心功能，且不良反应较少，值得推广应用。

钟斌等[5]在生脉散加减治疗病毒性心肌炎 38 例中，探讨了中医药辨证施治治疗病毒性心肌炎的疗效。设计实验方法为：对 76 例病毒性心肌炎患者随机分为两组，生脉散组 38 例，对照组 38 例，均以 4 周为 1 个疗程。对照组给予充分休息、抗病毒、营养心肌、促进心肌细胞代谢等常规治疗；治疗组在常规治疗上加服生脉散加减汤药治疗。实验结果显示：治疗组与对照组治疗前后临床疗效对比，治疗组 38 例，显效 26 例，有效 9 例，无效 3 例，总有效率 92.10%。对照组 38 例，显效 16 例，有效 13 例，无效 9 例，总有效率 76.31%。治疗组疗效优与对照组，两组差异有统计学意义（$P < 0.05$）。由此得出结论：生脉散加减配合常规西药在病毒性心肌炎的治疗中获得显著疗效。

1.2　治疗小儿心肌炎

巍会等[6]在生脉散辨证加减联合西医常规治疗小儿心肌炎的疗效观察中，探讨了生脉散辨证加减联合西药常规治疗小儿心肌炎的临床疗效。方法：选择 2012 年 6 月至 2014 年 9 月在平邑县中医院接受治疗的小儿心肌炎患者 54 例，采用随机数字表法分成观察组和对照组，各 27 例。对照组患儿应用西药常规方法予以治疗；观察组患儿在对照组基础上加用生脉散予以治疗，以水煎服，每日 2 次，疗程 2 周。比较两组患儿的临床效果，心肌酶指标（肌酸激酶、乳酸脱氢酶、肌酸激酶同工酶）和心肌蛋白指标（心肌肌红蛋白、高敏心肌肌钙蛋白）的变化及不良反应发生情况。结果：治疗后，观察组患儿的总有效率为 92.6%（25/27），明显优于对照组的 70.4%（19/27），差异有统计学意义（$P < 0.05$）；两组患儿的心肌酶指标和心肌蛋白指标均较治疗前显著改善，且观察组患儿改善更加显著，差异有统计学意义（$P < 0.05$）。观察组患儿治疗过程中不良反应发生率为 18.5%（5/27），低于对照组的 48.1%（13/27），差异有统计学意义（$P < 0.05$）。由此得出结论：小儿心肌炎患者应用生脉散辨证加减联合西药常规治疗，能获得较为满意的临床

效果，并且能降低单用西药治疗引起的不良反应发生率，具有重要的临床意义。

【参考文献】

［1］刘清泉.中医药在甲型 H1N1 流感防治中的作用［J］.中国中医药现代远程教育，2010，8（17）：168-171.

［2］王泽议.应对 H7N9 禽流感病毒中医专家共识［N］.中国医药报，2014-02-24（008）.

［3］张凤英，高玉峰，宋鸿儒.黄芩茎叶提取物与生脉饮抗柯萨奇病毒 B_3 的体外研究［J］.天津医药，2005（11）：41-43.

［4］赵德友.生脉散与磷酸肌酸钠联合大剂量维生素 C 治疗病毒性心肌炎临床疗效对比观察［J］.四川中医，2015，33（10）：62-65.

［5］钟斌.生脉散加减治疗病毒性心肌炎 38 例［J］.中西医结合心血管病电子杂志，2017，5（30）：169-170.

［6］魏会.生脉散辨证加减联合西医常规治疗小儿心肌炎的疗效观察［J］.医学综述，2015，21（20）：3792-3794.

双虎清肝颗粒

【药品名称】双虎清肝颗粒。

【剂型】颗粒剂。

【主要成分】金银花、虎杖、黄连、白花蛇舌草、蒲公英、丹参、野菊花、紫花地丁、法半夏、甘草、瓜蒌、枳实。

【性状】本品为棕褐色的颗粒；气香，味微苦。

【适应证／功能主治】清热利湿，化痰宽中，理气活血。用于湿热内蕴所致的胃脘痞闷，口干不欲饮，恶心厌油，食少纳差，胁肋隐痛，腹部胀满，大便黏滞不爽或臭秽，或身目发黄，舌质暗、边红，舌苔厚腻或黄腻，脉弦滑或弦数；慢性乙型肝炎见有上述症候者。

【规格型号】每袋装 12 g。

【用法用量】口服，开水冲服。一次 1～2 袋，一日 2 次，或遵医嘱。

【不良反应】尚不明确。

【药品禁忌】尚不明确。

【注意事项】脾虚便溏者慎用；忌烟酒及辛辣油腻食物。

【药理作用】本品体外试验或体内试验，对鸭 DHBV–DNA 复制有一定的抑制作用；对四氯化碳所致动物急慢性肝损伤有一定保护作用，并有一定的免疫增强作用。

【贮藏】密封。

【有效期】24 个月。

【批准文号】国药准字 Z10980118。

【生产企业】北京华神制药有限公司。

【临床研究】

1. 抑制乙肝病毒复制

孟宪峰等[1]应用双虎清肝颗粒治疗 46 例慢性乙型肝炎病例，经 3 个月疗程后结果显示，ALT、AST 的复常率分别达 80.4% 和 73.9%，与对照组对比差异有显著意义（$P > 0.05$），HBeAg 和 HBV-DNA 阴转率高于对照组，差异有显著意义（$P < 0.01$）。随访结果亦显示停药后 3 ~ 6 个月内，治疗组仍有较好疗效，提示了双虎清肝颗粒口服确实能抑制乙肝病毒复制，有效降低转氨酶和改善肝功能。尤其在抑制乙肝病毒复制方面，本文的 HBeAg 和 HBV-DNA 的阴转率分别达到 37.0% 和 39.1%，且停药后短期内不易阳转，与目前临床上一些抗病毒药物及免疫调节药物效果相当。

2. 抑制 HBV-DNA 低水平复制

刘育民等[2]选取异常 HBV-DNA 低水平复制患者 44 例，慢性乙型肝炎患者 80 例，其中男性 58 例，女性 22 例，年龄 20 ~ 68 岁，平均 33 岁。治疗组给予双虎清肝颗粒（北京华神制药有限公司生产）24 g/次，2 次/天，温开水冲服，疗程 6 个月。对照组给予乙肝清热解毒胶囊 20 g，3 次/天。结果证明双虎清肝颗粒在抑制 HBV-DNA 低水平复制，增强 NK、T 细胞活性，使机体巨噬细胞吞噬残留病毒，激发机体的免疫功能，促进表面抗体形成等作用方面有显著的临床疗效。

【参考文献】

［1］孟宪峰，马艳丽，王安．双虎清肝颗粒治疗慢性乙型肝炎 46 例［J］．时珍国医国药，2006（06）：1055-1056.

［2］刘育民，杨岩．双虎清肝颗粒治疗 HBV-DNA 低水平复制的慢性乙型肝炎 44 例［J］．包头医学，2009，33（04）：198-199.

双黄连口服液

【**药品名称**】双黄连口服液。

【**剂型**】口服液。

【**主要成分**】金银花、黄芩、连翘，辅料为蔗糖。

【**性状**】本品为棕红色的澄清液体；味甜，微苦。

【**适应证 / 功能主治**】疏风解表、清热解毒。外感风热所致的感冒，症见发热、咳嗽、咽痛。

【**规格型号**】每支装 10 mL。

【**用法用量**】口服，一次 2 支，一日 3 次；小儿酌减或遵医嘱。

【**不良反应**】尚不明确。

【**禁忌**】尚不明确。

【**注意事项**】①忌烟、酒及辛辣、生冷、油腻食物；②不宜在服药期间同时服用滋补性中药；③风寒感冒不适用；④糖尿病患者及高血压、心脏病、肝病、肾病等慢性病严重者应在医师指导下服用；⑤儿童、孕妇、哺乳期妇女、年老体弱及脾虚便溏者应在医师指导下服用；⑥发热体温超过38.5℃的患者，应去医院就诊；⑦服药 3 天症状无缓解，应去医院就诊；⑧对本品过敏者禁用，过敏体质者慎用；⑨本品性状发生改变时禁止使用；⑩儿童必须在成人监护下使用；⑪请将本品放在儿童不能接触的地方；⑫如正在使用其他药品，使用本品前请咨询医师或药师；⑬使用时需注意吸管插入方式，如产生胶塞落屑，慎用。

【**孕妇及哺乳期妇女用药**】本品尚未有孕妇使用的临床研

究资料。

【儿童用药】请在医师指导下用药。

【老人用药】请在医师指导下用药。

【药物相互作用】如与其他药物同时使用可能会发生药物相互作用，详情请咨询医师或药师。

【药理毒理】动物实验研究证实，双黄连口服液具有较广的抗菌谱，有抑菌、解热、抗炎、抗病毒、利湿，退黄等作用。方中金银花为常用清热解毒药，用于温病初起，可解表、清热、解毒、止痢；黄芩为常用清热燥湿、解毒、凉血，泻肺火药；连翘有清心、肺、胃之热，散温邪，解疮毒等作用。三药共奏清热解毒、利尿凉血之功能。

【贮藏】密封，避光，置阴凉处。

【包装】10 mL×10 支 / 盒。

【有效期】24 个月。

【批准文号】国药准字 Z10920053。

【生产企业】河南福森药业有限公司。

【抗病毒研究】

体内研究

1. 抗流感病毒作用

周雪梦等[1]研究双黄连口服液对感染流感病毒小鼠免疫功能的影响，结果证明双黄连口服液具有显著的抗流感病毒的作用，对病毒复制过程的抑制及对病毒感染导致小鼠免疫功能下降的调节作用是其发挥抗病毒作用的重要机制。

2. 抗呼吸道合胞病毒作用

吴成林等[2]对双黄连口服液的毒性进行测定，培养观察

CPE，测定不同浓度药物作用于感染细胞后的病毒感染性滴度及抗病毒指数，发现病毒的感染性滴度随药物浓度的增加而下降，判定双黄连口服液能抑制呼吸道合胞病毒（RSV）的增殖。

3. 抗甲型 H1N1 流感病毒作用

陈呆等[3]运用网络生物学方法分别构建甲型 H1N1 流感病毒体内反应的蛋白质相互作用网络和双黄连口服液的靶蛋白相互作用网络，建立了双黄连口服液对抗甲型 H1N1 流感病毒的靶蛋白相互作用网络，并进行了网络拓扑结构和基因本位论分析，得出双黄连口服液通过影响 GSK3B 等信号通路，调节细胞凋亡而减少病毒复制，抑制甲型 H1N1 流感病毒传播进程的结论。

体外研究

1. 双黄连口服液抗流感病毒

祖勉等[4]通过应用流感病毒神经氨酸酶（neuraminidase, NA）抑制剂筛选模型以及流感病毒诱导的细胞病变效应模型，对具有 NA 抑制作用的部分中成药进行了体外抗病毒活性评价。结果表明，临床常用中成药液体制剂的 NA 抑制活性普遍较高，其中双黄连口服液在细胞水平对于病毒感染所致细胞病变效应（CPE）也具有较高抑制活性。

2. 双黄连胶囊抗流感病毒

邢泽田等[5]研究双黄连胶囊抑制病毒的效果，药物毒性实验表明：双黄连胶囊药物浓度在 30% 时，细胞生长良好，对细胞无毒性作用。双黄连胶囊具有较广的抗病毒谱，每毫升含 0.1 g 的药物浓度，即可完全抑制病毒在细胞内复制，双黄连胶囊用病变（CPE）方法观察其抗病毒作用，实验结果表明，受检药物浓度在 0.1 g/mL，可完全抑制抗流感病毒 A1、流感病毒 A3、腺病毒 3 型（Adv）、流感性腮腺炎病毒、柯萨奇病毒 B₃、埃可病毒 11 型、单纯疱疹病毒 2 型 7 种病毒在细胞内的复制，表示受检药在体外感染实验中有确定的抗病毒作用，是一种抗病毒谱较广的中药新剂型。

3. 双黄连粉针剂抗流感病毒

祖勉等[6]通过应用流感病毒 NA 抑制剂筛选模型以及流感病毒诱导的细胞病变效应模型，对具有 NA 抑制作用的部分中成药进行了体外抗病毒活性评价。结果表明，临床常用中成药液体制剂的 NA 抑制活性普遍较高，其中中成药固体制剂中，双黄连注射粉针的 NA 抑制活性最高。

【临床研究】

1. 抗人类疱疹病毒 4 型

梁宏等[7]选取我院 2016 年 3 月至 2017 年 2 月治疗的人类疱疹病毒 4 型（EB 病毒）感染的患儿，共 58 例，根据治疗方法的不同，将其分为双黄连组和更昔洛韦组，各 29 例，双黄连组给予双黄连口服液（仅适用于儿童）进行治疗，按照患儿年龄的不同，口服剂量如下：1 ~ 3 岁 1 次 10 mL，4 ~ 7 岁 1 次 20 mL，每日 3 次；更昔洛韦组给予更昔洛韦静脉滴注进行治疗，其他基础治疗两组相同，对比两组的临床治疗效果。结果：双黄连组和更昔洛韦组治疗的总有效率分别为 95.83%、77.08%。临床上使用双黄连口服液（仅适用于儿童）治疗小儿 EB 病毒感染，痊愈率高，且服用方便，值得推广应用。

2. 双黄连粉针剂抗 CoxA16、EV71 病毒

王淑芬等[8]将住院 120 例患儿分为治疗组和对照组，对照组给予清开灵注射液 0.6 mL/（kg·d）溶于 5% 葡萄糖

100～200 mL中静脉滴注，利巴韦林10～15 mg/（kg·d）溶于5%葡萄糖注射液200 mL静脉滴注，连续5天，同时口服；治疗组给予注射用双黄连60 mg/（kg·d）溶于5%的葡萄糖100～200 mL中静脉滴注，利巴韦林注射液10～15 mg/（kg·d）溶入5%葡萄糖注射液200 mL静脉滴注，连续5天；结果两组病例均无病情恶化及疱疹扩散，平均治愈时间、疼痛消失时间及全病程天数，治疗组均明显短于对照组。双黄连、利巴韦林对手足口肠道病毒也具有较强的抑制作用，两药合用，未发现不良反应，见效快、疗程短，且能克服小儿因口腔疼痛口服药物困难的问题，疗效明显优于对照组，是目前治疗小儿手足口病较理想的方法之一，值得临床推广应用。

3.双黄连粉针剂抗手足口病病毒

靳燕霞等[9]将手足口病患儿75例，随机分为对照组35例和治疗组40例，对照组给予常规治疗，治疗组在常规治疗基础上加用注射用双黄连(冻干)60 mg/(kg·d)，1次/天，疗程5～7天。结果：对照组35例，显效20例，有效9例，总有效率82.8%；治疗组40例，显效34例，有效4例，总有效率95%，治疗组总有效率明显高于对照组。注射用双黄连（冻干）治疗儿童手足口病效果明显，无明显不良反应，值得进一步推广使用。

【参考文献】

［1］周雪梦，陆春妮，亓文宝，等.清开灵和双黄连口服液体内抗禽流感病毒作用［J］.中草药，2011，42（7）：1351-1356.

［2］吴成林，杨占秋，侯炜，等.双黄连口服液抗呼吸道合胞病毒的实验研究［J］.数理医药学杂志，2005，18（6）：

592-594.

[3] 陈果,李立.运用网络生物学方法分析双黄连口服液治疗甲型 H1N1 流感的药理机制 [J].中医杂志,2014,55(6):513-516.

[4] 祖勉,周丹,等.临床常用中成药的体外抗流感病毒活性评价 [J].药学学报,2010,45(3):408-412.

[5] 邢泽田,赵庆新,邢文青,等.双黄连胶囊抑制病毒试验 [J].右江民族医学院学报,1998,20(72):260-261.

[6] 祖勉,周丹,等.临床常用中成药的体外抗流感病毒活性评价 [J].药学学报,2010,45(3):408-412.

[7] 梁宏.双黄连口服液(仅适用于儿童)治疗小儿 EB 病毒感染 58 例临床疗效观察 [J].中国医药指南,2017,15(28):20-21.

[8] 王淑芬,高志香,张月琛.注射用双黄连、利巴韦林治疗小儿手足口病疗效观察 [J].医学动物防治,2012,28(9):1052-1054.

[9] 靳燕霞.注射用双黄连治疗儿童手足口病的疗效观察 [J].中国现代药物应用,2017,6(14):67-68.

痰热清

【药品名称】痰热清。

【剂型】液体制剂。

【主要成分】黄芩、熊胆粉、山羊角、金银花、连翘、辅料为丙二醇。

【性状】棕红色澄清液体。

【适应证／功能主治】清热、解毒、化痰。用于风温肺热病属痰热阻肺症，症见发热、咳嗽、咯痰不爽、口渴、舌红、苔黄等；可用于急性支气管炎，急性肺炎（早期）出现的上述症状。

【规格】10 mL／支。

【用法用量】儿童用量（0.3 ～ 0.5）mL/kg，最大量：一次 20 mL。成人一般一次 20 mL，重症患者一次可用 40 mL，加入 5% 葡萄糖注射液或 0.9% 氯化钠注射液 250 ～ 500 mL，静脉滴注，控制滴数每分钟不超过 60 滴，1 次／天。

【禁忌】对本品过敏或过敏体质者禁用；肝肾功能不全者慎用；不得与含酸性成分的注射剂混合使用。

【不良反应】已知不良反应有：皮疹、高热、喉头水肿、胸闷气促等。如出现不良反应，应立即停药，视情况作相应处理。

【注意事项】①使用前，发现瓶盖漏气、瓶体有裂缝、溶液浑浊或有沉淀物不得使用；②使用本品时，注意密切观察不良反应；③不得和其他药物混合滴注（尤其不得与酸性成分的针剂混合）。如合并用药，在换药时需先冲洗输液管，以免药物相互作用产生不良反应；④如病情需要，可与其他抗生素联合使用；⑤严格控制输液速度，滴速过快或有渗漏可引起局部疼痛；⑥尚未有孕妇用药资料。

【药理作用】痰热清注射液体外试验对肺炎链球菌、乙型溶血性链球菌有一定抑制作用，可降低金黄色葡萄球菌和流感病毒感染小鼠的死亡率；降低内毒素致热家兔和酵母致热大鼠体温；抑制硝酸士的宁和戊四唑所致小鼠惊厥；增加小鼠气管酚红分泌量；延长氨水引咳小鼠和氧化硫引咳小鼠的咳嗽潜伏期；抑制大鼠肉芽肿形成和二甲苯所致小鼠耳肿胀。

【贮藏】密封，避光保存。

【有效期】18 个月。

【批准文号】国药准字 Z20030054。

【生产企业】上海凯宝药业股份有限公司。

【临床研究】

痰热清能明显抑制流感病毒、柯萨奇病毒、埃可病毒等病毒，在对呼吸系统疾病，消化系统疾病，传染病等治疗方面都表现出临床疗效[7]。

1. 手足口病

1.1 阻止病毒蛋白的转录及病毒的增殖

宋静等[1]将 60 例患儿选为研究对象。观察组患儿同时给予痰热清注射液和重组人干扰素 α-2b 注射液。对照组患儿给予利巴韦林注射液。结果证实痰热清注射液能抑制侵袭病毒进入人体细胞，抑制病毒蛋白的翻译，阻止病毒颗粒装配，刺激巨噬细胞及自然杀伤细胞的活性，促进细胞因子的产生，调节免疫球蛋白的合成，并能进一步活化 2′～5′ 寡聚 A 合成酶及蛋白酶，进而阻止病毒蛋白的转录及病毒的增殖。

1.2　对中枢发热介质PGE2、cAMP升高有显著的抑制作用

孙珺等[2]以确诊为手足口病的患儿122例，其中男性64例，女性58例为对象。治疗组给予痰热清注射液，对照组给予注射用单磷酸阿糖腺苷。结果证实痰热清注射液可减轻肺泡炎症渗出，阻止急性肺泡上皮炎症损伤，使肺泡渗出范围显著缩小，降低内毒素血症炎性细胞因子的表达，降低一系列损伤性反应，对中枢发热介质PGE2、cAMP升高有显著的抑制作用，并能有效抑制免疫细胞的超敏反应。

潘彦舒等[9]认为抑制中枢发热介质PGE2和cAMP的产生，并有效降低血中TNF-α、IL-1、IL-6的水平，促进Th2细胞分化，提高抗炎因子IL-4水平和促进血清抗体产生，其在抑制炎症反应的同时，还具有调节和促进机体免疫功能的作用。

1.3　降低炎性因子表达和渗出范围，减轻病毒感染性应激反应所致损伤

李淑彩等[3]以105例手足口病患儿作为研究对象，男性73例，女性32例，年龄在2～9岁。对照组给予静脉滴注抗病毒药物利巴韦林注射液，观察组在对照组基础上加用痰热清注射液。结果显示，观察组治疗后临床症状、血清炎性因子水平、免疫功能指标均明显优于对照组，治疗1个疗程后，观察组RV-Ag转阴率及临床总有效率均高于对照组。

2. 流感病毒

抑制病毒增殖

郑金粟等[4]研究痰热清注射液对FM1感染小鼠肺组织病理形态变化、肺组织匀浆中流感病毒血凝滴度、T淋巴细胞的增

殖功能以及肺组织匀浆中细胞因子 γ 干扰素（IFN-γ）含量的影响。结果证实痰热清注射液治疗流感病毒 FM_1 感染模型小鼠后，肺组织血凝滴度明显降低（$P < 0.01$），反映了流感病毒感染的靶器官肺组织的病毒量明显减少，病毒的增殖受到抑制。徐晓月等[5]的研究也证明了这一点。

3. 呼吸道合胞病毒

增强机体免疫功能，促进白细胞吞噬

王琳等[6]将 60 只 BALB/C 小鼠随机分为对照组、感染组、利巴韦林（100 mg/kg）组和痰热清注射液（2、4、8 mL/kg）组，每组 10 只。结果显示，痰热清组小鼠 SI 明显升高（$P < 0.05$），IL-2 活性明显升高（$P < 0.05$），证明痰热清注射液具有良好的抗呼吸道合胞病毒作用，机制可能与提高机体免疫应答能力有关。楚天舒等[10]对绝经妇女尿路感染的研究也认为痰热清在抗病毒方面有相关机制。

4.COPD

龚国良和李欣等[8]的研究认为痰热清注射液可有效调节 COPD 气管炎症全过程的细胞因子 IL-10、TNF-α、MPO 的释放，从而达到治疗 COPD 的效果。

5. 呼吸系统疾病

王琴等[7]认为痰热清注射液诱导流感病毒感染小鼠肺组织 α-干扰素产生，对 T、B 淋巴细胞增殖及腹腔巨噬细胞的吞噬功能具有明显促进作用；能使病毒感染小鼠肺匀浆中 Th2 细胞和分泌 IL-4 的抑制状态获得解除，并促进 Th1 分泌 IFN-γ。

6. 肝炎

对 CD4、CD8 及 NK 细胞均有明显的升高作用。

孙荣玲[11]等以及刘伟[12]的研究都证实了痰热清联合用药对肝炎的疗效有所提升。

【参考文献】

［1］宋静，许秀金，叶巧云，叶华琼.痰热清联合 α -2b 干扰素治疗小儿手足口病的临床研究［J］.实用临床医学，2014，15（12）：86-88.

［2］孙珺，刘宏瑞，邸顺祥.痰热清注射液治疗小儿手足口病的临床疗效观察［J］.中医临床研究，2013，5（05）：20-22.

［3］李淑彩.痰热清注射液联合抗病毒药物治疗小儿手足口病的临床疗效［J］.中国药物与临床，2017，17（08）：1216-1218.

［4］郑金粟，顾立刚.痰热清注射液对流感病毒 FM_1 感染小鼠抗病毒作用的研究［J］.中华中医药杂志，2009，24（07）：851-854.

［5］徐晓月，张广伟，李展，张黎莉.痰热清口服液抗菌和抗流感病毒作用的实验研究［J］.中国临床药理学与治疗学，2011，16（03）：274-278.

［6］王琳.痰热清注射液对呼吸道合胞病毒感染小鼠肺损伤的保护作用［J］.现代药物与临床，2015，30（08）：928-932.

［7］王琴，潘静.痰热清注射液的药理作用和临床应用［J］.华北国防医药，2010，22（01）：41-43.

［8］龚国良，李欣.痰热清治疗慢性阻塞性肺疾病急性加重期的临床疗效及细胞因子水平的研究［J］.中国中药杂志，

2009，34（01）：104-106.

　　[9]潘彦舒，张娜，朱晓磊，徐雅，谢利军，庞春红，王冰，韩涛，李澎涛.痰热清注射液干预内毒素血症病理过程的相关性研究[J].中国中医基础医学杂志，2005（07）：508-510.

　　[10]楚天舒，苗艳，梁艳，陈晖，马旭.痰热清注射液治疗绝经后妇女尿路感染48例[J].中医研究，2005（02）：36-37.

　　[11]孙荣玲，李国忠，秦富波.痰热清治疗肝炎高胆红素血症的临床研究[J].中国药师，2006（05）：424-425.

　　[12]刘伟.痰热清注射液联合甘利欣治疗急性黄疸型肝炎临床观察[J].中国中医急症，2006（06）：594-596.

唐草片

【**药品名称**】唐草片。

【**剂型**】片剂（薄膜衣）。

【**主要成分**】老鹳草、瓜蒌皮、柴胡、香薷、黄芪、木棉花、鸡血藤、糯稻根、诃子、白花蛇舌草、马齿苋、胡黄连、全蝎等。

【**性状**】本品为薄膜衣片，除去薄膜衣后显黄褐色至棕褐色；气微香、味涩。

【**适应证 / 功能主治**】清热解毒、活血益气。用于艾滋病毒感染者以及艾滋病患者（CD4 淋巴细胞计数在 100 ~ 400 个 /mm^3），有提高 CD4 淋巴细胞计数作用，可改善乏力、脱发、食欲减退和腹泻等症状，改善活动功能状况。

【**规格型号**】0.4 g×100 片。

【**用法用量**】口服。一次 8 片，一日 3 次；6 个月为一个疗程。

【**不良反应**】服药后可能出现恶心、消化不良、失眠，一般不需要停药可自行缓解。

【**禁忌**】尚不明确。

【**注意事项**】①忌食生冷、辛辣刺激食物；②避免饮用含酒精类饮料；③急性感染期、严重的机会性感染、机会性肿瘤、过敏体质、严重的精神及神经疾病的患者服用应遵医嘱；④尚未进行对儿童、老年患者、孕期及哺乳期妇女的临床研究，因此上述人群慎服。

【**药理作用**】如与其他药物同时使用可能会发生药物相互作用，详情请咨询医师或药师。

【**贮藏**】避光，置阴凉处。

【包装】塑料瓶包装。0.4 g×100 片 / 盒。

【有效期】24 个月。

【批准文号】国药准字 Z20050291。

【生产企业】上海百岁行药业有限公司。

【抗病毒研究】

唐草片作为治疗艾滋病的常用药，其作用主要表现在：

1. 提高免疫抑制小鼠机体的免疫功能

吴鑫磊等[1]研究唐草片对注射氢化可的松所致免疫抑制小鼠免疫功能的影响，实验结果显示，唐草片中剂量组与模型组有差异性，明显提高了氢化可的松所致免疫抑制小鼠外周血淋巴细胞和白细胞的数量、胸腺指数、脾脏指数以及碳廓清指数，说明该药能提高免疫抑制小鼠机体的免疫功能。

2. 化疗后恢复

黄世敬等[2]认为唐草片对丝裂霉素造成的小鼠免疫抑制模型及 ^{60}Co 射线照射造成的小鼠免疫抑制模型均有升高白细胞、中性粒细胞、淋巴细胞的作用；对放、化疗引起的免疫器官萎缩有一定的恢复作用。唐草片对 S180 荷瘤小鼠 ^{60}Co 放射治疗未见有明显的协同或拮抗作用。根据上述实验结果，低剂量在许多指标上都有明显效果，所以可以考虑出现放、化疗药物不良反应时适当降低临床使用剂量。

3. 抗氧化作用

贾海盼等[3]认为该药通过提高 CD4 细胞计数、修复免疫损伤来调节 AIDS 患者的免疫作用；AIDS 本身与活性氧导致的氧化应激有很大关联，唐草片通过清除羟自由基和调控代谢氧化酶来实现其抗氧化作用；相关研究表明，唐草片可改善 HIV

感染及 AIDS 患者的症状，改善活动功能状况，有效延缓艾滋病的进展情况。可见，唐草片在治疗艾滋病的中药领域里具有一定的优势。殷建华[4]等通过经自由基清除实验考察了唐草片抗氧化作用，结果表明，唐草片对经自由基具有相当强的清除作用，且清除作用较为稳定。唐草片含有丰富的黄酮类以及其他未知结构类型的成分，具有抗氧化、清除自由基的作用。唐草片能抑制病毒复制、恢复机体功能、修复损伤细胞、改善患者症状、防御患者的机会性感染等，与其抗氧化作用紧密相关。

【临床研究】

1. 与抗病毒西药联合

杨茂彬等[5]从中医辨证论治的整体观念出发，"唐草片"祛邪扶正、标本兼顾、多靶点用药，以调理、治本为治则，具清热解毒、活血益气之功，可提高患者整体免疫功能，提高CD4+淋巴细胞数。在本临床试验观察中，服用该药后能明显改善临床症状，特别是改善乏力、脱发、食欲减退和腹泻等症状，改善患者生活质量，并对艾滋病病毒复制有抑制作用，到目前为止，还没有发现明显不良反应，是目前西药无法比拟的。特别是与抗病毒西药联合应用，也没有出现不良反应，却能升高患者的白细胞等作用，形成了治疗艾滋病药物新的特色，"唐草片"的特点在于无症状感染者及各期艾滋病患者均可服用。

2. 延缓 HIV 病毒复制

邵宝平等[6]采用随机双盲安慰剂平行对照多中心临床研究评价唐草片治疗 HIV/AIDS 的有效性和安全性，临床研究结果显示，唐草片组 83 例，安慰剂组 72 例，治疗 6 个月后，唐草片组 CD4 数量上升，安慰剂组 CD4 数量下降，唐草片组明显优于安慰剂组，差异有统计学意义；临床疗效分级评定，唐草片组有效率明显高于安慰剂组，差异有统计学意义；CD4/CD8比值，唐草片组优于安慰剂组，差异有统计学意义。唐草片有显著提高 CD4 细胞计数的作用，同时可显著改善艾滋病患者临床症状，使患者体重增加，CD4/CD8 比值增加，有可能延缓 HIV 病毒复制。

【参考文献】

［1］吴鑫磊，郭玉忠，范磊，王新丽，王宁．唐草片对注射氢化可的松小鼠的免疫保护作用［J］．中国医院药学杂志，2013，33（23）：1931-1934.

［2］黄世敬．唐草片对放化疗小鼠免疫功能的影响［A］．中华中医药学会．中华中医药学会防治艾滋病分会换届暨第九次学术会论文集［C］.2013：8.

［3］贾海盼，张伟，郭玉忠．唐草片抗艾滋病的药理作用研究［J］．中国处方药，2016，14（09）：18-19.

［4］殷建华，吴剑，杨克宗，杨莉娅，邵宝平．抗艾滋病中成药唐草片抗氧化性的研究［J］．中国现代中药，2009，11（12）：38-39.

［5］杨茂彬．唐草片与 HAART 疗法合用治疗 HIV/AIDS 临床研究报告［A］．中华中医药学会防治艾滋病分会、安徽中医学院．中华中医药学会防治艾滋病分会第六届学术年会论文汇编［C］.2008：5.

［6］邵宝平．唐草片治疗 HIV/AIDS 有效性和安全性临床研究报告［A］．中华中医药学会防治艾滋病分会、安徽中医学院．中华中医药学会防治艾滋病分会第六届学术年会论文汇编［C］.2008：12.

夏桑菊颗粒

【**药品名称**】夏桑菊颗粒。

【**剂型**】颗粒剂。

【**主要成分**】夏枯草、野菊花、桑叶。辅料为蔗糖。

【**性状**】本品为淡棕色至棕褐色的颗粒；味甜，微苦。

【**适应证/功能主治**】清肝明目，疏风散热，除湿痹，解疮毒。用于风热感冒、目赤头痛、头晕耳鸣、咽喉肿痛、疔疮肿毒等症，并可作清凉饮料。

【**规格型号**】每袋装 5 g。

【**用法用量**】口服，一次 5 ～ 10 g，一日 3 次。

【**不良反应**】尚不明确。

【**禁忌**】忌食生冷荤腥，油腻燥热之物。

【**注意事项**】①忌烟、酒及辛辣、生冷、油腻食物；②不宜在服药期间同时服用滋补性中成药；③风寒感冒者不适用，表现为恶寒重、发热轻、无汗、头痛、鼻塞、流清涕、喉痒咳嗽；④高血压、心脏病、肝病、糖尿病、肾病等慢性病严重者应在医师指导下服用；⑤服药三天后症状无改善，或症状加重，或出现新的严重症状如胸闷、心悸等应立即停药，并去医院就诊；⑥小儿、年老体弱者、孕妇应在医师指导下服用；⑦脾胃虚寒，症见腹痛、喜暖、泄泻者慎用；⑧对本品过敏者禁用，过敏体质者慎用；⑨本品性状发生改变时禁止使用；⑩儿童必须在成人监护下使用；⑪ 请将本品放在儿童不能接触的地方；⑫ 如正在使用其他药品，使用本品前请咨询医师或药师。

【孕妇及哺乳期妇女用药】请在医师指导下服用。

【儿童用药】请在医师指导下服用。

【老人用药】请在医师指导下服用。

【药物相互作用】如与其他药物同时使用可能会发生药物相互作用，详情请咨询医师或药师。

【药理毒理】夏桑菊颗粒提取物中迷迭香酸具有抗氧化、抗抑郁、抑菌、抗炎、抗病毒的作用，其中抗病毒作用如下：①迷迭香酸对1型和2型单纯性疱疹病毒显示特别活性，是控制疱疹病毒的一种有效成分，其抗病毒活性除抑制病毒生存周期中某些酶活性外，还能迅速与病毒外壳蛋白结合，从而使病毒失活；②迷迭香酸能抑制HIV-1（人类免疫缺陷病毒1）整合酶的活性；③抗脑炎病毒：迷迭香酸可减少患有日本脑炎病毒老鼠的死亡率，显著降低病毒负荷，使病毒不易传播。

【贮藏】密封。

【包装】铝塑复合膜，每包装20袋。

【有效期】24个月。

【批准文号】国药准字Z20083493。

【生产企业】江西百神药业股份有限公司。

【抗病毒研究】

1. 抗禽流感病毒（H5N1）

香港科技大学宣布，科研人员已经从中药名方夏桑菊中提取出有效成分，能够防治H5N1病毒入侵细胞，即可通过提高免疫力，强身健体，从而达到抵抗病毒侵入的目的[1]。

2. 抗HIV病毒

有学者发现迷迭香酸具有抗HIV整合酶活性[2]。2001年

William H 等[3]报道迷迭香酸也能抑制 HIV-1 逆转录酶的活性。

【参考文献】

[1] 叶依.夏桑菊可对抗禽流感病毒[N].健康时报，2008-01-03（002）.

[2] ENGLBERGER W, HADDING U, ETSCHENBERG E, et al. Rosmarinic acid：A new inhibitor of complement C3 convertase with antiinfammatory activity [J]. Int J Immunopharmacol. 1988. 10（6）：729.

[3] HOOKER C W, LOTT W B, HARRICH D. Inhibitors of human immunodeficiency virus type I reverse tryanscriptase target distinict phases of early reverse transcription [J]. J Virol.2001,75（7）：3095.

小柴胡冲剂

【**药品名称**】小柴胡冲剂。

【**剂型**】颗粒剂。

【**主要成分**】柴胡、姜半夏、黄芩、党参、甘草、生姜、大枣。辅料为：蔗糖。

【**性状**】本品为黄色至棕褐色的颗粒；味甜。

【**适应证/功能主治**】解表散热，疏肝和胃。用于外感病、邪犯少阳证，症见寒热往来、胸胁苦满、食欲不振、心烦喜呕、口苦咽干。

【**规格型号**】每袋装 10 g，每粒重 0.39 g。

【**用法用量**】开水冲服，一次 1 ~ 2 袋，一日 3 次。

【**不良反应**】尚不明确。

【**禁忌**】尚不明确。

【**注意事项**】①忌烟、酒及辛辣、生冷、油腻食物；②不宜在服药期间同时服用滋补性中药；③风寒感冒者不适用；④糖尿病患者及高血压、心脏病、肝病、肾病等慢性病严重者应在医师指导下服用；⑤儿童、孕妇、哺乳期妇女、年老体弱者应在医师指导下服用；⑥发热体温超过 38.5℃的患者，应去医院就诊；⑦服药 3 天症状无缓解，应去医院就诊；⑧对本品过敏者禁用，过敏体质者慎用；⑨本品性状发生改变时禁止使用；⑩儿童必须在成人监护下使用；⑪请将本品放在儿童不能接触的地方；⑫如正在使用其他药品，使用本品前请咨询医师或药师。

【**药理作用**】本品具有抗肝细胞损害、抗炎解热、抑菌、抗病毒和调节机体免疫功能，以及兴奋脑垂体—肾上腺皮质功能，改善造血功能，抗血小板聚集等。

【药物相互作用】如与其他药物同时使用可能会发生药物相互作用，详情请咨询医师或药师。

【贮藏】密封。

【包装】药品包装用复合膜；10 g/ 袋 × 10 袋 / 盒。

【有效期】30 个月。

【批准文号】国药准字 Z51021029。

【生产企业】九寨沟天然药业集团有限责任公司。

除此药外还有其他剂型，如小柴胡胶囊、小柴胡片等，但因其药理作用有较大的差异，因此不作详细介绍。

【临床研究】

1. 乙肝

调节免疫，保肝抗肝损伤，促进肝细胞再生，抑制肝纤维化，抑制肝细胞癌变的作用。

黄和冲等[1]研究干扰素联合小柴胡冲剂治疗 40 例，并与干扰素治疗 40 例对照。采用安达芬（安徽安科生物工程股份有限公司生产），300 万单位，肌注，隔日 1 次，疗程半年，小柴胡冲剂（连云港康缘责任有限公司生产）每日 10 g，一日三次，连用半年。对照组单用安达芬肌注方法同上。治疗组阴转概率显著高于对照组，肝纤维化、不良反应发生率显著低于对照组。肝纤维化指标 HA、IV-C、LN 亦明显好转，说明两者具有协同抗肝纤维化的作用。结果证实小柴胡冲剂具有调节免疫，保肝，抗肝损伤，促进肝细胞再生，抑制肝纤维化，抑制肝细胞癌变的作用。

2. 小儿病毒性心肌炎

2.1　调节 T 细胞亚群，影响抗心肌炎抗体的产生

王蕾等[2]选取治疗组 34 例，其中男 15 例，女 19 例。在西药治疗的基础上给予连云港康缘制药有限责任公司生产的小柴胡冲剂［ZZ-3484 苏卫药准字（1993）第 192801 号］，根据年龄分组分别给予 0.5 包、1 包、1.5 包，每日 3 次，共 21 天。治疗组明显优于对照组。实验结果证明小柴胡汤可能具有抗病毒感染和保护心肌细胞的作用。赵开春等[3]也做了联合用药相关研究。

2.2　小柴胡汤抑制心肌酶升高和抑制心肌细胞病变同步性

赵开春等[3]选择 VMC 患者 63 例，其中 44 例心律失常患者，表现为室性期前收缩或房性期前收缩；10 例为房室传导阻滞；9 例为 ST-T 改变。治疗组用黄芪注射液（成都地奥集团产品）20 mL 加入 5% 葡萄糖注射液 250 mL 静脉滴注，1 次 / 天，连用 2 周，同时口服小柴胡冲剂（连云港康缘制药有限责任公司产品）10 g，一日三次，辅酶 Q_{10} 20 mg，一日三次，疗程共 3 个月。对照组用 GIK 极化液 500 mL 静脉滴注，1 次 / 天，连用 2 周，同时口服辅酶 Q_{10} 20 mg，维生素 C200 mg，一日三次，疗程同治疗组。结果证明治疗组优于对照组。王蕾等[2]也做了联合用药相关研究。

【参考文献】

［1］黄和冲. 干扰素联合小柴胡冲剂治疗慢性乙肝 40 例疗效分析［J］. 苏州医学院学报，2001（05）：561-562.

［2］王蕾. 小柴胡冲剂治疗小儿病毒性心肌炎临床观察［J］. 医学理论与实践，2002（04）：399-400.

［3］赵开春. 黄芪、小柴胡冲剂联合辅酶 Q_{10} 治疗病毒性心肌炎［J］. 河北医学，2002（08）：704-705.

小柴胡汤

小柴胡汤同名方剂约有十六首，其中《伤寒论》记载者为常用方。

【方剂名称】小柴胡汤。

【剂型】汤剂。

【处方】柴胡24 g、黄芩9 g、人参9 g、炙甘草9 g、半夏9 g、生姜9 g、大枣4枚。

【适应证/功能主治】具有和解少阳之功效。主治因伤寒邪传少阳，邪正相争于半表半里所致的少阳证，现代常用于治疗感冒、流行性感冒、疟疾、慢性肝炎、肝硬化、急慢性胆囊炎、胸膜炎、急性乳腺炎、产褥热、胆汁反流性胃炎等属少阳证者。

【用法用量】水煎去渣，分三次服，日三次；上药七味，以水1.2 L，煮取600 mL，去滓，再煎取300 mL，分两次温服；若胸中烦而不呕，去半夏、人参，加瓜蒌实1枚；若渴，去半夏，人参加至9 g，瓜蒌根12 g；若腹中痛者，去黄芩，加芍药9 g；若胁下痞硬，去大枣，加牡蛎12 g；若心下悸、小便不利者，去黄芩，加茯苓12 g；若不渴，外有微热者，去人参，加桂枝6 g，温覆微汗愈；若咳者，去人参、大枣、生姜，加五味子5 g，干姜5 g；以水一斗二升，煮取六升，去滓，再煎取三升，温服一升，一日三次。

【注意事项】①本方柴胡应重用；②方中柴胡升散，黄芩、半夏性燥，故阴虚血少者不宜用本方。

【药理作用】①抗病原微生物作用；②抗炎、抗氧化作用；

③对神经、内分泌系统的影响；④对免疫功能的影响；⑤对胃肠功能的影响；⑥对肝胆功能的影响；⑦对心脏、血管及血液流变学的影响；⑧君药柴胡所含柴胡粗皂苷具有较强的镇咳作用；⑨柴胡皂苷能抑制腹水癌细胞。

【抗病毒研究】

1. 上调 STAT3 的表达

陈少芳等[1]在研究加味小柴胡汤治疗慢性乙型肝炎（CHB）的可能作用机制时，采用实时荧光定量 PCR 法检测细胞上清 HBV-DNA 含量及细胞 JAK2、STAT3 mRNA 表达水平。结果发现经过干预，10% 中药组、20% 中药组 HBsAg 在干预 48、96、144 h 后明显下降（$P < 0.01$）。干预 48、96 h 后，20% 中药组 STAT3mRNA 表达水平较对照组、西药组明显升高（$P < 0.01$，$P < 0.05$）。由此得出结论：加味小柴胡汤可抑制细胞内 HBV，上调 STAT3 的表达，这可能是其治疗 CHB 的作用机制之一。

2. 抑制小鼠体内 HBV-DNA 水平

孙晓慧等[2]进行了该实验研究，实验结果提示：加味小柴胡汤对实验动物血清 HBV-DNA 水平及其肝组织病毒标志物均有明显抑制作用，与对照组和西药组比较差异有统计学意义（$P < 0.05$，$P < 0.01$），加味小柴胡汤有一定抗病毒作用。

【临床研究】

1. 抗甲型 H1N1 流感

林存智等[3]认为中药具有一定的非特异性抗病毒作用，通过调节机体的免疫功能，增强人体对病毒的抵抗力而达到治疗目的。小柴胡汤加味（清热加生石膏，解毒加银花、连翘、大青叶）治疗甲型 H1N1 流感，主要治则为"清热解毒，和解透邪"，重在清解透邪。小柴胡汤作为和解剂，疏利肝胆，调和肝脾有显著疗效。脾为人体内最大的免疫器官，调和肝脾，意味着可以改善人体的免疫功能。外感病毒可以侵袭人体免疫细胞导致机体免疫细胞功能的表达异常。王晓静等[4]报道甲型 H1N1 流感患者早期免疫细胞可以表现为 CD4 和 CD8 T 细胞一过性降低。本文中医组治疗期间未见不良反应发生，患者依从性较好。与抗病毒组患者相比较，平均住院时间、咽拭子甲型 H1N1 流感病毒核酸检测阴转时间、临床症状消失时间差异无显著意义。说明甲型 H1N1 流感轻症患者单纯应用中药小柴胡汤加味治疗是完全可行的。

于瀚宇等[5]应用小柴胡汤治疗甲型 H1N1 流感 103 例，治疗期间未见不良反应发生，依从性较好。与抗病毒组比较，平均住院时间、咽拭子核酸检测阴转时间、临床症状消失时间差异无显著性。提示对于轻症甲型 H1N1 流感，单纯应用中药治疗是完全可行的。

2. 提高 HBV-DNA 转阴率、肝功能各项指标

胡冬青等[6]将 120 例慢性乙肝患者，随机分为对照组和研究组，各 60 例。对照组给予常规治疗，研究组同时给予加味小柴胡汤治疗。观察两组肝功能指标、HBV-DNA 转阴率、Child-Pugh 评分。结果发现研究组 HBV-DNA 转阴率、肝功能各项指标改善情况明显优于对照组，且 Child-Pugh 评分明显更低，差异有统计学意义（$P < 0.05$）。由此得出结论：对慢性乙肝患者在常规治疗基础上给予加味小柴胡汤治疗可以优化治疗效果，迅速改善患者的肝功能，提高 HBV-DNA 转阴率，中药制剂长

期服用安全，值得慢性乙肝患者选用。

3. 提高转氨酶复常率

赵慧杰[7]研究结果显示，观察组转阴时间短于对照组，差异有统计学意义（$P < 0.05$）。治疗后观察组外周血中性粒细胞和白细胞水平均优于对照组，差异有统计学意义（$P < 0.05$）。观察组不良反应发生率低于对照组，差异有统计学意义（$P < 0.05$）。由此得出结论复方小柴胡汤应用于慢性丙型肝炎患者可有效提高转氨酶复常率，减少不良反应，提高患者耐受性，缩短治疗时间，建议在临床上推广应用。

4. 提高 CD4 淋巴细胞数目

张玉辉[8]研究在西药治疗基础上联合应用小柴胡汤，主要成分为甘草、黄芩、生姜、人参、法半夏和大枣等，主治邪在半表半里及症见寒热往来等。本研究结果发现将其用于治疗艾滋病后有效率明显提高，且患者的 CD4 淋巴细胞计数得到明显升高，增强了患者的免疫力。证实了在西药治疗基础上联合应用小柴胡汤治疗艾滋病的疗效。由此得出结论：在西药治疗基础上联合应用小柴胡汤既可以保证西药治疗的效果，又可以明显减少治疗过程中的不良反应，增加患者耐受性，从而保证治疗效果。

5. 其他作用

李旭敏等[9]认为柴胡有镇静、安定、解热等广泛的中枢抑制作用，还有抗炎抗病毒作用；黄芩具有广谱抗菌、抗病毒作用；石膏具有抗感染作用；甘草调和诸药，具有激素样作用，能减轻炎症反应；黄芪可提高机体的抗病力，对流感病毒等多种病毒所致细胞病变有轻度抑制作用。因此，小柴胡汤加石膏、黄芪与抗病毒、抗生素药物联合应用，发挥协同作用，使症状、体征迅速改善，缩短病程，并可减少抗病毒和抗生素药物的剂量，延缓耐药性的产生；唯一缺点是口感较差，口服时可加入蜂蜜，对于年龄偏小患儿，可少量多次服用，也可以起到很好的疗效，无明显不良反应，值得临床推广应用。

沈运珍[10]认为小柴胡汤为"少阳枢机之剂"，有健脾和胃之功效，对病毒、细菌有一定的抑制作用，方中柴胡、甘草、黄芩搭配，能有效地消炎、抗病毒、解热、镇咳、镇吐、保肝、利胆、镇静等。故小柴胡汤应为小儿感冒治疗的较好选择。

徐焕新等[11]认为加减小柴胡汤联合西药治疗艾滋病能够显著提高治疗有效率，使艾滋病患者疾病严重程度的指示性指标 CD4 细胞计数显著改善。中西医结合的方式，使治疗方法更加全面。传统单纯运用西药主要作用为抑制 HIV 病毒的复制，没有着重对患者免疫功能进行重建。中医治法的辅助作用能够很好地帮助艾滋病患者修复免疫功能，减少各种并发症的发生，值得临床借鉴和进一步推广。

【参考文献】

［1］陈少芳，王章林，万石川.加味小柴胡汤含药血清对 HepG2.2.15 细胞的干预作用研究［J］.中华中医药学刊，2018，36（01）：38-41.

［2］孙晓慧，王者令，刘中景.加味小柴胡汤对乙型肝炎病毒转基因小鼠血清和肝组织中 HBV-DNA 及乙肝抗原影响的研究［J］.中国中西医结合消化杂志，2011，19（02）：91-93.

［3］林存智，王军，周兆山，蒋捍东.小柴胡汤加味对甲型 H1N1 流感轻症病人的效果［J］.青岛大学医学院学报，

2011, 47 (02): 132-134.

[4] 于瀚宇, 林存智, 蒋捍东. 甲型 H1N1 流感定点医院和社区中西医治疗的效果 [J]. 青岛大学医学院学报, 2011, 47 (06): 517-519.

[5] 王晓静, 王玉光, 王融冰, 郭利民, 李兴旺, 毛羽.11例甲型 H1N1 流感确诊病例临床特征及治疗情况分析 [J]. 中医杂志, 2009, 50 (07): 613-616.

[6] 胡冬青, 魏艳丽. 加味小柴胡汤治疗慢性乙型肝炎及其组方机理的研究 [J]. 内蒙古中医药, 2017, 36 (20): 65-66.

[7] 赵慧杰. 复方小柴胡汤在慢性丙型肝炎治疗中的应用效果观察 [J]. 河南医学研究, 2017, 26 (20): 3725-3726.

[8] 张玉辉. 小柴胡汤联合西药治疗艾滋病的疗效分析 [J]. 中国民间疗法, 2017, 25 (03): 66-67.

[9] 李旭敏, 史圣华. 小柴胡汤加减治疗小儿外感发热的临床观察 [J]. 内蒙古中医药, 2016, 35 (04): 12-13.

[10] 沈运珍. 小柴胡汤治疗小儿感冒 18 例 [J]. 中国中医药现代远程教育, 2013, 11 (05): 103-104.

[11] 徐焕新, 魏继童. 小柴胡汤联合西药治疗艾滋病 45 例 [J]. 中国中医药现代远程教育, 2014, 12 (19): 55-56.

小儿豉翘清热颗粒

【药物名称】小儿豉翘清热颗粒。

【剂型】颗粒剂。

【主要成分】连翘、淡豆豉、薄荷、荆芥、栀子（炒）、大黄、青蒿、赤芍、槟榔、厚朴、黄芩、半夏、柴胡、甘草。

【性状】本品为棕黄色颗粒；味甘，微苦。

【适应证/功能主治】疏风解表，清热导滞。用于小儿风热感冒夹滞证，症见发热咳嗽，鼻塞流涕，咽红肿痛，纳呆口渴，脘腹胀满，便秘或大便酸臭，溲黄。

【规格型号】每袋装2g。

【用法用量】开水冲服。6个月~1岁：一次1~2g（半袋~1袋）；1~3岁：一次2~3g（1袋~1袋半）；4~6岁：一次3~4g（1袋半~2袋）；7~9岁：一次4~5g（2袋~2袋半）；10岁以上：一次6g（3袋）；一日3次。

【不良反应】尚不明确。

【禁忌】尚不明确。

【注意事项】尚不明确。

【药理作用】药效学试验结果显示：①本品对小鼠巴豆油所致耳郭肿胀和大鼠角叉菜胶足趾肿胀有抑制作用；②对酵母引起的大鼠发热和消毒牛奶所引起的家兔非感染性发热，也均有降温作用。并能增加便秘小鼠的排便数量，降低醋酸引起的小鼠扭体次数，提高小鼠水浴甩尾的痛阈值。

【贮藏】密封，防潮。

【包装】2g×6袋。

【有效期】18 个月。

【批准文号】国药准字 Z20050154。

【生产企业】济川药业集团有限公司。

【抗病毒研究】

夏玉莲等[1]通过体外细胞培养研究认为，小儿豉翘清热颗粒联合更昔洛韦治疗传染性单核细胞增多症，疗效优于更昔洛韦单独用药，具有临床推广意义。

【临床研究】

1. 联合蒲地蓝消炎口服液治疗手足口病具有确切临床效果

郭宏举等[2]对文献资料的搜集、查阅、分析和总结结果显示，小儿豉翘清热颗粒联合蒲地蓝消炎口服液组总有效率与对照组相比有显著性差异，RR（95%CI）为 1.26（1.14，1.38）；退热时间、咽痛消退时间、皮疹消退时间、口腔溃疡好转时间也均具有显著性差异，MD（95%CI）分别为 –1.14（–2.23，–0.65）、–1.42（–2.61，–0.24）、–1.85（–2.91，–0.79）、–1.91（–2.17，–1.65）；痊愈时间两组相比无显著性差异（$P > 0.05$），MD（95%CI）为 –1.35（–2.99，–0.29）。由此得出结论：基于现有临床资料，小儿豉翘清热颗粒联合蒲地蓝消炎口服液治疗手足口病具有确切临床效果。

2. 联合常规抗病毒治疗小儿疱疹性咽峡炎疗效显著

何晓瑜等[3]选取疱疹性咽峡炎患者 106 例，对其中 53 例行常规利巴韦林抗病毒治疗，另 53 例在抗病毒治疗基础上予以小儿豉翘颗粒治疗，发现小儿豉翘颗粒联合常规抗病毒治疗小儿疱疹性咽峡炎疗效显著，且不良反应发生率较低，各项临床症状恢复时间短。张晓莉等[4]也认为小儿豉翘清热颗粒联合常规抗病毒药物治疗小儿疱疹性咽峡炎症状改善显著，疗效佳，起效快，且药物安全性好，可作为治疗该疾病的首选药物，值得临床推广应用。

3. 对小儿上呼吸道感染临床疗效显著

王伟峰[5]临床研究表明，给予小儿豉翘清热颗粒对上呼吸道感染患儿进行临床治疗，临床疗效（96.49%）明显高于常规治疗的患儿（66.85%），且无明显不良反应，组间比较均具有统计学意义（$P < 0.05$）。综上所述，小儿豉翘清热颗粒用于治疗小儿上呼吸道感染起效快，可快速缓解各项症状，不良反应少，疗效显著，是一种安全有效的小儿上呼吸道感染治疗药物，值得推广。

【参考文献】

［1］夏玉莲.小儿豉翘清热颗粒联合更昔洛韦治疗传染性单核细胞增多症疗效观察［A］.浙江省医学会儿科学分会，江苏省医学会儿科学分会，上海市医学会儿科学分会.第十三届江浙沪儿科学术会议暨2016年浙江省医学会儿科学学术年会论文汇编［C］.2016：1.

［2］郭宏举，史宁，王欢，耿帅，朱友智，常李荣.小儿豉翘清热颗粒联合蒲地蓝消炎口服液治疗手足口病的荟萃分析［J］.药学服务与研究，2018（01）：48-51.

［3］何晓瑜，刘伟红.小儿豉翘颗粒治疗疱疹性咽峡炎的有效性［J］.世界最新医学信息文摘，2018，18（01）：153.

［4］张晓莉，谭晓丽，马江华，董明月.小儿豉翘清热颗粒治疗疱疹性咽峡炎疗效观察［J］.中国社区医师，2017，33（35）：96.

［5］王伟峰.小儿豉翘清热颗粒治疗小儿上呼吸道感染100例疗效分析［J］.大家健康（学术版），2015，9（22）：147-148.

小儿感冒颗粒 / 口服液

【药品名称】小儿感冒颗粒 / 口服液。

【剂型】颗粒剂 / 口服液。

【主要成分】广藿香、菊花、连翘、大青叶、板蓝根、地黄、地骨皮、白薇、薄荷、石膏；辅料为蔗糖、糊精。

【性状】本品为浅棕色的颗粒；味甜、微苦。

【适应证 / 功能主治】疏风解表，清热解毒。用于小儿风热感冒，症见发热、头胀痛、咳嗽痰黏、咽喉肿痛；流感见上述症候者。

【规格型号】每袋装 12 g/ 每支装 10 mL。

【用法用量】开水冲服。一岁以内一次半袋，1 ~ 3 岁一次半袋 ~ 1 袋，4 ~ 7 岁一次 1 袋 ~ 一袋半，8 ~ 12 岁一次 2 袋，一日 2 次。

【不良反应】尚不明确。

【禁忌】尚不明确。

【注意事项】①忌辛辣、生冷、油腻食物；②不宜在服药期间同时服用滋补性中药；③婴儿应在医师指导下服用；④风寒感冒者不适用；⑤糖尿病患儿、脾虚易腹泻者应在医师指导下服用；⑥发热体温超过 38.5℃的患者，应去医院就诊；⑦服药 3 天症状无缓解，应去医院就诊；⑧对本品过敏者禁用，过敏体质者慎用；⑨本品性状发生改变时禁止使用；⑩儿童必须在成人监护下使用；⑪请将本品放在儿童不能接触的地方；⑫如正在使用其他药品，使用本品前请咨询医师或药师。

【药物相互作用】如与其他药物同时使用可能会发生药物相互作用，详情请咨询医师或药师。

【药理作用】未进行相关实验且无可供参考数据。

【贮藏】密封，防潮。

【包装】复合膜袋装，每袋装 12 g/ 玻璃瓶装，每支装 10 mL，每盒 10 支。

【有效期】36 个月。

【批准文号】国药准字 Z11020375/ 国药准字 Z10940020。

【生产企业】北京同仁堂科技发展股份有限公司制药厂。

【抗病毒研究】

1. 抑制 p-ERK 和 NF-κB 蛋白的表达

在流感病毒感染引发肺炎后，ERK 和 NF-κB 通路被激活，二者的蛋白表达提高[1-4]。栗薇等[5]将甲型流感病毒 FM_1 感染小鼠按体重等级随机分为 6 组，分别为正常对照组，模型组，利巴韦林阳性药对照组，小儿感冒宁颗粒高、中、低 3 个剂量组。实验研究发现，小儿感冒宁颗粒中剂量组肺组织中 p-ERK 蛋白表达降低，与模型组比较有显著性差异；小儿感冒宁颗粒 3 个剂量组均可在一定程度上降低 NF-κB 蛋白的表达。提示该药品可通过抑制 p-ERK 和 NF-κB 蛋白的表达发挥抗病毒治疗作用。

2. 抑制 MCP-1 炎症因子的表达

MCP-1 属于 C-C 亚族（β 亚族）成员，在急性或慢性炎症反应机制中起重要作用。抑制 MCP-1 炎症因子的表达，增强感染小鼠的免疫功能，从而发挥其抗病毒作用。栗薇等[5]研究发现，与模型对照组相比，小儿感冒宁颗粒 3 个剂量组的

MCP-1 表达均有所降低。说明药物可在一定程度上抑制 MCP-1 炎症因子的表达，增强感染小鼠的免疫功能，从而发挥其抗病毒作用。

【临床研究】

上呼吸道感染

李春文等[6]观察 103 例上呼吸道感染患儿使用小儿感冒颗粒治疗，认为其通过影响 Na^+-K^+ 和 Na^+-Ca^{2+} 交换，使 Ca^{2+} 内流增加而增强了心肌收缩力。同时可降低肺血管阻力，使心肌功能得到改善，显示出良好的治疗效果。

【参考文献】

[1] 代新宪, 张丽姝, 洪涛. 应答流感病毒感染的宿主信号途径研究进展 [J]. 中国科学：生命科学, 2010, 40 (11)：993-1001.

[2] 张秀英, 王雪峰, 刘小雪, 王艺欢. 清肺通络膏对大鼠呼吸道合胞病毒性肺炎肺组织 MAPK 信号通路的影响 [J]. 中华中医药学刊, 2016, 34 (07)：1588-1590.

[3] 梅雪, 李建生, 张艳霞. 毒素清对肺炎痰热证大鼠肺组织 TLR4、NF-κB 的影响 [J]. 时珍国医国药, 2012, 23 (07)：1693-1694.

[4] 赖鹏华, 林培政, 王晓萍, 刘叶, 徐秋英, 张奉学, 何金洋, 徐沛平. 蒿芩清胆汤及其拆方对湿热型流感病毒性肺炎及 NF-κB 水平的作用研究 [J]. 中华中医药杂志, 2011, 26 (09)：2074-2076.

[5] 栗薇, 郭姗姗, 包蕾, 崔晓兰. 小儿感冒宁颗粒对流感病毒感染后小鼠血清中 MCP-1 含量及肺组织中 ERK 和

NF-κB信号通路的影响［J］.中国药物警戒，2017，14（02）：65-68.

［6］李春文，周冰.小儿感冒颗粒治疗103例患儿的疗效观察［J］.华西药学杂志，1999（Z1）：418.

小儿感冒宁颗粒

【药品名称】小儿感冒宁颗粒。

【剂型】颗粒剂。

【主要成分】广藿香、菊花、连翘、大青叶、板蓝根、地黄、地骨皮、白薇、薄荷、石膏；辅料为蔗糖、糊精。

【性状】本品为黄色的颗粒；味甜、微苦。

【适应证/功能主治】疏散风热，清热止咳。用于小儿感冒发热，汗出不爽，鼻塞流涕，咳嗽咽痛。

【规格型号】2.5 g×9 袋。

【用法用量】用开水冲服。一岁以内一次半袋，1～3岁一次半袋～1袋，4～7岁一次1～1.5袋，8～12岁一次2袋，一日2次。

【不良反应】尚不明确。

【禁忌】尚不明确。

【注意事项】①忌辛辣、生冷、油腻食物；②不宜在服药期间同时服用滋补性中药；③婴儿应在医师指导下服用；④风寒感冒者不适用；⑤糖尿病患儿、脾虚易腹泻者应在医师指导下服用；⑥发热体温超过38.5℃的患者，应去医院就诊；⑦服药3天症状无缓解，应去医院就诊；⑧对本品过敏者禁用，过敏体质者慎用；⑨本品性状发生改变时禁止使用；⑩儿童必须在成人监护下使用；⑪请将本品放在儿童不能接触的地方；⑫如正在使用其他药品，使用本品前请咨询医师或药师。

【药理作用】如与其他药物同时使用可能会发生药物相互

作用，详情请咨询医师或药师。

【贮藏】密封。

【包装】2.5 g×9 袋 / 盒。

【有效期】24 个月。

【批准文号】国药准字 Z20140004。

【生产企业】江西京通美联药业有限公司。

【抗病毒研究】

调节炎性因子的分泌

栗薇等[1]认为小儿感冒宁颗粒可以通过调节炎性因子的分泌影响机体的免疫功能，从而达到抗流感病毒作用。同时，在感染流感病毒后，磷酸化的 ERK 和 NF-κB 蛋白表达显著升高，说明流感病毒可以引起 ERK 和 NF-κB 两条通路活化。给予小儿感冒宁颗粒治疗后，磷酸化的 ERK 和 NF-κB 蛋白表达下调，提示 ERK 和 NF-κB 通路的抑制可能是其抗流感病毒的作用机制。本实验通过探究小儿感冒宁颗粒的体内抗病毒机制，从炎性因子分泌、炎性通路 NF-κB 和凋亡调节通路 ERK 变化情况切入，发现了其抗流感病毒的作用途径，为其在临床上的应用提供依据。

【参考文献】

［1］栗薇，郭姗姗，包蕾，崔晓兰 . 小儿感冒宁颗粒对流感病毒感染后小鼠血清中 MCP-1 含量及肺组织中 ERK 和 NF-κB 信号通路的影响［J］. 中国药物警戒，2017，14（02）：65-68.

小儿感冒宁糖浆

本品除吉林益民堂制药有限公司生产外，还有四川迪康科技药业股份有限公司，成都迪康制药公司等生产该药。

【药品名称】小儿感冒宁糖浆。

【剂型】糖浆剂。

【主要成分】金银花、连翘、牛蒡子、薄荷、荆芥穗、黄芩、栀子（炒）、苦杏仁、桔梗、前胡等15味。

【性状】本品为深棕色液体；味甜，微苦。

【适应证／功能主治】疏散风热，清热止咳。本品用于小儿感冒发热，汗出不爽，鼻塞流涕，咳嗽咽痛。

【规格型号】每瓶装100 mL。

【用法用量】口服，一日3～4次。初生儿至一岁，一次5 mL；2～3岁，一次5～15 mL。4～12岁，一次15～20 mL。

【不良反应】尚不明确。

【禁忌】尚不明确。

【注意事项】①忌食辛辣、生冷、油腻食物；②风寒感冒者不适用，表现为恶寒发热，无汗、咽痒咳嗽，咽部红肿；③脾胃虚弱，大便稀溏者慎用；④用药3天症状无改善或加重者，应及时就医；⑤对本品过敏者禁用，过敏体质者慎用；⑥本品性状发生改变时禁止使用；⑦儿童必须在成人监护下使用；⑧请将本品放在儿童不能接触的地方；⑨如正在使用其他药品，使用本品前请咨询医师或药师。

【药物相互作用】如与其他药物同时使用可能会发生药物相互作用，详情请咨询医师或药师。

【贮藏】密封，置阴冷处（不超过20℃）。

【包装】100 mL/瓶。

【有效期】36个月。

【批准文号】国药准字 Z22025552。

【生产企业】吉林益民堂制药有限公司。

本品除小儿感冒宁糖浆外，还有小儿感冒宁合剂、小儿感冒宁颗粒等剂型。

【临床研究】

1. 治疗上呼吸道感染

王昭富等[1]研究小儿感冒宁糖浆治疗上呼吸道感染（风热型）的疗效。方法：选取5例上呼吸道感染的患儿，口服小儿感冒宁糖浆，3～4岁儿童一次6～10 mL，5～7岁儿童一次11～15 mL，8至11岁一次16～20 mL，一天3～4次，连用3天。结果显示：痊愈者4例，无效者1例。服药1剂者1例，2～4剂者3例，5～6剂者1例。由此得出结论：小儿感冒宁糖浆治疗儿童上呼吸道感染疗效确切，值得推广应用。

管敏昌等[2]研究小儿感冒宁糖浆治疗上呼吸道感染（风热型）的疗效。实验方法为：选择120例上呼吸道感染的患儿随机分为治疗组和对照组各60例，对照组采用头孢克洛颗粒口服治疗，按体重一天20～40 mg/kg，分3次给予，一天不超过1 g；对头孢克洛过敏者采用阿奇霉素口服，1日按体重12 mg/kg顿服（1日最大不超过0.5 g），连用5日。治疗组采用小儿感冒宁糖浆治疗，2～3岁一次5～15 mL，4～6岁一次15～20 mL，7～12岁一次15～20 mL，一天3～4次，连用5天。实验结果显示：两组疗效比较，差异有显著性（$P < 0.01$）；治愈率比较，治疗组明显高于对照组，两组比较差异有显著性（$P < 0.05$）。由此得出结论：小儿感冒宁糖浆治疗儿童上呼吸道感染疗效确切，

值得推广应用。

2. 治疗感冒

翁筠丽等[3]在迪康小儿感冒宁糖浆临床观察中，对64例感冒患儿进行了临床疗效观察，其中治疗组32例，服用迪康小儿感冒宁糖浆；对照组32例，服用双黄连口服液。实验结果显示：临床治愈为服药48 h以内，体温恢复正常（<37.3℃），临床症状、体征消失，化验检查正常；显效为体温恢复正常（<37.3℃），临床主要症状、体征消失，化验检查正常；有效为服药72 h以内，体温有所降低，临床症状、体征减轻，化验检查有所好转。无效为服药72 h以内，症状、体征与治疗前相比无变化或反而加重。经治疗，两组患儿在各项症状及体征方面，均有不同程度的改善，P均<0.05，其中治疗组在发热、流涕、鼻塞、喷嚏、咳嗽等方面缓解率分别为88%，89.3%，92.6%，96.3%，50%；对照组分别为57.9%，70%，83.9%，75.9%，31.0%。在退热起效时间及完全退热时间上，迪康小儿感冒宁为（26.4±10.25）h、（48.48±16.79）h；而双黄连口服液分别为（36±12.9）h、（67.53±19.01）h，经统计学处理，P均<0.05。治疗组在服药期间亦未发现明显不良反应，其退热作用优于对照组。

【参考文献】

[1]王昭富.小儿感冒宁糖浆治疗上呼吸道感染疗效观察[J].大家健康（学术版），2014，8（10）：173-174.

[2]管敏昌，王灵华，杭金国，汤卫红.小儿感冒宁糖浆治疗上呼吸道感染疗效观察[J].海峡药学，2010，22（07）：183-184.

[3]翁筠丽，于苏平.迪康小儿感冒宁糖浆临床观察[J].华西药学杂志2000（01）：70.

小儿金丹片

【**药品名称**】小儿金丹片。

【**剂型**】片剂。

【**主要成分**】朱砂、橘红、川贝母、胆南星、前胡、玄参、清半夏、大青叶、关木通、桔梗、荆芥穗、羌活、西河柳、枳壳、地黄、赤芍、钩藤、葛根、牛蒡子、天麻、甘草、防风、冰片、水牛角浓缩粉、羚羊角粉、薄荷脑。

【**性状**】本品为暗红色的片；气辛，味苦。

【**适应证/功能主治**】祛风化痰，清热解毒。用于感冒发热、头痛、咳嗽气喘、咽喉肿痛、呕吐、急热惊风。

【**规格型号**】每片重0.3 g。

【**用法用量**】口服，周岁一次2片，周岁以下酌减，一日3次。

【**不良反应**】尚不明确。

【**禁忌**】尚不明确。

【**注意事项**】①本品为风热上攻、肺火壅盛之急喉痹所设，肺肾阴虚慢喉痹者不宜；②本品主治痰热急惊风，若脾虚肝旺慢脾风及阴虚风动者忌用；③本品含有清热镇静药，小儿脾胃虚弱者慎用；需要应用者，不可久用，中病即止；④本品含有朱砂，不宜久服、过量服用；⑤饮食宜清淡，忌食辛辣、油腻之品；⑥小儿高热惊厥抽搐不止，应及时送医院抢救；⑦孕妇及哺乳期妇女慎用。

【**药理作用**】未进行相关实验且无可供参考数据。

【**药物相互作用**】如与其他药物同时使用可能会发生药物相互作用，详情请咨询医师或药师。

【**贮藏**】密封。

【有效期】48个月。

【批准文号】国药准字Z22023975。

【生产企业】长春经开药业有限公司／天津中新药业集团股份有限公司隆顺榕制药厂。

【临床研究】

1. 水痘

杨菁等[1]选取水痘患儿67例，男性39例，女性28例，年龄1～6岁26例，6～12岁41例，伴有发热者12例。口服小儿金丹片，每次2片，每日3次。服药至皮疹全部结痂，服用此药期间除退热药外未服用其他药物。结果显示67例患儿服用小儿金丹片2～4天（平均3天）后无新疹出现，出疹期4～6天（平均5天），发热期1～2天，无并发症，预后良好。

2. 急慢性湿疹

秦竹等[2]选取急慢性湿疹患者45例随机分为两组：服中成药者为治疗组，余者为对照组。治疗组24例，对照组21例。治疗组给予小儿金丹片内服，每天3次，每次8片（0.2 g/片），连服7天为1个疗程；对照组内服盐酸赛庚啶片，每天3次，每次1～2片。局部用皮炎平软膏外敷，每日5～8次外敷，每次适量，二者均治疗7天为1个疗程。治疗组总有效率为91.6%，愈显率为79.1%，痊愈14例，随访3个月疗效肯定。对照组总有效率为57.1%，愈显率为39%，痊愈2例，随访3个月全部复发。

【参考文献】

［1］杨菁，李红卫，杨红. 小儿金丹片治疗水痘67例［J］. 中医杂志，2009，50（S1）：207.

［2］秦竹，郭萍. 小儿金丹片治疗湿疹24例观察［J］. 中医函授通讯，2000（06）：24-25.

小儿牛黄清心散

【**药品名称**】小儿牛黄清心散。

【**剂型**】散剂。

【**主要成分**】天麻、胆南星、黄连、赤芍、大黄、全蝎、水牛角浓缩粉、僵蚕（麸炒）、体外培育牛黄、琥珀、雄黄、冰片、朱砂、金礞石（煅）。

【**性状**】本品为棕黄色的粉末；气微，味苦。

【**适应证/功能主治**】清热化痰、镇惊止痉。用于小儿内热，急惊痰喘，四肢抽搐，神志昏迷。

【**规格型号**】每袋装 0.3 g。

【**用法用量**】口服。周岁以内一次 1 袋，1 ~ 3 岁一次 2 袋，3 岁以上酌增，一日 1 ~ 2 次。

【**不良反应**】尚不明确。

【**禁忌**】风寒感冒，痘疹期间引起的发热忌服。

【**注意事项**】尚不明确。

【**药理作用**】①镇静、抗惊厥作用；天麻及其有效成分天麻素、天麻苷元以及人工合成的天麻素及其苷元均有镇静和抗惊厥作用。用药后均能减少小鼠的自主活动，延长巴比妥钠的睡眠时间和对抗咖啡因的中枢兴奋作用；②镇痛作用。天麻和天麻素经动物实验和临床实践均证明有明显的镇痛效应；③对心血管系统的作用。天麻有降低血压，减慢心率，增加心脑血流量，降低血管阻力，舒张外周血管等作用；④抗炎与提高免疫作用。天麻、天麻苷均有抗炎作用，天麻多糖还能提高机体非特异性免疫和促进细胞免疫。

【贮藏】密闭,防潮。

【包装】药用复合膜,6 袋 / 盒、8 袋 / 盒、10 袋 / 盒。

【有效期】24 个月。

【批准文号】国药准字 Z37020495。

【生产企业】山东方健制药有限公司。

【抗病毒研究】

1. 下调白细胞介素 IL-1β 水平的表达

张桂英等[1]认为,小儿牛黄清心散能下调白细胞介素 IL-1β 水平的表达,从而发挥抗病毒的疗效。且认为小儿牛黄清心散与喜炎平用药较为安全,表明小儿牛黄清心散联合喜炎平治疗小儿疱疹性咽峡炎疗效肯定。

2. 保护神经元细胞,延缓细胞衰老

陈英等[2]认为,小儿牛黄清心散可保护神经元细胞,延缓细胞衰老,具有镇痛、镇静、抗惊厥癫痫、平喘化痰、耐缺氧的作用。孙宝霞等[3]用磷酸奥司他韦颗粒联合小儿牛黄清心散治疗小儿季节性流感临床研究中也持有这种观点。

3. 直接灭活病毒,增强巨噬细胞的吞噬能力

彭曙辉等[4],蔡红娇等[5]对其主药牛黄的药理研究认为,小儿牛黄清心散通过直接灭活病毒,增强巨噬细胞的吞噬能力,从而发挥抗病毒的疗效。

【临床研究】

1. 流感

陈英等[2]的研究将患儿分为对照组与治疗组,各 49 例。对照组患儿使用磷酸奥司他韦颗粒每日 2 次,连续口服 5 天,

体重≤15 kg时每日口服30 mg，15～23 kg每日口服45 mg，23～40 kg每日口服60 mg，>40 kg每日口服75 mg。治疗组患儿加用小儿牛黄清心散每日2次口服，1～3岁每次服用0.6 g，3～6岁每次口服0.9 g，两种药物同时服用。研究结果显示，治疗组患儿的退热时间、咳嗽消失时间、咽痛消失时间、进展为肺炎的发生率、总症状积分和临床总有效率均明显优于对照组（$P < 0.05$）。

孙宝霞等[3]选取流感样患儿102例。分为对照组50例，治疗组52例。治疗组口服磷酸奥司他韦颗粒联合小儿牛黄清心散，对照组仅口服磷酸奥司他韦颗粒，剂量、疗程同治疗组。治疗结果显示磷酸奥司他韦颗粒联合小儿牛黄清心散治疗结果优于对照组。

2. 小儿流行性腮腺炎并发脑膜炎

彭曙辉等[4]将55例患儿随机分为治疗组30例和对照组25例。对照组给予常规西药治疗，包括采用利巴韦林抗病毒，15 mg/（kg·d）溶于5%葡萄糖液中静脉滴注，滴注时间不少于1 h，连用5～7天；20%甘露醇降颅压，1 g/kg/次，每6～8 h 1次，根据病情逐渐减量并应用地塞米松、能量合剂及对症处理等综合治疗。治疗组在对照组治疗基础上加服小儿牛黄清心散，1岁1袋/次，1次/天，口服；1～3岁2袋/次，1次/天，口服；3岁以上2袋/次，2次/天，口服，连服5～7天。总有效率治疗组为96.7%，对照组为76.0%。治疗组明显优于对照组。

3. 疱疹性咽峡炎

张桂英等[1]选择180例疱疹性咽峡炎患儿为研究对

象，随机分为观察组和对照组，各90例。对照组在常规补液及对症支持治疗基础上，予以喜炎平注射液治疗，治疗方法：（5～10）mg/kg喜炎平加入250 mL葡萄糖中静脉滴注，1次/天，治疗3天。观察组在对照组治疗基础上加小儿牛黄清心散口服，1～2袋/次，2次/天，治疗3天。结果显示治疗组明显优于观察组。

4.急性上呼吸道感染

印芳颖等[6]选取门诊及住院急性上呼吸道感染患儿200例，随机分为治疗组和对照组。给予常规综合治疗，包括让患儿安静休息，保持室内通风，多饮水，给予易消化的饮食，频繁咳嗽者加用止咳药，病情严重并发细菌感染者予以抗生素治疗，高热惊厥患儿予以镇静药。安瑞克3～8岁儿童一次0.5包；8岁以上一次1包；治疗组在此基础上给予小儿牛黄清心散口服，3～8岁儿童一次1包；8岁以上一次2包，每日2次。两组疗程均为4天。治疗结果充分证明了小儿牛黄清心散对急性上呼吸道感染的治疗有效、安全、可靠，并且依从性好。

【参考文献】

［1］张桂英.小儿牛黄清心散联合喜炎平治疗小儿疱疹性咽峡炎的疗效［J］.包头医学院学报，2016，32（10）：90-92.

［2］陈英，李居武，于飞.磷酸奥司他韦颗粒联合小儿牛黄清心散治疗小儿季节性流感49例［J］.中国药业，2015，24（11）：101-103.

［3］孙宝霞，徐海波，万广宇，董民，李好兰.磷酸奥司他韦颗粒联合小儿牛黄清心散治疗小儿季节性流感临床研究［J］.中国现代药物应用，2014，8（18）：4-6.

［4］彭曙辉，陈俊，邹天军．小儿牛黄清心散治疗儿童腮腺炎并脑膜炎疗效观察［J］．中医药导报，2012，18（02）：43-44.

［5］蔡红娇，张晓琴，麦根荣，夏瑾瑜，辛伟，谢红，王奇，赖世隆．含体外培育牛黄的安宫牛黄丸治疗流行性乙型脑炎的临床研究［J］．中药新药与临床药理，2005（03）：217-219.

［6］印芳颖，张小飞，钟英杰，赵学良．小儿牛黄清心散治疗小儿急性上呼吸道感染的临床观察［J］．现代中西医结合杂志，2012，21（05）：497-498.

小儿奇应丸

【药品名称】小儿奇应丸。

【剂型】丸剂。

【主要成分】牛黄、僵蚕（麸炒）、天麻、胆南星、天竺黄、黄连、朱砂、冰片、雄黄、鸡内金（炒）、雷丸等14味。

【性状】本品为黄褐色的水丸；气芳香，味苦、微麻。

【适应证/功能主治】清热定惊，化痰止咳，消食杀虫。用于小儿惊风发热，咳嗽多痰，食积，虫积。

【规格型号】0.5 g（约80粒）。

【用法用量】口服，1岁小儿一次7粒，2～3岁10粒，4～6岁15～20粒，7～9岁30粒，10岁以上40粒，不满周岁酌减。一日3次。

【不良反应】尚不明确。

【禁忌】尚不明确。

【注意事项】尚不明确。

【药物相互作用】如与其他药物一起使用可能会发生药物作用，详情请咨询医师或药师。

【药理作用】主要为镇咳祛痰，镇静抗惊，解热等。①镇咳祛痰：用恒压氨水喷雾致咳，小鼠给予小儿奇应丸后有显著镇咳作用。本品可使小鼠咳嗽潜伏期延长。小鼠气管段酚红法，灌服小儿奇应丸后，未显示祛痰作用，而用气管内酚红冲洗法，祛痰作用显著；②抗炎：以混合致炎剂、二甲苯引起小鼠耳郭肿胀，灌服小儿奇应丸后，小鼠耳肿胀程度比对照组显著减小。

棉球肉芽肿法证明每日给小鼠灌服药物，连续 7 日，给药组棉球肉芽肿较对照组减小，差异显著，表明对结缔组织增生有较好的抑制作用；③抑制免疫功能：由 2, 4- 二硝基氯苯（DNCB）引起小鼠迟发型皮肤超敏反应，小儿奇应丸能减弱其反应，表明对细胞免疫有抑制作用；④解热：家兔静脉注射伤寒、副伤寒疫苗，或肌注 10% 蛋白胨 1.0 g/kg 引起体温上升，灌胃给予小儿奇应丸后，体温有不同程度降低，与对照组相比差异显著，表明本品有明显降温作用；⑤镇静、抗惊：小鼠灌服 0.25 g/kg 本品后，能延长阈下剂量戊巴比妥钠的睡眠时间，并能延长注射戊四氮后的存活时间，大剂量能对抗戊四氮所致惊厥。

【贮藏】密闭，防潮。

【包装】药用塑料瓶包装，每盒装 1 瓶。

【有效期】24 个月。

【批准文号】国药准字 Z44020927。

【生产企业】广州敬修堂（药业）股份有限公司。

【抗病毒研究】

对流感病毒引起的细胞病变有显著抑制作用

王静等[1]以 MDCK 细胞 96 孔板，加入 10 $TCID_{50}$ 病毒液，35℃、5% 吸附 2 h，吸去病毒液，加入最大浓度 2 倍系列稀释液，每种浓度 3 孔，35℃培养 3 天，观察细胞病变（CPE）。同时设病毒对照、药物对照，测定药物对 CPE 的抑制。结果表明：小儿奇应丸浓度为 0.20 mg/mL 时，对流感病毒所致细胞病变具有抑制作用；病毒唑浓度为 0.05 mg/mL 时，即具有抑制作用。结果证实小儿奇应丸对流感病毒引起的细胞病变有显著抑制作用。

【临床研究】

外感发热、急性上呼吸道感染、风热表证

云南省中医院等 5 所医院[2]对小儿奇应丸治疗外感发热、急性上呼吸道感染、风热表证进行临床研究，疗效确切。分为实验组与对照组，实验组男 177 例，女 152 例；对照组男 79 例，女 54 例。实验组口服小儿奇应丸，1 岁每次服用 7 粒，2 ~ 3 岁每次服用 10 粒，4 ~ 6 岁每次 15 ~ 20 粒，7 ~ 10 岁每次 30 粒。饭后 30 min 温开水送服，每天重复 3 次。对照组口服王氏保赤丸，1 岁每次 11 粒，1 ~ 2 岁每次 11 粒，1 ~ 2 岁每超过半岁加服 1 粒，2 ~ 3 岁每超过半岁加服 5 粒，7 ~ 10 岁每次 60 粒，饭后 30 min 温开水送服，每天重复 3 次。疗程 3 天。效果显示实验组疗效明显优于对照组。

【参考文献】

［1］王静，杨军，刘超，黎光荣，冯平安. 小儿奇应丸药效作用的实验研究［J］. 安徽医学，2001（02）：49-51.

［2］朱瑛，夏杰，苏艳. 小儿奇应丸治疗外感发热风热犯表证的临床研究［J］. 云南中医中药杂志，2005（06）：31-32.

小儿清热止咳口服液

【**药品名称**】小儿清热止咳口服液。

【**剂型**】合剂。

【**主要成分**】麻黄、苦杏仁（炒）、石膏、黄芩、板蓝根、北豆根、甘草。辅料为蜂蜜、蔗糖、苯甲酸钠。

【**性状**】本品为棕黄色液体，久置有少量沉淀；味甘、微苦。

【**适应证 / 功能主治**】清热宣肺，平喘，利咽。用于小儿外感风热所致感冒，症见发热恶寒、咳嗽痰黄、气促喘息、口干音哑、咽喉肿痛。

【**规格型号**】每支装 10 mL。

【**用法用量**】口服。1 ~ 2 岁一次服 3 ~ 5 mL，3 ~ 5 岁一次服 5 ~ 10 mL，6 ~ 14 岁一次服 10 ~ 15 mL，一日 3 次。用时摇匀。

【**不良反应**】尚不明确。

【**禁忌**】尚不明确。

【**注意事项**】①忌辛辣、生冷、油腻食物；②不宜在服药期间同时服用滋补性中药；③婴儿应在医师指导下服用；④高血压、心脏病患儿慎用。糖尿病患儿、脾虚易腹泻者应在医师指导下服用；⑤发热体温超过 38.5℃的患者，应去医院就诊；⑥咳喘加重应及时去医院就诊；⑦服药 3 天症状无缓解，应去医院就诊；⑧对本品过敏者禁用，过敏体质者慎用；⑨本品性状发生改变时禁止使用；⑩儿童必须在成人监护下使用；⑪请将本品放在儿童不能接触的地方；⑫ 如正在使用其他药品，使用本品前请咨询医师或药师。

【药理相互作用】如与其他药物同时使用可能会发生药物相互作用，详情请咨询医师或药师。

【贮藏】密封，置阴凉处（不超过 20℃）。

【包装】聚氯乙烯／聚乙烯复合瓶，10 mL×6 支。

【有效期】24 个月。

【批准文号】国药准字 Z20054326。

【生产企业】国药控股深圳中药有限公司。

【抗病毒研究】

1. 提升 Bcl-2 蛋白浓度

吕民英[1]研究认为病毒或细菌除可直接引起细胞病变或通过继发性炎症反应引起呼吸道上皮细胞损伤、脱落外，还可通过释放内毒素直接对肺组织造成破坏，尤其是造成肺泡上皮细胞及气管上皮细胞的损伤、凋亡。实验数据证明，小儿清肺止咳口服液可提升模型小鼠的 Bcl-2 蛋白浓度，从而起到减轻气管和肺组织的炎症反应的作用。

2. 降低 Fas 蛋白浓度

吕民英[1]研究认为 Fas 是一种跨膜蛋白，它与 Fas 结合可以启动凋亡信号的转导引起细胞凋亡。实验数据证明，小儿清肺止咳口服液可降低模型小鼠的 Fas 蛋白浓度，从而减轻气管和肺组织的炎症症状。

3. 降低 GATA-3 浓度

田新磊[2]研究认为 GATA-3 属于 GATA 转录因子家族，主要表达于淋巴细胞，少数由嗜酸性粒细胞合成，在呼吸道变应性炎症疾病的发生中有重要意义。肺组织中表达 GATA-3 的细胞数目明显减少，不能形成经典的由 Th2 细胞介导的气管炎症，所以可通过测定其浓度作为评估药物的抗病毒作用指标。实验数据证明小儿清肺止咳口服液可降低模型小鼠的 GATA-3 浓度。

4. 提高 T-bet 浓度

田新磊[2]研究认为 T-bet 是树突细胞激活抗原特异性 T 细胞的必备条件，T-bet 基因敲除的树突细胞，其激活 Th1 细胞分化的能力受损，从而影响机体对内外抗原的识别，以及对天然免疫和获得性免疫的调控，所以可以通过测定其浓度作为评估药物的抗病毒作用指标。实验数据证明小儿清肺止咳口服液可提高模型小鼠的 T-bet 浓度。

5. 降低 TLR4 浓度

陈万越[3]的研究认为 TLR4 是 1997 年发现的一种 I 型跨膜蛋白受体。主要表达于巨噬细胞、树突状细胞，是天然免疫系统中识别微生物原的主要受体，所以可以通过测定其浓度作为评估药物的抗病毒作用指标。实验数据证明小儿清肺止咳口服液可降低模型小鼠的 TLR4 浓度。

6. 降低 IKKβ 浓度

陈万越的[3]的研究认为在 NF-κB 信号转导的通路中，外部刺激因子通过激活 IKKs，使 IKKs 的亚单位 IKKβ 磷酸化，然后引起 NF-κB 抑制蛋白（IκB）的磷酸化、泛素化及降解，从而暴露出 NF-κB 的核定位序列和 DNA 结合结构域，导致 NF-κB 入核并结合于特定基因的转录激活区，激活特定基因转录，从而参与炎症反应，所以可以通过测定其浓度作为评估药物的抗病毒作用指标。实验证明，小儿清肺止咳口服液可降低模型小鼠的 IKKβ 蛋白浓度，从而起到减轻气管和肺组织的炎症反应的作用。

【临床研究】

1. 小儿下呼吸道感染

洪斌等[4] 将 116 例患儿随机分成两组，对照组 58 例，服用氨溴索口服液，剂量：2 岁以下儿童 2.5 mL/ 次，2 次 / 天；2 ~ 5 岁儿童 2.5 mL/ 次，3 次 / 天；5 ~ 12 岁儿童 5 mL/ 次，3 次 / 天；12 岁以上儿童 10 mL/ 次，3 次 / 天，疗程为 7 天。治疗组 58 例，口服氨溴索口服液的方法同对照组，同时服用本院配制的小儿清肺止咳合剂，剂量：2 岁以下儿童 5 mL/ 次，3 次 / 天；2 ~ 5 岁儿童 7 mL/ 次，3 次 / 天；5 ~ 12 岁儿童 10 mL/ 次，3 次 / 天；12 岁以上儿童 15 mL/ 次，3 次 / 天，疗程为 7 天。结果显示：小儿清肺止咳合剂对小儿下呼吸道感染引起的咳嗽、咳痰有明显疗效，值得临床推广。

2. 小儿急性上呼吸道感染

金心等[5] 选取患儿 40 例，其中男 23 例，女 17 例，随机分为治疗组、对照 1 组、对照 2 组。三组患儿均给予中药穿琥宁注射液静脉点滴，治疗组同时给予小儿清肺止咳口服液口服，1 岁以下每次 2.5 mL，2 岁以下每次 3 ~ 4 mL，3 岁以下每次 5 mL，每日 3 次口服；对照 1 组给予病毒灵每次半片，每日 3 次口服；对照 2 组给予镇咳宁每次半粒，每日 3 次口服。结果显示小儿清肺止咳口服液对小儿急性病毒性上呼吸道感染有明显的疗效。

【参考文献】

［1］吕民英 . 小儿清肺止咳口服液对急性支气管炎模型小

鼠肺组织 Bcl-2、Fas 表达影响的研究［D］.河南中医学院，2014.

［2］田新磊.小儿清肺止咳口服液对急性支气管炎模型小鼠肺组织 GATA-3、T-bet 影响的研究［D］.河南中医学院，2013.

［3］陈万越.小儿清肺止咳口服液对急性支气管炎模型小鼠肺组织 TLR4、IKKβ 表达的研究［D］.河南中医学院，2014.

［4］洪斌，纳金玲.小儿清热止咳合剂联合氨溴索口服液治疗小儿下呼吸道感染 58 例［J］.河南中医，2009，29（12）：1232-1233.

［5］金心.小儿急性病毒性上呼吸道感染运用清热止咳口服液治疗的观察［A］.中国中西医结合学会.全国中西医结合儿科第十次学术会议论文集［C］.中国中西医结合学会，2002：3.

小儿热速清颗粒

【药品名称】小儿热速清颗粒。

【剂型】颗粒剂。

【主要成分】柴胡，黄芩，板蓝根，葛根，金银花，水牛角，连翘，大黄。

【性状】本品为棕黄色至棕褐色的颗粒，味甜。

【适应证／功能主治】清热解毒，泻火利咽。用于小儿外感高热，头痛，咽喉肿痛，鼻塞，流涕，咳嗽，大便干结。

【规格型号】2 g×6 袋。

【用法用量】口服，1 岁以内，一次 1/4 袋～半袋；1～3 岁一次半袋～1 袋；3～7 岁，一次 1～1.5 袋；7～12 岁，一次 1.5 袋～2 袋，一日 3～4 次。

【不良反应】尚不明确。

【禁忌】风寒感冒，大便次数多者忌用。

【注意事项】①忌食生冷、辛辣食物；②按照用法用量服用，如病情较重或服药两天后疗效不明显者，应及时去医院就诊；③药品性状发生改变时禁止服用；④儿童必须在成人的监护下使用；⑤请将此药品放在儿童不能接触的地方；⑥如正在服用其他药品，使用本品前请咨询医师或药师。

【药物相互作用】如与其他药物同时使用可能会发生药物相互作用，详情请咨询医师或药师。

【贮藏】密封。

【包装】6 袋／盒。

【有效期】24 个月。

【批准文号】国药准字 Z10980052。

【生产企业】江西倍肯药业有限公司。

【抗病毒研究】

1. 抗甲 1、甲 3 乙型流感病毒

李建国，韩月霞等[1]通过鸡胚实验证明小儿热速清口服液对流感病毒甲 1、甲 3 乙型在鸡胚中繁殖均有明显的抑制作用，与对照组相比，其抑制作用高于对照组。实验结果还表明，小儿热速清口服液的浓度与抑制作用成正比关系，浓度越高抑制作用越强，以 2.40 g/mL 为最强，去鞣酸后的口服液对流感病毒仍有一定的抑制作用，并存在其他抑制病毒的有效成分。

2. 抗 FM_1 病毒

李建国等[2]又进一步作了对 FM_1 病毒（小鼠肺流感病毒适应株）感染小鼠的保护性实验及呼吸器官和免疫器官的病理组织学观察研究，结果发现小儿热速清口服液对 FM_1、病毒感染后的小鼠有一定的保护作用，可使小鼠肺和气管的炎症病理改变明显减轻，对萎缩的胸腺皮质有预防、阻断和治疗作用，使胸腺皮质淋巴细胞数明显恢复，并可提高脾脏胸腺依赖区的淋巴细胞数，证明该药具有抗炎作用和增强细胞免疫的功能，并优于生理盐水组和空白对照组。

【临床研究】

1. 治疗手足口病

郑根霖，吕述华等[3]选取 80 例手足口病患儿作为研究对象，将其按照随机数字表法分为观察组和对照组，每组各 40 例。对照组患儿选择利巴韦林进行治疗，观察组患儿在此基础上结合

小儿热速清颗粒进行治疗。结果：观察组患儿的皮疹消失时间、退热时间、痊愈时间均显著优于对照组，差异有统计学意义（$P < 0.05$）。观察组的治疗总有效率为95.0%，高于对照组77.5%，差异有统计学意义（$P < 0.05$）。结论：在采用利巴韦林治疗的基础上结合小儿热速清颗粒对手足口病进行治疗，能够缩短退热时间，改善临床症状，缩短病程，拥有更好的疗效和更高的安全性，值得在临床中推广应用。

2. 治疗呼吸道感染发热

齐孟瑚[4]选取2013年1月至2015年12月北京市通州区妇幼保健院儿科收治的上呼吸道感染发热的患儿400例，采用随机数字表法分为两组，对照组185例，观察组215例。对照组给予小儿伪麻美芬滴剂常规治疗，观察组在对照组常规治疗的基础上给予小儿热速清颗粒。结果发现观察组总有效率为92.8%，对照组总有效率为64.9%。结论：小儿热速清颗粒对小儿上呼吸道感染发热具有较好的治疗效果，且无不良反应，值得临床推广应用。

农学圣[5]选取2010年5月至2011年12月小儿急性上呼吸道感染高热症状的患儿60例，治疗组患儿口服小儿热速清颗粒，对照组口服双黄连口服液。结果：治疗组30例患儿中显效19例，有效10例，无效1例；对照组30例患儿中显效15例，有效12例，无效3例，两组治疗效果比较差异有统计学意义（$P < 0.01$）。结论：小儿清热宁颗粒治疗急性上呼吸道感染疗效显著，具有较高的临床应用价值。

宋南萍，霍维亚等[6]观察腋温39℃以上不超过3天的重型患儿96例，分成治疗组和对照组，前者给予小儿热速清口服液，后者给予青霉素等西药，经统计学处理治愈率两组有极显著差异，有效率有显著差异。完全退热时间治疗组明显短于对照组。

3. 治疗疱疹性咽峡炎

韦宁[7]收集 100 例确诊为疱疹性咽峡炎的儿童，并将其随机分为清开灵注射液组（对照组）与小儿热速清颗粒配合清开灵注射液组（治疗组），分别观察疗效。结果：对照组总有效率为 80%，治疗组总有效率为 98%，差异具有统计学意义。实验表明采用小儿热速清颗粒配合清开灵注射液治疗小儿疱疹性咽峡炎效果较好。与刘新[8]研究结论一致。

【参考文献】

［1］李建国，韩月霞，朱珊. 小儿热速清口服液对流感病毒在鸡胚中繁殖的实验研究［J］. 河南中医，1991，11（01）：14-15.

［2］李建国，朝月霞，朱珊. 小儿热速清口服液对 FM_1 病毒感染小鼠的保护性实验及呼吸、免疫器官病理观察［J］. 河南中医，1991，11（02）：35-38.

［3］郑根霖，吕述华，康锋. 小儿热速清颗粒联合利巴韦林治疗手足口病的临床观察［J］. 中国当代医药，2017，24（28）：132-134.

［4］齐孟瑚. 小儿热速清颗粒治疗小儿上呼吸道感染发热的疗效观察［J］. 世界中医药，2017，12（05）：1018-1020.

［5］农学圣. 小儿热速清治疗小儿上呼吸道感染高热的疗效观察［J］. 临床合理用药杂志，2012，5（33）：65.

［6］宋南萍，霍维亚，朱珊，韩青，郭登洲. 小儿热速清

口服液治疗小儿上感高热 96 例临床疗效观察［J］. 河南中医，1991，11（01）：12-13.

［7］韦宁. 小儿热速清颗粒配合清开灵注射液治疗小儿疱疹性咽峡炎的疗效［J］. 安徽卫生职业技术学院学报，2016，15（03）：37-38.

［8］刘新. 小儿热速清颗粒联合清开灵注射液治疗小儿疱疹性咽峡炎临床研究［J］. 中医学报，2014，29（03）：442-443.

小儿双金清热口服液

【**药品名称**】小儿双金清热口服液。

【**剂型**】合剂。

【**主要成分**】金银花、蒲公英、大青叶、板蓝根、赤芍、柴胡、秦艽、荆芥、淡竹叶、莱菔子、桔梗、苦杏仁、僵蚕、广藿香、石菖蒲、郁金。

【**性状**】本品为棕褐色澄清液体；气芳香，味甜、微苦。

【**适应证/功能主治**】疏风化湿，解毒清热。用于小儿外感发热初期，症见低热、咳嗽、咽红。

【**规格型号**】每支装 10 mL。

【**用法用量**】口服，每次 10 ~ 20 mL，一日 3 次。

【**不良反应**】尚不明确。

【**禁忌**】不适用于外感高热患者。

【**注意事项**】①忌食辛辣、生冷、油腻食物；②风寒感冒者不适用，表现为发热畏寒、肢凉、流清涕、咽不红者；③婴幼儿及糖尿病患儿应在医师指导下服用；④本品适用于小儿风热感冒轻证。若见高热、咳重者应及时去医院就诊。⑤脾虚易腹泻者慎服；⑥严格按照用法用量服用，服药 3 天症状无缓解，应去医院就诊。本品不宜长期服用；⑦对本品过敏者禁用，过敏体质者慎用；⑧本品性状发生改变时禁止使用；⑨儿童必须在成人监护下使用；⑩请将本品放在儿童不能接触的地方；⑪如正在使用其他药品，使用本品前请咨询医师或药师。

【**药物相互作用**】如与其他药物同时使用可能会发生药物相互作用，详情请咨询医师或药师。

【药理毒理】尚不明确。

【贮藏】密封，置阴凉处。

【包装】塑料瓶，6 支 / 盒。

【有效期】24 个月。

【批准文号】国药准字 B20020248。

【生产企业】山东润华药业有限公司。

【抗病毒研究】

崔清华，何军等[1] 通过采用人喉癌细胞培养法检测双金体外抗呼吸道合胞病毒、肠道病毒、柯萨奇 B_3 型病毒、口唇疱疹病毒 I 型；犬肾细胞培养法检测双金抗甲型流感 H1N1 病毒作用，采用 MTT 法检测细胞 OD 值并计算半数有效浓度、半数中毒浓度及治疗指数。以此来研究小儿双金清热口服液的体外抗病毒作用。实验证明双金清热口服液有较好的体外抗呼吸道合胞病毒、肠道病毒、柯萨奇 B_3 型病毒、口唇疱疹病毒 1 型、甲型 H1N1 流感病毒作用。

吕旭潇，崔清华等[2] 研究小儿双金清热口服液对呼吸道合胞病毒（RSV）感染小鼠血清炎症因子的影响时，将 60 只小鼠随机分为空白组，病毒组，双黄连组，小儿双金大、中、小剂量组，给予接种 RSV 病毒，除空白组、病毒组外，其他各组以相应药物及剂量灌胃，连续 5 天，分离小鼠血清，采用酶联免疫吸附（ELISA）检测方法，比较各组小鼠血清中主要促炎因子和炎症抑制因子变化情况。结果发现小儿双金组与病毒组比较，小鼠血清中炎症抑制因子 IL-2、干扰素 - γ（IFN-γ）含量明显增高（$P < 0.01$）；炎症促进因子 TNF-α 显著减少（$P < 0.01$）。结论：小儿双金清热口服液可以明显增加抗炎因子 IL-2、IFN-γ 的含量，降低促炎因子 TNF-α 含量，提高

抗病毒作用和免疫调节作用，减轻病毒对机体的损伤。进一步研究其抗 RSV 作用机制时[3]，通过建立小鼠呼吸道合胞病毒感染模型，检测小儿双金清热口服液对呼吸道合胞病毒感染小鼠的体重、肺指数以及肺病理变化等方面的影响。结果发现小儿双金清热口服液能明显增加呼吸道合胞病毒感染小鼠的体重，增加 T 细胞增殖转化率以及自然杀伤细胞的杀伤活性（$P < 0.01$）。研究结果显示小儿双金清热口服液通过增强细胞免疫功能、促进 T 淋巴细胞增殖、提高 NK 细胞活性，从而增强机体免疫功能来发挥抗病毒作用。

【临床研究】

1. 佐治甲型流感病毒引起的疾病

刘婧[4]研究小儿双金清热口服液佐治甲型流感的临床效果时，选取 2015 年 1 月 ~ 2015 年 12 月进行治疗的 114 例甲型流感患儿作为研究对象，对照组给予常规治疗，观察组在常规治疗的基础上加用小儿双金清热口服液，治疗结束后，对治疗效果和不良反应的发生情况进行比较分析。数据表明观察组治疗的总有效率为 94.74%，对照组治疗的总有效率为 73.68%，两组比较差异具有统计学意义（X^2=9.50，$P < 0.05$）。实验证明应用小儿双金清热口服液治疗甲型流感效果良好，可以在临床上推广应用。

2. 联合利巴韦林治疗手足口病

崔春园[5]在研究小儿双金清热口服液联合利巴韦林治疗小儿手足口病疗效时，将 68 例手足口病患儿平均分为对照组和研究组，对照组和研究组的主要治疗方法分别为单纯使用小儿双金清热口服液、联合使用小儿双金清热口服液与利巴韦林，观察并比较两组患儿的治疗效果。结果显示研究组的总有效率为

97.06%，明显优于对照组的 67.65%，两组差异显著，具有统计学意义（$P < 0.05$）。结论：给予手足口病患儿小儿双金清热口服液与利巴韦林进行治疗，效果良好，临床上值得推广。与张桂平等[6]，吕临静、武义鹏[7]以及刘秀国、刘鹏[8]等研究的结论一致。

3. 联合用药治疗疱疹性咽峡炎、疱疹性口腔炎

韩锋，陆小霞[9]研究小儿双金清热口服液治疗疱疹性咽峡炎的疗效时，选取 95 例 2015 年 3 月~ 2015 年 6 月在武汉市妇女儿童医疗保健中心呼吸科门诊就诊的疱疹性咽峡炎患儿，随机分为对照组 45 例、治疗组 50 例。对照组给予利巴韦林颗粒，治疗组在对照组基础上加用小儿双金清热口服液，对比两组疗效。结果显示小儿双金清热口服液治疗疱疹性咽峡炎疗效显著，能迅速缓解咽痛，在退热及改善临床症状上明显优于对照组，可以缩短疗程，且未见明显不良反应，值得临床大力推广。与张慧敏[10]研究结论一致。

郭小丽，张苏棉[11]将 90 例急性期疱疹性咽峡炎合并心肌损害患儿随机分为观察组 45 例和对照组 45 例，两组均给予常规西医治疗，对照组在常规治疗基础上给予康复新液雾化吸入治疗，观察组在对照组治疗基础上加用小儿双金清热口服液治疗。结果发现观察组退热时间、咽峡部疱疹消失时间、流涎消退时间、恢复进食时间、咽痛消失时间及住院时间均显著短于对照组（P 均 < 0.05）。王玉春[12]将 86 例疱疹性咽峡炎患儿随机分为观察组和对照组，各 43 例。观察组给予干扰素 α–2b雾化吸入联合小儿双金清热口服液，对照组给予利巴韦林雾化吸入。结果发现观察组总有效率为 95.3%，对照组总有效率为74.4%，差异有统计学意义（$P < 0.05$）；观察组的病程、退热时间、

口腔疱疹消退时间均短于对照组，差异有统计学意义（$P < 0.01$）。

张红艳[13]研究探讨阿昔洛韦片、溶菌酶肠溶片及小儿双金清热口服液联合治疗小儿疱疹性口腔炎的临床疗效时，对152例临床诊断为疱疹性口腔炎的患儿进行病毒分离及血常规检测，随机分为治疗组及对照组各76例。对照组给予阿昔洛韦片和溶菌酶素肠溶片口服，治疗组在此基础上加用小儿双金清热口服液口服。对比结果发现152例患儿中病毒分离阳性率为62.5%，均为Ⅰ型单纯疱疹病毒，各年龄段病毒分离阳性率之间比较无显著性差异（$P > 0.05$）；52.0%的患儿血常规提示为病毒感染。治疗组患儿临床症状改善及消失时间均显著短于对照组（P 均 < 0.01）；治疗组基本治愈率、愈显率均显著高于对照组（$P < 0.05$ 或 0.01）。实验证明阿昔洛韦片、溶菌酶肠溶片与小儿双金清热口服液联合治疗小儿疱疹性口腔炎可有效缩短发热、疼痛、疱疹及溃疡的缓解时间，且不增加毒性反应，安全性较高，值得临床推广。

【参考文献】

［1］崔清华，何军，吕旭潇，侯林，郝信东，田景振.小儿双金清热口服液体外抗病毒作用研究［J］.药学研究，2015，34（11）：631-633.

［2］吕旭潇，崔清华，何军，侯林，郝信东，田景振.小儿双金清热口服液对 RSV 病毒感染小鼠血清炎症因子的影响［J］.山东中医药大学学报，2015，39（05）：456-457.

［3］崔清华，吕旭潇，何军，侯林，郝信东，田景振.小儿双金清热口服液抗 RSV 病毒作用机制研究［J］.药学研究，2015，34（10）：568-570.

［4］刘婧.小儿双金清热口服液佐治甲型流感的临床研究

［J］．包头医学院学报，2017，33（03）：62-63.

［5］崔春园．小儿双金清热口服液联合利巴韦林治疗小儿手足口病的疗效［J］．中外女性健康研究，2016（19）：41.

［6］张桂平，刘金和，张文远．小儿双金清热口服液联合利巴韦林治疗手足口病68例［J］．中国药业，2015，24（22）：196-197.

［7］吕临静，武义鹏．小儿双金联合利巴韦林治疗手足口病疗效观察［J］．北方药学，2014，11（11）：71.

［8］刘秀国，刘鹏．小儿双金清热口服液联合利巴韦林治疗小儿普通型手足口病的效果观察［J］．中国当代医药，2013，20（16）：131-132.

［9］韩锋，陆小霞，陈鹏，王莹．小儿双金清热口服液治疗疱疹性咽峡炎的疗效观察［J］．湖北中医杂志，2015，37（12）：31.

［10］张慧敏．小儿双金清热口服液治疗疱疹性咽峡炎43例疗效观察［J］．中国民间疗法，2013，21（12）：54.

［11］郭小丽，张苏棉．康复新液雾化吸入联合小儿双金清热口服液治疗急性期疱疹性咽峡炎合并心肌损害疗效观察［J］．现代中西医结合杂志，2017，26（14）：1560-1563.

［12］王玉春．干扰素 α-2b 雾化吸入联合小儿双金清热口服液治疗疱疹性咽峡炎的疗效观察［J］．中医临床研究，2016，8（31）：105-106.

［13］张红艳．阿昔洛韦片、溶菌酶肠溶片、小儿双金清热口服液联合治疗小儿疱疹性口腔炎疗效观察［J］．现代中西医结合杂志，2014，23（17）：1875-1877.

小青龙汤

小青龙汤同名方剂约 6 首，其中常用方为《伤寒论》方。

【方剂名称】 小青龙汤。

【剂型】 汤剂。

【主要成分】 麻黄、芍药、细辛、干姜、炙甘草、桂枝、五味子、半夏。

【适应证/功能主治】 解表散寒，温肺化饮。治伤寒表不解，心下有水气，干呕发热而咳，或渴，或利，或噎，或小便不利，或少腹满，或喘者；并治溢饮，身体重痛，肌肤悉肿。现代也用于慢性支气管炎、支气管哮喘、肺气肿而见喘咳、痰白清稀者。

【用法用量】 先以水煮麻黄，去上沫，再入诸药同煮，分三次服。

【注意事项】 本方辛散温化之力较强，必须确属水寒相搏于肺者，方可使用，应视患者体质强弱酌定剂量。阴虚干咳无痰或痰热，症见咳痰黄稠，舌苔黄，口渴，脉数者不宜使用。

【药理毒理】 ①抗病原微生物作用；②抗炎、抗氧化作用；③抗过敏以及抗变态反应作用；④解痉平喘、止咳化痰作用；⑤解热、镇痛作用；⑥对心血管的作用；⑦调节免疫功能的作用。

【抗病毒研究】

抗流感病毒

胡旭，邱全瑛等[1]在中医药抗呼吸道流感病毒感染实验研究概况里写道：Nagai 等[2, 3]研究表明，小青龙汤可以抑制流感病毒感染小鼠的肺内病毒复制，抑制病毒从鼻向肺传播，增加支气肺泡灌洗液中 IgA 抗体含量；但体外试验中，小青龙汤不能抑制流感病毒复制，也不能抑制流感病毒神经氨酸酶和流感病毒导致的红细胞凝集现象；也没有证据表明小青龙汤能影响 IFN 的含量。Kobayashi 等进一步研究表明，小青龙汤能增加流感病毒感染小鼠鼻淋巴结病毒血凝素特异的 IgA 分泌细胞，而在肠集合淋巴结细胞不增加；小青龙汤增加肠集合淋巴结 IL-2 受体 β 阳性 T 细胞，而在鼻淋巴结中没有发现增加。说明小青龙汤的抗病毒活性是因为增强集合淋巴结 T 细胞活性和刺激鼻淋巴结抗流感病毒 IgA 产生，而不是直接针对病毒的作用[4]。

【临床研究】

小青龙汤主要用于治疗呼吸道疾病：

1. 治疗呼吸道合胞病毒引起的疾病

黄延军，段玉婷[5]对呼吸道合胞病毒感染患儿采用小青龙汤加减治疗效果进行分析和探讨时，选取泰安市第一人民医院 2015 年 5 月～ 2016 年 5 月呼吸道合胞病毒感染的肺炎和毛细支气管炎患儿 58 例为研究对象，对照组采用普通方法治疗，实验组则在对照组的基础上加用小青龙汤加减方法治疗。结果发现实验组的治疗总有效率为 93.1%，明显高于对照组的 75.8%；实验组的咳嗽及发热时间明显少于对照组，差异的统计学意义均成立（$P < 0.05$）。结论：将小青龙汤加减治疗法用于呼吸道合胞病毒治疗中，不仅可以提高治疗效果，同时也能缩短患儿并发症的发生时间，值得在临床中应用和推广。与王菊霞，辛晓卉[6]研究结论一致。

2. 治疗小儿喘息性支气管炎

曾义菊，曾令涛等[7]研究小青龙汤治疗小儿喘息性支气管炎的优势及机制时，选取 2015 年 6 月 ~ 2016 年 12 月三甲医院儿科喘息性支气管炎患者 126 例，按平行对照原则随机分为两组，各 63 例患者。对照组采用常规治疗法，实验组应用常规治疗的同时给予小青龙汤治疗。结果发现实验组的总体有效率为90.5%，对照组的总体有效率为 68.3%，实验组效果更加显著（$P < 0.05$）。且实验证明采用小青龙汤治疗小儿高发的喘息性支气管炎可以有效缩短患儿病程，提高治愈率。其机制可能为通过调节细胞因子含量来平衡免疫细胞功能，从而减轻炎症反应以达到治疗效果。与黄斌[8]研究的小青龙汤治疗毛细支气管炎结论一致。

黎欣，何维佳等[9]将 120 例喘息发作期患儿随机分为观察组和对照组各 60 例。观察组给予中药小青龙汤加减，对照组给予布地奈德和复方异丙托溴铵雾化吸入，观察比较两组临床疗效。结果发现观察组临床控制率为 83.3%，高于对照组 63.3%，差异有统计学意义（$P < 0.05$）；观察组肺部痰鸣音消失时间显著短于对照组，差异有统计学意义（$P < 0.05$）。结论：小青龙汤加减有化痰平喘的良好疗效。杨雪[10]通过对加味小青龙汤治疗小儿喘息性支气管炎（寒哮证）的疗效研究，证实了加味小青龙汤治疗寒哮证临床疗效优于常规治疗。刘榕[11]在研究小青龙汤加减治疗感染相关性婴幼儿喘息的疗效时，经分组实验对比发现小青龙汤加减治疗喘息时能更好地缓解肺部体征，但在喘息、咳嗽、咯痰改善方面无明显差异。

3. 治疗小儿毛细支气管炎

呙柳林，刘立新[12]和毛三宝[13]分别通过选取部分小儿毛细支气管炎患者进行分组用药实验，结果都发现随症加减小青龙汤治疗毛细支气管炎不仅能够缓解喘息症状，还能调节机体免疫功能，对毛细支气管炎演变成支气管哮喘起到预防作用，可对抗变异性炎症，降低气道高反应，有效控制病邪，循序渐进。

【参考文献】

［1］胡旭，邱全瑛，姜良铎.中医药抗呼吸道流感病毒感染实验研究概况［J］.中国中医药信息杂志，2004（02）：180-182.

［2］NAGAI T, YAMADA H. In vivo anti-influenza virus activity of kampo（Japanese herbal）medicine "sho-seiryu-to" and its mode of action.［J］. International Journal of Immunopharmacology, 1994, 16（8）.

［3］NAGAI T, URATA M, YAMADA H. In vivo anti-influenza virus activity of Kampo（Japanese herbal）medicine "Sho-seiryu-to"—effects on aged mice, against subtypes of a viruses and B virus, and therapeutic effect.［J］. Immunopharmacology and immunotoxicology, 1996, 18（2）.

［4］NAGAI T, YAMADA H. In vivo anti-influenza virus activity of Kampo（Japanese herbal）medicine "sho-seiryu-to"—stimulation of mucosal immune system and effect on allergic pulmonary inflammation model mice.［J］. Immunopharmacology and immunotoxicology, 1998, 20（2）.

［5］黄延军，段玉婷.小青龙汤加减治疗呼吸道合胞病毒的临床效果［J］.中西医结合心血管病电子杂志，2017，5（16）：191.

［6］王菊霞，辛晓卉.小青龙汤加减治疗呼吸道合胞病毒

感染的临床观察［J］.辽宁中医药大学学报，2010，12（02）：130-131.

［7］曾义菊，曾令涛，肖洋.小青龙汤治疗小儿喘息样支气管炎的优势及机制探究［J］.中华中医药学刊，2017，35（11）：2973-2976.

［8］黄斌.小青龙汤治疗毛细支气管炎经验总结及评价［D］.广州中医药大学，2015.

［9］黎欣，何维佳，向红，杨昆.小青龙汤加减治疗婴幼儿喘息疗效观察［J］.中国中西医结合儿科学，2015，7（05）：465-467.

［10］杨雪.加味小青龙汤治疗小儿喘息性支气管炎（寒哮证）的疗效观察［D］.黑龙江中医药大学，2016.

［11］刘榕.小青龙汤加减治疗感染相关性婴幼儿喘息的疗效评价［D］.广州中医药大学，2014.

［12］吕柳林，刘立新.小青龙汤加减治疗小儿毛细支气管炎疗效观察［J］.湖北中医杂志，2008（07）：34-35.

［13］毛三宝.小青龙汤为主治疗急性毛细支气管炎患儿30例临床分析［J］.吉林大学学报（医学版），2010，36（06）：1006.

一清胶囊

【**药品名称**】一清胶囊。

【**剂型**】胶囊剂。

【**主要成分**】黄连、大黄、黄芩、黄连、淀粉、滑石粉、硬脂酸镁。

【**性状**】本品为硬胶囊,内容物为浅黄色至黄棕色粉末;气微,味苦。

【**适应证/功能主治**】清热泻火解毒,化瘀凉血止血。用于火毒血热所致的身热烦躁、目赤口疮、咽喉牙龈肿痛、大便秘结;咽炎、扁桃体炎、牙龈炎见上述症候者。

【**规格型号**】500 mg×20 粒。

【**用法用量**】口服。一次 2 粒,一日 3 次。

【**不良反应**】偶见皮疹,恶心,腹泻,腹痛。

【**禁忌**】尚不明确。

【**注意事项**】①忌烟、酒及辛辣食物;②不宜在服药期间同时服用滋补性中药;③糖尿病患者及高血压、心脏病、肝病、肾病等慢性病严重者应在医师指导下服用;④出现腹泻时可酌情减量。服药后大便次数每日 2～3 次者,应减量;每日 3 次以上者,应停用并向医师咨询;⑤扁桃体有化脓或发热体温超过 38.5℃的患者应去医院就诊;⑥儿童、孕妇、哺乳期妇女、年老体弱及脾虚便溏者应在医师指导下服用;⑦严格按用法用量服用,该药品不宜长期服用;⑧服药 3 天症状无缓解,应去医院就诊;⑨对该药品过敏者禁用,过敏体质者慎用;⑩该药品性状发生改变时禁止使用；⑪ 儿童必须在成人监护下使用；⑫ 请将该药品放在儿童不能接触的地方；⑬ 如正在使用其他药品，使用该药品前请咨询医师或药师。

【药理作用】如与其他药物同时使用可能会发生药物相互作用，详情请咨询医师或药师。

【贮藏】密封。

【包装】铝塑板，20 粒 / 盒。

【有效期】24 个月。

【批准文号】国药准字 Z19991047。

【生产企业】成都康弘制药有限公司。

【抗病毒研究】

抗甲型 H1N1 病毒

徐雄良等[1]通过对一清胶囊抗甲型 H1N1 流感病毒作用的体内研究，结果发现一清胶囊可明显降低病毒感染小鼠的肺脏指数，显著降低小鼠感染病毒后 7 ~ 9 天内的死亡率。研究结果进一步证实一清胶囊具有明显的抗甲型 H1N1 流感病毒作用，为其在临床上的应用提供了科学依据。

【临床研究】

1. 联合干扰素治疗病毒性结膜炎

何琏等[2]认为一清胶囊联合干扰素治疗病毒性结膜炎疗效显著，能缩短治疗时间。研究结果显示，治疗组总有效率为100.00%，显著高于对照组的 90.24%；与对照组相比，治疗组患者疼痛消失时间、畏光流泪消失时间和平均治愈时间均显著缩短，提示在干扰素治疗的基础上联用一清胶囊能够明显提高临床疗效，缩短治疗时间。分析其原因可能是因为一清胶囊不仅具有抗病毒作用，还与其能够增强机体免疫力，进而有效地发挥抗病毒作用有关。在安全性分析中显示，两组不良反应发生率无明显差异，且不良反应均在相应处理后缓解，对治疗未产生影响，提示具有较高的安全性。

2.联合雷公藤多甙免疫抑制治疗 HBV-GN

林丹华等[3]认为应用雷公藤多甙免疫抑制治疗 HBV-GN 过程中配合应用一清胶囊，正是切中 HBV-GN 湿热毒邪夹瘀的病机，因而取得了满意的疗效，值得临床应用。

【参考文献】

［1］徐雄良，岳韵，刘小均，杨刚，刘浪，柯潇，郑强.一清胶囊抗甲型 H1N1 流感病毒作用［J］.中国现代应用药学，2015，32（09）：1056-1058.

［2］何琏，张炳.一清胶囊联合重组人干扰素 α-2b 治疗病毒性结膜炎的疗效观察［J］.现代药物与临床，2017，32（01）：113-115.

［3］林丹华，陈洪，徐海山，代岚涛.一清胶囊联合雷公藤多甙治疗乙型肝炎病毒相关性肾炎32例临床观察［J］.中药药理与临床，2005（06）：83-84.

乙肝清热解毒胶囊

【药品名称】乙肝清热解毒胶囊。

【主要成分】虎杖、茵陈、北豆根、白花蛇舌草、拳参、白茅根、茜草、淫羊藿、土茯苓、甘草、蚕砂、野菊花、橘红。

【性状】本品为胶囊剂，内容物为棕黄色至棕褐色粉末；味微甜，微苦涩。

【适应证／功能主治】清肝利胆，利湿解毒。用于肝胆湿热引起的黄疸（或无黄疸），发热（或低热），口干苦或口黏臭，厌油，胃肠不适，舌质红，舌苔厚腻，脉弦滑数等；急慢性病毒性乙型肝炎初期或活动期、乙型肝炎病毒携带者见上述证候者。

【规格型号】0.4 g×12 粒 ×5 板。

【用法用量】口服，一次 6 粒，一日 3 次。

【不良反应】尚不明确。

【禁忌】尚不明确。

【注意事项】脾虚便溏者慎用或减量服用。忌烟酒、油腻。

【药物相互作用】如与其他药物同时使用可能会发生药物相互作用，详情请咨询医师或药师。

【贮藏】密封，置阴凉干燥处。

【包装】每盒 60 粒。

【有效期】24 个月。

【批准文号】国药准字 Z19991041。

【生产企业】陕西步长制药有限公司。

【抗病毒研究】

乙肝清热解毒胶囊作为抗乙肝常用药，其对乙肝病毒的作用主要表现在：

1. 抑制乙肝病毒的复制（乙肝清热解毒冲剂）

钱英等[1]认为近期临床治愈率、总有效率明显高于对照组，较目前公认的、疗效较为满意的中药制剂肝炎灵疗效高（$P < 0.01$），在抑制病毒复制方面也明显优于两个对照组（$P < 0.01$，$P < 0.05$），提示本冲剂对乙肝病毒有抑制复制和清除作用，是治疗乙肝中属"肝胆湿热、疫毒蕴结"证疗效较为满意的药物。

2. 对 HBeAg 及 HBsAg 的转阴有较好疗效

周洪来[2]研究结果显示，运用乙肝清热解毒片进行治疗后，HBeAg 及 HBsAg 的转阴率分别为 52.44% 和 37.82%，说明乙肝清热解毒片用于治疗肝胆湿热型病毒性肝炎有较好的疗效，消除患者症状，改善肝功能。

3. 提高宿主免疫功能和影响病毒在体内的复制

朱越等[3]研究表明，乙肝清热解毒片能有效地改善患者的肝功能，对乙肝病毒血清标志物也有着较好的转阴率。前期研究已表明该药能有效降低 CCl_4 模型小鼠的急、慢性肝损害程度，其降酶作用与联苯双酯较为接近。其有效性可能与减轻病毒对肝脏的损害，提高宿主免疫功能和影响病毒在体内的复制有关。

4. 降低 YMDD 变异率

徐菁等[4]研究结果显示治疗 12 个月后，治疗组与对照组 YMDD 变异分别为 5 例（6%）和 14 例（16.7%），两组差异无显著性（$P > 0.05$）；治疗 18 个月后，治疗组与对照组 YMDD

变异分别为 15 例（17.9%）和 31 例（36.9%），两组差异有显著性（$P < 0.05$）。此次研究进一步发现乙肝清热解毒胶囊除了能改善肝功能外，在抑制乙型肝炎病毒复制、促进 HBeAg 转阴及延长疗程以减低 YMDD 变异率方面有一定作用。

【临床研究】

1. 更好地发挥中西医结合疗效

赵宇浩[5]发现根据不同的临床类型，配合相应的中药治疗也就是辨证施治，可明显提高其疗效。乙肝清热解毒冲剂中虎杖、野菊花具清热解毒之功，《性论》中说虎杖能"治火热烦躁""压一切热毒"，茵陈清热利湿、利胆退黄。现代研究表明，茵陈对肝脏有保护作用，能降低小白鼠四氯化碳中毒性肝炎的死亡率。土茯苓、蚕砂能解毒除湿，白茅根、茜草凉血活血。综合分析，全方合用共奏清肝利胆、解毒除湿之效，尤能清血分之邪毒，为治疗肝胆湿热型乙型肝炎的有效方剂，配合西药治疗，可明显提高保肝、降酶、退黄之功效。因此选用了乙肝清热解毒冲剂，方便辨证论治，避免了一个大方用于各型肝炎，能更好地发挥中西医结合优势。

2. 有效降低乙肝患者不良症状

郜海生[6]认为乙肝清热解毒胶囊可明显改善患者乏力、纳差、厌油、腹胀、黄疸等症状，有效降低转氨酶及胆红素。乙肝清热解毒胶囊组与甘利欣胶囊组比较，显效病例无明显增多，无统计学差异。由于本组患者治疗观察时间短，其 HBeAg/HBeAb 血清转换、HBV-DNA 转阴情况尚未统计，有待以后继续随访观察。

【参考文献】

［1］钱英，喻森山，车念聪，陈增谭.乙肝清热解毒冲剂治疗慢性乙型肝炎356例的临床及实验研究［J］.北京中医，1992（01）：31-34.

［2］周洪来.中药乙肝清热解毒片治疗慢性乙型肝炎258例临床疗效总结［J］.安徽医药，2000（01）：48.

［3］朱越，索艾生.乙肝清热解毒片治疗慢性乙型肝炎的临床疗效［J］.西安交通大学学报（医学版），2002（06）：615-616.

［4］徐菁，葛风芹，黄桂芹，李沧友，耿建洪.乙肝清热解毒胶囊联合拉米夫定治疗活动性肝炎肝硬化疗效分析［J］.中国肝脏病杂志（电子版），2009，1（01）：16-18.

［5］赵宇浩，孟庆玲，吴敏.清热解毒冲剂治疗慢性乙型肝炎40例疗效观察［J］.黑龙江医药科学，2002（05）：60.

［6］郜海生.乙肝清热解毒胶囊治疗慢性乙型肝炎疗效观察［J］.中外医疗，2009，28（05）：92.

银黄颗粒

【**药品名称**】银黄颗粒。

【**剂型**】颗粒剂。

【**主要成分**】金银花提取物，黄芩提取物。

【**性状**】本品为淡黄色至棕黄色的颗粒；味甜，微苦。

【**适应证／功能主治**】清热疏风，利咽解毒。用于外感风热、肺胃热盛所致咽干、咽痛、喉核肿大、口渴、发热；急慢性扁桃体炎、急慢性咽炎、上呼吸道感染见上述症候者。

【**规格型号**】每袋装 4 g，4 g×10 袋。

【**用法用量**】开水冲服，一次 1～2 袋，一日 2 次。

【**不良反应**】尚不明确。

【**禁忌**】尚不明确。

【**注意事项**】①忌烟、酒及辛辣、生冷、油腻食物；②不宜在服药期间同时服用温补性中成药；③风寒感冒者不适用；④有严重肝肾疾患及高血压、心脏病、糖尿病或血液病患者应在医师指导下使用；⑤扁桃体有化脓或发热体温超过 38.5℃的患者应去医院就诊；⑥服药 3 天症状无缓解，应去医院就诊；⑦对本品过敏者禁用，过敏体质者慎用；⑧本品性状发生改变时禁止使用；⑨儿童必须在成人监护下使用；⑩请将本品放在儿童不能接触的地方；⑪ 如正在使用其他药品，使用本品前请咨询医师或药师。

【**药理作用**】药理学试验表明：银黄类制剂中金银花提取成分有绿原酸、有机醇、酯类化合物，具有抗菌、抗病毒、解热、兴奋中枢神经、提高机体免疫力等功效；黄芩提取成分中含有黄酮类化合物黄芩苷等多种成分，另外还含有 β-谷甾醇等，具有泻火、抗炎、镇静、护肝等多种作用。银黄类制剂对小鼠的急性毒性试验结果表明该制剂毒性低，临床用药安全可靠；对大鼠的亚急性毒性试验，结果表明该新制剂对大鼠的生长发育没有产生影响，42 天重复给药也无毒性反应。

【贮藏】密封，防潮。

【包装】4 g×10 袋 / 盒。

【有效期】24 个月。

【批准文号】国药准字 Z44022589。

【生产企业】广州市香雪制药股份有限公司。

本品除以上所列剂型外，还有银黄滴丸，银黄注射液，银黄含片，银黄滴眼液，银黄口腔崩解片等多种剂型。

【抗病毒研究】

银黄类制剂作为抗流感常用药，其对流感病毒的作用主要表现在：

1. 抗甲型流感病毒

陈美娟等[1]在银黄注射液体外抗流感病毒的实验研究中，用流感病毒鼠肺适应株（FM_1）鼻腔滴入感染 BALB/C 小鼠复制动物模型，记录小鼠存活时间，测定肺指数；用 FM_1 感染的 MDCK 细胞为实验系统，观察细胞病变程度，从而了解银黄注射液抗 FM_1 的药效。结果显示：体外实验表明，先用药后感染病毒，银黄注射液 0.11 mg/mL 以上可抑制 FM_1 对 MDCK 细胞的病理损伤；先感染 FM_1 后用药，0.22 mg/mL 以上可抑制 FM_1 对 MDCK 细胞的病理损伤。动物实验表明，银黄注射液肌注，小剂量仅使肺指数值降低（$P < 0.05$），大中剂量可明显降低肺指数（$P < 0.01$），延长存活天数（$P < 0.05$）。静脉滴注小剂量仅使肺指数值降低（$P < 0.05$），大中剂量可明显降低肺指数，延长存活天数（$P < 0.01$）。因此得出结论：体外实验，银黄注射液阻断 MDCK 细胞感染 FM_1 作用强于对已感染该病毒的 MDCK 细胞的保护作用；对 FM_1 感染小鼠的保护作用，静脉滴注比肌注效果好，作用与病毒唑相当。

陈美娟等[2]在银黄注射液体外抗病毒作用研究中，旨在了解本品体外对 FM_1 的作用，为临床用于病毒感染性疾病提供实验依据。本实验选取 FM_1 感染 MDCK 细胞为实验系统。实验方法为：采用组织细胞半数感染量（$TCID_{50}$）的方法，确定 FM_1 的毒力。实验结果显示：药物作用于 MDCK 细胞，银黄注射液 0.11 mg/mL、病毒唑 0.25 mg/mL 可抑制 FM_1 的病理损伤，若先行 FM_1 感染 MDCK 细胞，再上药液，银黄注射液 0.22 mg/mL 以上、病毒唑 0.25 mg/mL 才能抑制 FM_1 的病理损伤；银黄注射液 0.22 mg/mL 无细胞保护作用。因此得出结论：银黄注射液有体外抗 FM_1 作用，抗流感病毒作用更显著且优于病毒唑；银黄注射液阻断 MDCK 感染 FM_1 作用强于对已感染病毒的细胞的保护作用。提示临床可用于防治流感，在感染早期使用效果较好。

1.1 抗甲型 H1N1 流感病毒

翁金月等[3]提出，中医药在甲型 H1N1 流感治疗中有较大优势，值得进一步深入研究。根据国内中西医结合治疗甲型 H1N1 流感的临床经验，有三种辨证治疗方案，其中毒袭肺卫证的治疗，常用中成药包括银黄类制剂，双黄连口服制剂等。

1.2 抑制流感病毒 A/H3N2 亚型

何维英等[4]在 10 种中成药体外抗流感病毒活性研究中，将 MDCK 细胞接种于 96 孔板（细胞数为 $2 \times 10^5/mL$），待细胞长成单层后感染一定量的病毒（约 $100TCID_{50}$）。37℃吸附 2 h 后，用无血清 MEM 冲洗，换上含有不同浓度受试物的维持液在 37℃、5%CO_2 中孵育，同时设不含受试药物的病毒对照组和正常细胞对照组。当病毒对照组的细胞病变（CPE）达到 4+ 时，观察并记录各组的 CPE 结果。抗病毒的活性采用 Reed&Muench 方法进行计算。由此得出结论，银黄制剂对流感病毒 A/H3N2 亚型活性有一定的抑制作用。

2. 抑制流感病毒 B 型活性

何维英等[4]对 10 种中成药体外抗流感病毒活性研究中，将 MDCK 细胞接种于 96 孔板（细胞数为 $2 \times 10^5/mL$），待细胞长成单层后感染一定量的病毒（约 $100TCID_{50}$）。37℃吸附 2 h 后，用无血清 MEM 冲洗，换上含有不同浓度受试物的维持液在 37℃、5%CO_2 中孵育，同时设不含受试药物的病毒对照组和正常细胞对照组。当病毒对照组的细胞病变（CPE）达到 4+ 时，观察并记录各组的 CPE 结果。抗病毒的活性采用 Reed&Muench 方法进行计算。由此得出结论，银黄制剂对流感病毒 B 型活性有一定的抑制作用。

3. 抗呼吸道合胞病毒（RSV）

王桂亭等[5]为了研究注射用银黄对呼吸道合胞病毒的体外抑制作用，采用细胞培养技术，通过银黄直接抗病毒、病毒感染细胞同时使用银黄、先使用银黄再感染病毒的 3 种给药方法，利用生物显微镜观察人喉癌细胞（Hep–2）和人宫颈癌细胞（Hela）发生病变的情况，观察实验组与病毒对照组病毒感染的滴度。结果显示：注射用银黄在 Hep-2 和 Hela 细胞上对呼吸道合胞病毒均有明显的抗病毒作用，注射用银黄对病毒的最小有效浓度（MIC）为 0.016 g/L，而且毒性低，最大无毒浓度（TDO）为 1.6 g/L，治疗指数（TI）为 100。由此得出结论：体外实验注射用银黄对呼吸道合胞病毒具有抑制和直接杀灭的作用。

4. 抗 HSV-1

陈美娟等[2]在银黄注射液体外抗病毒作用研究中，旨在了解银黄注射液体外对 HSV-1 的作用，为临床用于病毒感染性疾病提供实验依据。本实验选取 HSV-1 感染 Vero 细胞为实验系统。实验方法为：采用组织细胞半数感染量（$TCID_{50}$）的方法，确定 HSV-1 的毒力。实验结果显示：银黄注射液对 Vero 细胞的 TDO 为 0.22 mg/mL；HSV-1 的 $TCID_{50}$ 为 10-7；药物作用于 Vero 细胞，银黄注射液 0.22 mg/mL 以上、病毒唑 0.25 mg/mL 可抑制 HSV-1 对 Vero 细胞的病理损伤；若先行 HSV-1 感染 Vero 细胞，再上药液，病毒唑 0.25 mg/mL 可抑制 HSV-1 对 Vero 细胞的病理损伤，银黄注射液 0.22 mg/mL 则无细胞保护作用。因此得出结论：银黄注射液有体外抗 HSV-1 作用，抗流感病毒作用更显著且优于病毒唑；银黄注射液阻断 Vero 细胞感染 HSV-1 作用强于对已感染病毒细胞的保护作用。提示临床可用于防治单纯疱疹病毒感染，在感染早期使用效果较好。

【临床研究】

1. 治疗疱疹性口腔炎

胡蕾蕾等[6]在银黄颗粒联合阿昔洛韦治疗疱疹性口腔炎临床疗效观察中，随机将 172 例疱疹性口腔炎患者分为观察组和对照组各 86 例，对照组使用阿昔洛韦治疗，观察组在对照组治疗的基础上加用银黄颗粒治疗，观察两组临床治疗后症状及体征缓解情况。结果显示，观察组显效率 62.79%，总有效率 97.67%；对照组显效率 38.37%，总有效率 86.05%，疗效优于对照组（$P < 0.05$）。两组之间存在显著性差异。由此得出结论，银黄颗粒联合阿昔洛韦治疗疱疹性口腔炎疗程肯定，值得临床推广。

2. 治疗急性上呼吸道感染

黄萍等[7]在银黄颗粒治疗急性上呼吸道感染临床疗效观察中，将 98 例急性上呼吸道感染患者随机分为对照组与实验组，每组各 49 例，对照组予以常规治疗，止咳、化痰、退热等，实验组在对照组基础上给予银黄颗粒治疗；比较两组患者治疗后的疗效及症状消退时间。结果：实验组患者治疗后的有效率（91.8%）明显高于对照组（71.4%），差异有统计学意义（$P < 0.05$）；实验组咳嗽消退时间、发热消退时间、咽喉肿痛消退时间、鼻塞消退时间以及四肢酸痛消退时间等明显优于对照组（$P < 0.05$）。结论：急性上呼吸道感染患者采用银黄颗粒治疗，疗效甚佳，可有效改善患者的临床症状，值得大力推广。

袁方等[8]在银黄颗粒辅助治疗小儿急性上呼吸道感染的临床疗效观察中，将 98 例急性上呼吸道感染患儿随机分为观察组和对照组，对照组在常规治疗基础上加用利巴韦林 10 mg/kg，1 次 / 天；观察组在对照组基础上加用银黄颗粒 4 g，2 次 / 天；治疗结束后进行疗效评定。结果显示：观察组临床总有效率为 93.87%，显著优于对照组的 75.51%（$P < 0.05$）。由此得出结论：

银黄颗粒辅助治疗小儿急性上呼吸道感染的临床疗效显著,值得推广。

3. 治疗流行性腮腺炎

朱蓓等[9]在中西医结合治疗流行性腮腺炎48例中,将患儿随机分为两组,对照组予以利巴韦林静滴;治疗组在对照组的基础上给予银黄颗粒口服,仙人掌外敷。5天为一疗程。结果:治疗组总有效率高于对照组。由此得出结论,在静滴利巴韦林的基础上口服银黄颗粒及外敷仙人掌治疗流行性腮腺炎疗效显著,安全方便。

4. 治疗老年病毒性肺炎

梁海瑛等[10]在病毒唑联合银黄注射液治疗老年病毒性肺炎33例中,将67例病毒性肺炎患者随机分为对照组和实验组。对照组34例应用病毒唑500 mg,加入250 mL的生理盐水中,静脉滴注,每日2次。实验组33例在对照组的基础上加用银黄注射液(四川升和制药有限公司),每支2 mL,每次肌肉注射2 mL,每日2次。两组治疗时间均为2周,治疗过程中,密切观察体温、临床症状及动脉血气指标。实验结果显示,实验组总有效率(93.9%)明显高于对照组的治疗总有效率(76.5%)($P < 0.05$)。因此得出结论:病毒唑联合银黄注射液治疗老年病毒性肺炎临床疗效显著。

5. 治疗树枝状角膜炎(单纯疱疹病毒引起)

李东平等[11]在银黄注射液治疗树枝状角膜炎中,将133

例树枝状角膜炎患者，随机分为两组，治疗组 68 例，对照组 65 例。实验方法为：①治疗组：银黄注射液 4 mL 肌肉注射，每日 2 次。口服维生素 C、维生素 B_1、B_2。局部用荧光素染色，在裂隙灯显微镜下检查，确定病变范围。滴 0.5% 爱尔卡因 1 次，取平卧位，开睑器开睑，拭净结膜囊泪液，用消毒棉棒蘸银黄注射液，在荧光素着色的角膜病灶上，反复轻轻摩擦，直至角膜着色组织全部清除，在该区可见前房结构为止，再取银黄注射液 0.5 mL 球结膜下注射，涂抗生素眼药膏包扎半天。以后用银黄注射液滴眼，每小时 1 次。症状严重者用 0.5% 阿托品眼药水散瞳。两天后复查，若角膜染色阴性，继续用银黄注射液滴眼，若仍有染色，则再次清创后结膜下注射银黄注射液。②对照组：利巴韦林 500 mg 静脉滴注，每日 1 次。口服病毒灵，维生素 C，维生素 B_1、B_2。必要时肌肉注射青霉素 80 万 U，每日 2 次，以预防继发细菌感染。局部在确定病变范围及角膜表面麻醉后，用消毒棉棒蘸利巴韦林注射液清创，取利巴韦林注射液 50 mg 球结膜下注射，涂抗生素眼药膏包扎半天。以后用无环鸟苷眼药水滴眼，每小时 1 次。症状严重者用 0.5% 阿托品眼药水散瞳。两天后复查，若角膜染色阴性，则继续滴无环鸟苷眼药水，若仍有染色，则再次清创后球结膜下注射病毒唑注射液。实验结果显示：银黄注射液治疗组 68 例经 7 ~ 15 天（平均 9 天）的治疗，治愈 61 例，好转 7 例，治愈率为 88.41%。对照组 65 例经 7 ~ 15 天（平均 11 天）的治疗，治愈 49 例，好转 16 例，治愈率为 75.38%。经统计两种疗法的疗效差异具有显著性（x^2=4.485，$P < 0.05$）。由此得出结论：银黄注射液治疗树枝状角膜炎见效快，疗效好。

6. 治疗急性咽炎

王超等[12]在银黄颗粒治疗小儿急性咽炎30例中，将60例急性咽炎患儿随机分为治疗组和对照组，治疗组应用银黄颗粒冲服，2次/天；对照组用林可霉素肌注，1次/天。结果显示：总有效率治疗组与对照组分别为90%和60%，治疗组疗效明显优于对照组（$P < 0.05$）。由此得出结论：银黄颗粒治疗小儿急性咽炎疗效肯定，未发现不良反应。

【参考文献】

［1］陈美娟，葛李，肖顺汉，顾立，刘剑.银黄注射液体内外抗流感病毒的实验研究［J］.时珍国医国药，2007（03）：591-592.

［2］陈美娟，葛李，刘明华，李亮，顾立.银黄注射液体外抗病毒作用研究［J］.中成药，2007（04）：583-584.

［3］翁金月.中医药在甲型H1N1流感防治中的应用［A］.浙江省中医药学会中药专业委员会.2009浙江省中药学术年会论文集［C］.2009：4.

［4］何维英，高荣梅，李兴琼，蒋建东，李玉环.10种中成药体外抗流感病毒活性研究［J］.药学学报，2010，45（03）：395-398..

［5］王桂亭，宋艳艳，任桂杰，王志玉，许洪芝.注射用银黄体外抗呼吸道合胞病毒［J］.中国新药与临床杂志，2005（11）：887-889.

［6］胡蕾蕾，滕丰峰，于在湖.银黄颗粒联合阿昔洛韦治疗疱疹性口腔炎86例临床疗效观察［J］.中国医药指南，2012，10（07）：228-229.

［7］黄萍．银黄颗粒治疗急性上呼吸道感染临床疗效观察［J］．湖北民族学院学报（医学版），2016，33（01）：87-88.

［8］袁方．银黄颗粒辅助治疗小儿急性上呼吸道感染的临床疗效观察［J］．中外医疗，2012，31（10）：100.

［9］朱蓓，许珂琦，徐振华．中西医结合治疗流行性腮腺炎48例［J］．中国中医急症，2012，21（03）：491.

［10］梁海瑛，陈婉丽，周筱燕．病毒唑联合银黄注射液治疗老年病毒性肺炎33例［J］．陕西医学杂志，2013，42（06）：757.

［11］李东平．银黄注射液结膜治疗树枝状角膜炎［J］．中国社区医师，2002（14）：26.

［12］王超，孙丽霞．银黄颗粒治疗小儿急性咽炎30例［J］．天津药学，2006（04）：76.

银翘解毒颗粒

目前生产厂家有陕西紫光辰济药业有限公司、广州白云山中一药业有限公司、广东在田药业有限公司等企业。本品除颗粒剂以外，还有片剂、胶囊剂、丸剂等。

【药品名称】银翘解毒颗粒。

【剂型】颗粒剂。

【主要成分】金银花、连翘、薄荷、荆芥、淡豆豉、牛蒡子（炒）、桔梗、淡竹叶、甘草。

【性状】本品为浅棕色的颗粒；味甜、微苦，或味淡、微苦（含乳糖）。

【适应证/功能主治】辛凉解表，清热解毒。用于风热感冒，症见发热头痛、咳嗽口干、咽喉疼痛。

【规格型号】每袋装 15 g 或 2.5 g（含乳糖）。

【用法用量】开水冲服，一次 15 g 或 5 g（含乳糖），一日 3 次；重症者加服一次。

【不良反应】尚不明确。

【禁忌】尚不明确。

【注意事项】①忌烟酒及辛辣、生冷、油腻食物；②不宜在服药期间同时服用滋补性中药；③风寒感冒者不适用；④糖尿病患者及高血压、心脏病、肝病、肾病等慢性病严重者应在医师指导下服用；⑤儿童、孕妇、哺乳期妇女、年老体弱及脾虚便溏者应在医师指导下服用；⑥发热体温超过 38.5 ℃ 的患者，应去医院就诊；⑦服药 3 天症状无缓解，应去医院就诊；⑧对本品过敏者禁用，过敏体质者慎用；⑨本品性状发生改变时禁止使用；⑩儿童必须在成人监护下使用；⑪请将本品放在儿童不能接触的地方；⑫如正在使用其他药品，使用本品前请咨询医师或药师。

【药物相互作用】如与其他药物同时使用可能会发生药物相互作用，详情请咨询医师或药师。

【药理毒理】金银花自古被誉为清热解毒的良药。它甘寒清热而不伤胃，芳香透达又可祛邪。金银花既能宣散风热，还善清解血毒，用于各种热性病，如身热、发疹、发斑、热毒疮痛、咽喉肿痛等症。连翘有广谱抗菌作用，对金黄色葡萄球菌、贺氏痢疾杆菌有很强的抑制作用，对其他致病菌、流感病毒、真菌都有一定的抑制作用。薄荷疏风、散热、辟秽、解毒，主治外感风热、头痛、咽喉肿痛、食滞气胀、口疮、牙痛、疮疥、瘾疹、温病初起、风疹瘙痒、肝郁气滞、胸闷胁痛。甘草功能清热解毒、祛痰止咳，主治咳嗽、脘腹胀满等，具有抗炎、抗病毒、保肝解毒及增强免疫功能等作用。方中药物配伍，共奏辛凉解表、清热解毒的功效，临床适用于治疗风热感冒，发热头痛，咳嗽，口干，咽喉疼痛等症状，治疗效果显著。另外，银翘解毒片并没有明确的毒理，不良反应小。

【贮藏】密封。

【包装】15 g × 10 袋 / 盒。

【有效期】24 个月。

【批准文号】国药准字 Z61020548。

【生产企业】陕西紫光辰济药业有限公司。

【抗病毒研究】

体外研究

1. 抗甲型 H1N1 流感病毒

苏真真，张新庄等[1]研究银翘解毒软胶囊主要活性成分的网络药理学时，采用分子对接和网络分析的方法，分析银翘解毒软胶囊的成分与呼吸道感染靶蛋白的作用关系，阐明其主要的活性成分和作用机制。结果表明，银翘解毒软胶囊可能通过作用于呼吸道病毒的关键蛋白和相关受体，调节炎症介质的分泌，干扰炎症蛋白的表达来发挥治疗呼吸道感染的作用，从分子水平上揭示了银翘解毒软胶囊防治呼吸道感染的作用机制。

周远鹏，江京莉等[2]研究银翘解毒片的药理时，采用甲型流感病毒甲 1/ 津防 87-12 株和甲 3/ 贵防 86-30 株与等量实验药液混合，另取两组病毒分别与等量生理盐水混合，作为对照，然后接种鸡胚，进行血细胞凝集试验。结果发现银翘解毒片具有明显的抑制甲型流感病毒的作用。

体内研究

魏云等[3]研究银翘解毒颗粒剂与丸剂的药理作用比较时，通过向鸡胚尿囊腔内接种甲 1/ 京防 86-1 二型流感病毒，经过一系列处理次日解剖收获尿囊液做血凝试验。结果发现银翘解毒颗粒可以降低血凝滴度，从而有抗病毒作用。

张美义，何家靖等[4]研究金翘片体内抗流感病毒的作用时，以 $15LD_{50}$ 流感病毒滴鼻感染小鼠造成肺炎模型，结果发现金翘片能明显抑制小鼠肺指数升高，提高死亡保护率和生命延长率，降低肺组织的病毒载量，提高 IFN-γ 水平（$P < 0.05$ 或 $P < 0.01$），抗甲型 H1N1 流感病毒作用明显。金翘片的抗流感病毒作用强

于银翘解毒片。由此可知,银翘解毒片也具有抗流感病毒的作用。

周远鹏,江京莉等[2]研究银翘解毒片的药理时,将经过孵育的甲型流感病毒粤防 72-243 株(H3N2)接种鸡胚尿囊,然后取鸡胚尿囊液毒种原液静脉注射感染小鼠,部分小鼠于感染病毒前三天腹腔注射银翘解毒片,未给予者作为对照。结果发现银翘解毒片有明显减少体内感染病毒小鼠死亡的作用。

马荣,邓景岳等[5]研究银翘解毒口服液对流感病毒 FM$_1$ 感染 SCID 小鼠血清 TNF-α 及 TGF-β_1 含量的影响,除正常对照组外,其余小鼠在感染流感病毒鼠肺适应株 FM$_1$ 后,分为模型组,阳性药组,银翘解毒口服液低、中、高剂量组,按组别分别灌胃,而后采用双抗体夹心 ABC-ELISA 法动态观察血清 TNF-α 及 TGF-β_1 含量的变化。结果发现银翘解毒口服液能够提高血清 TGF-β_1 含量,降低 TNF-α 含量,维持免疫系统的平衡。

马荣,许扬等[6]研究银翘解毒口服液对流感病毒 FM$_1$ 感染 SCID 小鼠 NK 细胞活性及 IFN-γ 含量的影响,除正常对照组外,其余小鼠在感染流感病毒鼠肺适应株 FM$_1$ 后,分为模型组、阳性药组、银翘解毒口服液(YQD)剂量组,按组别灌胃,而后采用乳酸脱氢酶释放法检测脾脏 NK 细胞活性,双抗体夹心 ABC-ELISA 法动态观察血清 IFN-γ 含量的变化。结果发现银翘解毒口服液能够提高流感病毒感染小鼠脾脏 NK 细胞活性和血清 IFN-γ 含量,并且对两者具有不同的时效影响。

马荣[7]研究银翘解毒口服液抗流感病毒鼠肺适应株 FM$_1$ 的免疫药理学时,采用流感病毒 FM$_1$ 感染的 T、B 淋巴细胞缺陷小鼠(SCID 小鼠)及流感病毒 FM$_1$ 感染的 T、B 淋巴细胞及 NK 细胞缺陷小鼠(SCID/Beige),结果发现银翘解毒口服液能够通过调节小鼠的非特异性和特异性免疫应答，提高免疫功能；又证明银翘解毒口服液能够降低小鼠肺部流感病毒载量，故认为银翘解毒口服液通过直接和间接的途径，发挥抗流感病毒的作用。

毕明刚，朱露莎等[8]研究银翘解毒口服液对流感病毒 FM_1 感染胸腺缺陷小鼠 NK 细胞及 TNF-α、TGF-$β_1$ 含量的影响时，以流感病毒亚洲甲型鼠肺适应株（FM_1）感染小鼠为模型，以银翘解毒口服液灌胃治疗的方法，发现银翘解毒口服液对流感病毒感染小鼠 NK 细胞活性有增强作用，对 TNF-α 和 TGF-$β_1$ 的分泌有抑制作用。

刘颖，时宇静等[9]研究银翘解毒软胶囊对流感病毒感染小鼠肺炎模型肺组织病毒载量及 M1 蛋白表达的影响时，采用甲型 H1N1 流感病毒 PR8 株滴鼻感染小鼠建立流感病毒肺炎模型，结果发现银翘解毒软胶囊能够明显抑制流感病毒感染小鼠肺组织中的病毒载量和病毒蛋白表达，从而抑制流感病毒的复制和感染。

杨红亚，张天娥等[10]研究银翘解毒丸对流感病毒感染小鼠肺组织 β-defensin1 表达的影响时，以甲型流感病毒鼠肺适应株（FM_1）感染小鼠为模型，采用银翘解毒丸灌胃治疗，用实时荧光定量 PCR 技术分别检测感染后第 1、3、7 天小鼠肺组织 β-defensin1 的表达。结果发现银翘解毒丸可在流感病毒感染早期增加小鼠肺组织 β-defensin1 mRNA 的表达。

2. 抗疱疹病毒

孔令根等[11]研究银翘解毒丸对流感病毒、单纯疱疹病毒、腺病毒在体外抑制复制试验时，采用流感病毒沪防 80-31 株、单纯疱疹病毒株和腺病毒株 ADV-7 型，在体外进行抑制病毒复制试验。实验表明：银翘解毒丸对流感病毒沪防 80-31 株有明显抑制复制作用，对单纯疱疹病毒有不同程度延迟病毒复制作用，对腺病毒基本不起作用。

【临床研究】

临床应用发现[12]，银翘解毒颗粒还可用于治疗肺炎，流行性腮腺炎，流行性乙型脑炎，小儿麻疹，疱疹性咽峡炎，暴发性剧烈风疹，药物性皮炎，多种眼疾如睑腺炎、眼睑炎症水肿、结膜炎等。还有报道，银翘解毒颗粒对治疗急、慢性热性胃炎，小儿急性肾炎，肾病综合征均有一定效果。另外，本方在外科疾病中也有较广泛的应用。

1. 治疗小儿手足口病

1.1 单独用药治疗小儿手足口病

李赤坤[13]对银翘解毒汤治疗小儿手足口病的疗效进行临床观察，将76例手足口病患儿随机分为对照组和治疗组各38例，对照组给予阿昔洛韦治疗，治疗组采用银翘解毒汤治疗，比较两组临床疗效。结果发现银翘解毒汤治疗小儿手足口病可明显改善患儿临床症状，治疗效果显著。

1.2 联合利巴韦林注射液及重组人干扰素 α-2b 治疗小儿手足口病

杨艳[14]对利巴韦林注射液及重组人干扰素 α-2b 联合银翘解毒冲剂治疗小儿手足口病疗效进行观察，收集 2011 年 5 月～2011 年 8 月手足口病患儿 46 例，将其分为两组，均常规给予利巴韦林注射液及重组人干扰素 α-2b 治疗，治疗组加用银翘解毒冲剂。结果发现治疗组总有效率 91%，高于对照组的 60%。

2. 联合中药膏外敷治疗流行性腮腺炎

祝康健[15]研究银翘解毒丸内服加中药膏外敷治疗流行性

腮腺炎，在 2004 年 11 月～2005 年 5 月间采用银翘解毒丸内服加中药膏外敷治疗 62 例患者，内服、外用 3 天为一疗程，结果发现用药 1 个疗程治愈 38 例，其余 2 个疗程治愈。未配合应用退热药、抗生素，62 例中，无脑膜炎、睾丸炎、胰腺炎发生。

【参考文献】

［1］苏真真，张新庄，曹亮，丁岗，王振中，萧伟．银翘解毒软胶囊主要活性成分的网络药理学研究［J］．中国新药杂志，2017，26（15）：1786-1791.

［2］周远鹏，江京莉，严少敏，宋玉梅，高南南，刘新民，李玲玲，孙绍美．银翘解毒片的药理研究［J］．中成药，1990（01）：22-25.

［3］魏云，刘礼意，唐映红，吉兰．银翘解毒颗粒剂与丸剂的药理作用比较［J］．中成药，1992（08）：32-33.

［4］张美义，何家靖，杨子峰，李润峰，杨兆丽，杨家庆，詹利之，曾庆慕，冯丽玲，李国桥，朱宇同．金翘片体内抗流感病毒作用研究［J］．广州中医药大学学报，2018，35（01）：143-148.

［5］马荣，邓景岳，刘东华，崔晓兰，毕明刚．银翘解毒口服液对流感病毒 FM_1 感染 SCID 小鼠血清 TNF-α 及 TGF-β_1 含量的影响［J］．中国中药杂志，2010，35（18）：2488-2490.

［6］马荣，许扬，毕明刚，郭鹏．银翘解毒口服液对流感病毒 FM_1 感染 SCID 小鼠 NK 细胞活性及 IFN-γ 含量的影响［J］．中国中药杂志，2010，35（11）：1456-1459.

［7］马荣．银翘解毒口服液抗流感病毒鼠肺适应株 FM_1 的免疫药理学初步研究［D］．河北北方学院，2010.

［8］毕明刚，朱露莎，许扬，崔晓兰，郭鹏．银翘解毒口

服液对流感病毒 FM_1 感染胸腺缺陷小鼠 NK 细胞及 TNF-α、TGF-β_1 含量的影响［J］.中国中药杂志，2010，35（12）：1586-1589.

［9］刘颖，时宇静，时瀚，钟菊迎，刘方舟，高英杰，金亚宏，郭姗姗，崔晓兰.银翘解毒软胶囊对流感病毒感染小鼠肺炎模型肺组织病毒载量及 M1 蛋白表达的影响［J］.药学学报，2011，46（06）：650-65 5.

［10］杨红亚，张天娥，刘伟伟，徐中环，丁维俊.银翘解毒丸对流感病毒感染小鼠肺组织 β-defensin1 表达的影响［J］.成都中医药大学学报，2013，36（01）：33-36.

［11］孔令根，邹文华，陈秀蓉，梁家雯.银翘解毒丸对流感病毒、单纯疱疹病毒、腺病毒在体外抑制复制试验［J］.中药药理与临床，1985（00）：18.

［12］.银翘解毒颗粒临床应用解析［J］.中国社区医师，2009，25（05）：21.

［13］李赤坤.银翘解毒汤治疗小儿手足口病38例临床观察［J］.湖南中医杂志，2017，33（01）：62-63.

［14］杨艳.利巴韦林注射液联合重组人干扰素 α-2b 银翘解毒冲剂治疗小儿手足口病疗效观察［J］.中国社区医师（医学专业），2013，15（04）：231-232.

［15］祝康健.银翘解毒丸内服加中药膏外敷治疗流行性腮腺炎62例［J］.中医外治杂志，2010，19（03）：23.

正柴胡饮颗粒

该药除精华制药集团股份有限公司生产外，还有南通精华制药有限公司，中国中医科学院实验药厂等公司生产该药。

【**药品名称**】正柴胡饮颗粒。

【**剂型**】颗粒剂。

【**主要成分**】柴胡、陈皮、防风、赤芍、甘草、生姜。辅料为：糊精、蔗糖。

【**性状**】本品为红棕色颗粒；味微苦。

【**适应证/功能主治**】外感风寒初起，症见发热恶寒、无汗、头痛、鼻塞、喷嚏、咽痒咳嗽、四肢酸痛；流感初起、轻度上呼吸道感染见上述症候者。

【**规格型号**】每袋装 3 g（无蔗糖）。

【**用法用量**】开水冲服，一次 3 g，一日 3 次。

【**不良反应**】尚不明确。

【**禁忌**】孕妇禁用。

【**注意事项**】①忌烟酒及辛辣、生冷、油腻食物；②不宜在服药期间同时服用滋补性中药；③风热感冒者不适用，表现为发热明显，微恶风，有汗，口渴，鼻流浊涕，咽喉肿痛，咳吐黄痰；④高血压、心脏病、肝病、糖尿病、肾病等慢性病严重者应在医师指导下服用；⑤服药 3 天症状无缓解，应去医院就诊；⑥儿童、年老体弱者应在医师指导下服用；⑦对本品过敏者禁用，过敏体质者慎用；⑧本品性状发生改变时禁止使用；⑨儿童必须在成人监护下使用；⑩请将本品放在儿童不能接触的地方；⑪ 如正在使用其他药品，使用本品前请咨询医师或药师。

【药物相互作用】如与其他药物同时使用可能会发生药物相互作用，详情请咨询医师或药师。

【贮藏】密封。

【包装】每袋装 10 袋。

【有效期】36 个月。

【批准文号】国药准字 Z32020362。

【生产企业】精华制药股份有限公司。

【抗病毒研究】

辛凤等[1]在正柴胡饮的药理研究及临床应用概况中，做了体外抗病毒试验，由此得出一些结论：当正柴胡饮浓度在 2.0 mg/mL 时，对流感病毒 –I，呼吸道合胞病毒（RSV），肠道孤儿病毒 11（ECHO11），柯萨奇 B 族病毒 4、5、6 型（$CoxB_4$、B_5、B_6），疱疹病毒 2 型（HSV–2）致细胞病变有抑制作用；当药液浓度达 4.0 mg/mL 时，对腺病毒 3 型（ADV3）、疱疹病毒 1 型（HSV–1）也有抑制作用；正柴胡饮冲剂对所试与急性上呼吸道感染有关的 10 种病毒中的 9 种，均有抑制病毒致细胞病变的作用，与阳性对照药病毒唑有相似效果，其抗病毒谱较广。体内抗病毒试验显示，给上呼吸道流感病毒感染病理模型受试小鼠静脉滴注正柴胡饮，能显著抑制流感病毒在受试小鼠肺内的增殖及由感染病毒引起的肺部炎症反应，并呈明显的量效关系；能降低受试小鼠感染致死量病毒后的死亡率，延长存活时间。

杨重英等[2]在正柴胡饮药理与临床应用研究中写道，正柴胡饮的抗病毒作用比较明显。有学者对正柴胡饮的抗病毒作用进行了较为系统的研究，结果表明，在体外状态下，4 mg/mL 的正柴胡饮对 9 种病毒可起到抑制作用，具有较为广泛的抗病毒谱，并且可以达到与阳性对照药病毒唑相似的效果。其中流感病毒－Ⅰ，肠道孤儿病毒 11（ECHO11），呼吸道合胞病毒（RSV），柯萨奇 B 族病毒 4、5、6 型都属于 RNA 型病毒。腺病毒 3 型，疱疹病毒 1、2 型则是 DNA 病毒。在体内，用 6、12、24 g/（kg·d）的剂量对小鼠灌胃，对于流感病毒干扰而导致的小鼠肺病变有明显的抑制作用，同时还可以降低流感病毒在小鼠体内的增殖情况。

贺玉琢等[3]在正柴胡饮抗病毒作用的实验研究中，探究正柴胡饮对病毒致细胞病变作用的影响，选取已长成单层细胞的培养板，倒掉培养液，接种 $100TCID_{50}$ 的不同病毒液 50 uL 于细胞孔，每种病毒接种 8 孔，置 37℃、5%CO_2 培养箱中吸附 1 小时，倒掉病毒液，用维持液洗细胞面 3 次后，加入 1：256、1：512 稀释度药液 100 uL。同时设病毒、药液、阳性对照药病毒唑、正常细胞 4 个对照组，培养 4 天，每日用倒置显微镜镜检一次，观察细胞有无病变，连续 4 天。细胞出现病理变化的程度按以下 4 级标准记录。（+）：细胞病变约占整个单层细胞的 25% 以下；（++）：细胞病变约占整个单层细胞的 50% 以下；（+++）：细胞病变约占整个单层细胞的 75% 以下；（++++）：细胞病变约占整个单层细胞的 75% 以上。根据细胞病变程度，用秩和检验法，比较给药组与病毒对照组有无显著性差异。凡试验孔细胞病变程度与病毒对照组有显著性差异者，判为有抑制作用（+），否则判为无抑制作用（－）。试验均经两次重复。实验结果显示：正柴胡饮在 2 mg/mL 浓度时，对流感病毒－Ⅰ、RSV、ECHO11、$CoxB_4$、$CoxB_5$、$CoxB_6$、HSV-1 致细胞病变有抑制作用，当药液浓度增至 4 mg/mL 时，对 ADV3、HSV-1 也有抑制作用。

【临床研究】

1. 治疗感冒

杨重英等[2]在正柴胡饮药理与临床应用研究中，以正柴胡饮治疗感冒 904 例，其中治疗组 666 例，有效病例 526 例；以 238 例板蓝根治疗组为对照，有效病例 130 例。统计结果显示，对于感冒患者的各种全身和局部症状正柴胡饮都有一定的疗效，在用药后的 48 h 之内，感冒症状消失率为 51.8% ~ 86.8%。症状消失时间先后为流泪、全身不适、四肢酸痛、喷嚏、头痛、流涕、咽痛、鼻塞、咳嗽。鼻塞、喷嚏、流涕这三项主要局部症状和全身不适、四肢酸痛这两项主要全身症状的消失率都要高于板蓝根对照组的结果。另外，某医院用正柴胡饮治疗流感 108 例，治愈 97 例，有效 9 例，无效 2 例，总有效率为 98%。治疗风寒感冒 208 例，并将这 208 例患者随机分为大剂量组和常规剂量组进行用药，结果显示，使用大剂量或者常规剂量对于效果并无明显差别，都能够有效改善临床症状，较快降低患者体温，改善血白细胞和分类异常情况。在 6 天内治愈的常规剂量组治愈率为 98.1%，大剂量组则为 97.1%，两组的总有效率都达到 100%。而从患者治愈的过程来看，大部分患者在 3 ~ 4 天内达到治愈，正柴胡饮能够有效改善患者风寒侵表型的发热、头痛、恶心、恶寒、咳嗽、喷嚏等症状，可以较快降低体温，改善血白细胞计数以及分类异常情况。对于急性上呼吸道感染的患者有良好的疗效，是临床治疗感冒的很有效的中成药。

1.1 治疗胃肠型感冒

张国华等[4]研究正柴胡饮冲剂联合复方阿嗪米特治疗胃肠

型感冒的临床疗效。设计实验方法为：将96例患者随机分为治疗组48例，用正柴胡饮冲剂联合复方阿嗪米特治疗；对照组48例，用藿香正气口服液治疗；两组疗程均为5天。实验结果显示：治疗组总有效率为93.8%，对照组为77.1%，治疗组疗效优于对照组（P < 0.05）。由此得出结论：正柴胡饮冲剂联合复方阿嗪米特治疗胃肠型感冒临床疗效满意。

1.2 治疗流行性感冒

于香军等[5]在正柴胡饮治疗流行性感冒研究中，对108例患者进行治疗，治疗方法为：柴胡10 g、防风9 g、陈皮6 g、赤芍10 g、甘草6 g、生姜5片。水煎2次，每日1剂，分3次服下，幼儿酌减。观察治疗时均停用其他药物。实验结果显示：本组108例中治愈97例，有效9例，无效2例，总有效率98%。

辛凤等[1]在正柴胡饮的药理研究及临床应用概况中，综合报道如下：用正柴胡饮治疗流行性感冒108例，治愈97例，有效9例，无效2例。由此得出结论：正柴胡饮对感冒、咳嗽等呼吸系统疾病有很好的治疗效果。

1.3 治疗风寒感冒

杨重英等[2]在正柴胡饮药理与临床应用研究中，治疗风寒感冒208例，并将这208例患者随机分为大剂量组和常规剂量组进行用药，结果显示，使用大剂量或者常规剂量对于效果并无明显差别；都能够有效地改善临床症状，较快降低患者体温，改善血白细胞和分类异常情况。在6天内治愈的常规剂量组的治愈率为98.1%，大剂量组则为97.1%，两组总有效率都达到100%。而从患者治愈的过程来看，大部分患者在3 ~ 4天内达到治愈，正柴胡饮能够有效改善患者风寒侵表型的发热、头痛、恶心、恶寒、咳嗽、喷嚏等症状，可以较快降低体温，改善血白细胞计数以及分类异常情况。

1.4 治疗外感发热

王德秀等[6]在正柴胡饮治疗外感发热临床体会中，将132例患者进行治疗，治疗方法为：柴胡10 g、赤芍9 g、防风9 g、陈皮6 g、甘草6 g、生姜3片。服药后24 h不退热或体温高达39℃随证酌加羌活10 g、连翘15 g、板蓝根30 g、蝉衣6 g。将药物先用冷水浸泡30 min，然后武火煮沸10 min，共煎二汁，每煎取汁300 mL，分2～4次服用。发热重者可日服两剂。并取药渣布包热敷背部肺俞穴30 min，以汗出为度，热退后继续服药1～2剂，禁食油腻。实验结果显示：在24 h以内退热者118例，占89.4%；24～48 h以内退热者10例，占7.6%；48～72 h共4例，占3%；总有效率达100%。

辛凤等[1]在正柴胡饮的药理研究及临床应用概况中，有临床应用综合报道如下：将232例外感发热者随机分为两组，治疗组116例给予正柴胡饮颗粒，对照组116例给予清热灵颗粒，疗程3天。结果：治疗组的治愈率和总有效率均高于对照组（$P < 0.01$）。由此得出结论：正柴胡饮对感冒、咳嗽等呼吸系统疾病有很好的治疗效果。

2.治疗恶性肿瘤发热

辛凤等[1]在正柴胡饮的药理研究及临床应用概况中，用正柴胡饮冲剂治疗恶性肿瘤发热30例，7日为1个疗程，结果1个疗程内热退2例，2个疗程内热退6例，无效2例。热退时間最短 4 天，最長 11 天。

杨重英等[2]在正柴胡饮药理与临床应用研究中写道，恶性肿瘤肺感染性发热不容易治疗，到现在也没有什么特效药，有医生使用正柴胡饮冲剂对该类患者进行治疗，疗效颇佳，30 例患者中在一个疗程之内退热的有 22 例，2 个疗程退热的有 6 例，无效 2 例。总有效率达 93.3%。

3. 治疗心肌炎

杨重英等[2]在正柴胡饮药理与临床应用研究中写道，因上呼吸道感染后心慌、无力患者，经病毒唑、病毒灵等药物多次治疗症状并无明显改善，后改用正柴胡饮，服用 6 剂后症状明显改善，继续服用 24 剂后心电图恢复正常，至今未再发作。

4. 治疗肺炎

杨重英等[2]在正柴胡饮药理与临床应用研究中，对于发热、咳嗽、无力、气促的患者经检查后诊断为右下肺炎，先后服用新诺宁等药，不见好转，在服用正柴胡饮 6 剂后退热，12 剂后止咳。

【参考文献】

[1] 辛凤. 正柴胡饮的药理研究及临床应用概况 [J]. 世界最新医学信息文摘, 2016, 16 (23): 122.

[2] 杨重英. 正柴胡饮药理与临床应用研究 [J]. 中医临床研究, 2011, 3 (13): 53-54.

[3] 贺玉琢, 高英杰, 富杭育. 正柴胡饮抗病毒作用的实验研究 [J]. 中国实验方剂学杂志, 1996 (01): 12-15.

[4] 张国华, 李小兰. 正柴胡饮冲剂联合复方阿嗪米特治疗胃肠型感冒的疗效观察 [J]. 中国中西医结合消化杂志,

抗病毒中成药的研究与应用

2013，21（03）：152-153.

　　［5］于香军，姜金英. 正柴胡饮治疗流行性感冒108例［J］. 中国民间疗法，1996（02）：32.

　　［6］王德秀，黄发荣. 正柴胡饮治疗外感发热临床体会［J］. 基层中药杂志，1994（03）：45.